Medical Terminology for Radiological Technologist

방사선사를 위한
의학용어

민정환 · 김함겸 저

도서출판 대학서림

PREFACE

머리말

급속한 의료환경의 발전 속에 빠르게 변화되는 방사선과학(Radiology)에 대하여 전문적이고 현실적인 의학용어의 습득은 임상에서 가장 필요한 기초지식이다.

따라서 이 책은 방사선과학을 이해하고 보다 좋은 영상관리 및 많은 진단정보를 제공하기 위해 방사선사들이 반드시 알아야 할 내용을 정리하였으며 방사선과 학생들뿐만 아니라 임상에 계신 여러 방사선 관련업무 종사자들과 보건계열 관계자도 참고할 수 있도록 편집하였고 신용어와 구용어를 함께 정리하였다. 또한 국내외의 의학사전, 해부생리학 교재, 방사선촬영기술에 대한 외국문헌, 의학용어 관련도서 등을 참고로 하여 새로운 내용과 최근의 방사선과학에 대한 동향을 담아 실제로 임상에서 활용할 수 있도록 내용정리에 세심한 배려를 하였다.

의욕만을 앞세운 나머지 부족한 면이 많으리라 생각되나 앞으로 기회가 주어지면 더욱 더 알찬 내용으로 수정 보완할 것을 약속드리며, 그 동안 이 책이 발간되기까지 관심과 격려를 보내주신 분들과 원고정리에 노고를 아끼지 않은 대학서림 선생님들께 깊을 감사를 드리며, 어려운 가운데 출판의 기회를 주신 대학서림의 윤 진영 회장님께 감사드린다.

2023. 2. 저자

CONTENTS

차 례

01

총론

Ⅰ. General Anatomy

해부학(anatomy)은 생물학(biology)의 한 분야로서 생체의 구조와 형태 그리고 기능을 연구하는 형태학(morphology)이며 기능별 단위로 관찰하는 계통해부학(systemic anatomy)과 국소부위별로 관찰하는 국소해부학(regional anatomy)이 있다.

1 Structural Organization

(1) 세포(cell)

생체구조의 기본단위로서 약 70조 이상의 세포로 구성되어 있고 생물의 생존에 필요한 기능을 수행하며 세포막(cell membrane), 핵(nucleus), 세포질(cytoplasm)로 구성된다.

(2) 조직(tissue)

조직은 유사한 역할을 수행하는 세포와 세포 사이 물질들의 집합체를 말하며, 다음과 같다.

① 상피조직(epithelial tissue)

② 결합조직(connective tissue)

③ 근육조직(muscular tissue)

④ 신경조직(nervous tissue)

(3) 기관(organ)

기관은 둘 이상의 다양한 조직으로 구성되어 하나의 특수한 기능을 수행하며 일반적으로 특정한 모양을 갖는다.

(4) 계통(system)

유사한 기관이 모여 일정한 목적을 수행하는 것으로 10개의 계통이 있다(그림 1-1).

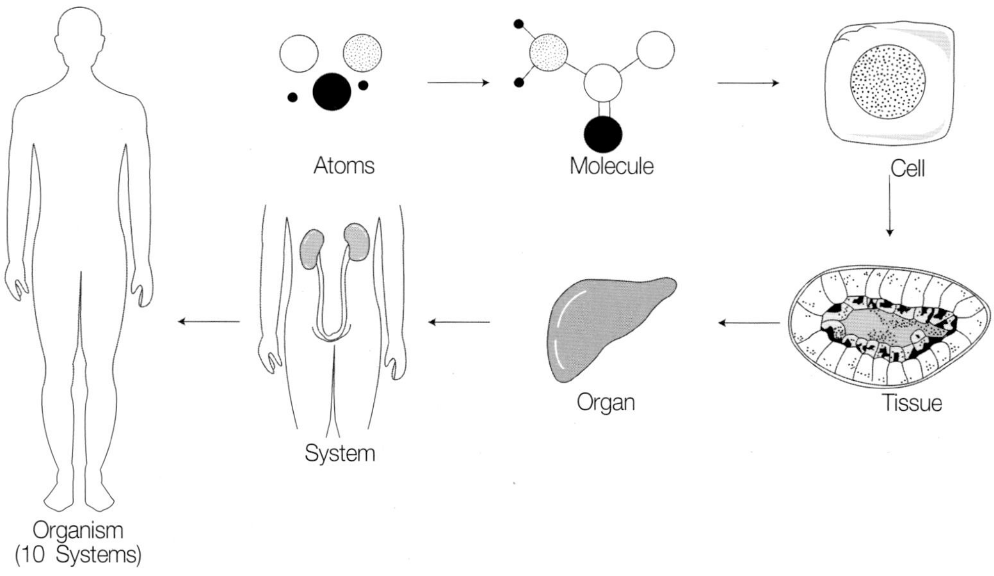

그림 1-1 Human structural organization

2 Systemic Anatomy

(1) 뼈대계통(skeletal system)

뼈대에 대한 일반적인 사항은 뼈(bone), 연골(cartilage), 관절(joint, articulation), 인대(ligament) 등에 대한 이해이며, 206개의 각종 뼈들이 인체 특유의 체격을 형성하고 있다.

성인의 뼈는 206개로 구성되고 주로 관절에 의해 연결되며 골격근육(골격근, skeletal muscle)에 의해 지배되어 다양한 운동기능을 수행할 수 있게 한다.

뼈의 생리적 기능(physiological function)

① 인체에 대한 지지(support)와 보호(protect) 기능
② 관절 및 골격근육의 상호작용에 의한 운동기능
③ 뼈속질(골수, bone marrow)에서의 조혈기능
④ 칼슘의 저장기능

(2) 순환기계(circulatory system)

순환기계는 맥관계(vascular system)라고도 하며 혈액(b.ood)이 흐르는 관은 혈관계(blood vascular system)로서 동맥(artery), 모세혈관(capillary), 정맥(vein)으로 구분하고 림프액이 흐르는 관은 림프계(lymphatic system)로서 림프절(lymph nodes), 림프(lymph), 림프관(lymphatic vessel) 등이 있다.

순환기계의 주요기능

① 인체 각 조직에 대한 산소 및 영양분의 공급
② 이산화탄소(carbon dioxide) 등의 노폐물 운반
③ 혈액응고 기전에 의한 출혈(hemorrhage)의 예방
④ 각종 호르몬(hormones), 효소(enzyme), 전해질(electrolytes) 등의 운반과 체온조절 기능

(3) 소화기계(digestive system)

내장계(visceral system)로서의 소화기계는 음식물의 섭취(ingestion), 소화(digestion), 흡수(absorption), 배설(elimination)의 기능을 담당하는 소화관(digestive tube, alimentary canal, alimentary tract)과 음식물의 영양분을 소화흡수하는데 필요한 물질을 분비하는 부속기관(accessory organ)으로 구분한다.

소화기관에는 입(mouth), 인두(pharynx), 식도(esophagus), 위(stomach), 작은창자(소장, small intes tine), 큰창자(대장, large intestine), 항문(anus) 등이 있으며 부속기관은 침샘(타액선, salivary gland), 간(liver), 쓸개(담낭, gall bladder), 이자(췌장, pancreas) 등이 있다.

소화기계의 주요기능

① 물리적, 화학적 과정을 통해 복잡하고 형태가 큰 성분 분자를 구조가 간단하고 크기가 작은 분자로 분해하여 혈액 내로 이동시키는 흡수기능

② 소화흡수과정 중 발생된 부산물의 배설기능

(4) 비뇨기계(urinary system)

소변(오줌, urine)의 생성 및 배출기능에 관하여는 기관을 비뇨기계라 하며 콩팥(신장, kidney), 콩팥 깔대기(신우, renal pelvis), 요관(ureter), 방광(urinary bladder), 요도(urethra) 등이 있다.

넓은 의미에서의 배설(excretion)은 CO_2는 허파(폐)로부터, 요소, 염류 등은 콩팥, 쓸개즙(담즙)색소는 간, 수분이나 염류는 피부, 납(Pb)이나 수은(Hg) 등은 침샘(타액선)으로부터 배설된다.

비뇨기계의 주요기능

① 체액의 항상성(homeostasis) 유지기능

② 전신순환의 조절기능

③ 노폐물의 배설기능

(5) 호흡기계(respiratory system)

기도(숨길, air way, passage way)를 통하여 허파꽈리(폐포, alveoli)에 들어온 신선한 공기

와 폐동정맥의 모세혈관망 사이에서 가스교환(gas change)을 하는 기관계로서 코(nose, nasal cavity), 입(mouth), 인두(pharynx), 후두(larynx), 기관(trachea), 기관지(bronchus), 기관지 나무(bronchial tree) 등으로 구성된다.

호흡기계의 주요기능

① 혈액 내로의 산소공급

② 탄산가스의 체외배출

(6) 생식기계(reproductive system, genital system)

생식기계에는 생식세포(germ cell)의 생산과 저장 그리고 운반에 관여하는 기관이며 남성(male)의 경우 주기관인 고환(testis)과 정로(deferent tract)인 부고환(epididymis), 정관(deferent duct), 정낭(seminal vesicle), 사정관(ejaculatory duct), 요도(urethra) 그리고 전립샘(prostate)과 망울요도샘(요도구선, bulbourethral gland)이 분비물의 분비기관으로 부속한다. 또한 여성의 경우 난소(ovary), 자궁관(난관, oviduct), 자궁(uterus) 등이 주체를 이루고 여성 교접기 및 산도로 기능하는 질과 바깥생식기관(external genital organ) 그리고 젖샘(유선,mammary gland) 등이 있다.

생식기계의 주요기능

① 생식을 이루게 하는 성기능(sexual function)

② 종자세포(생식세포, germ cell)의 생산과 성호르몬의 분비

(7) 신경계(nervous system)

신경계는 일정한 경로를 따라 분포하면서 인체의 생명유지에 관계하며 외부의 여러 가지 자극을 받아들이고 이에 적절히 반응할 수 있도록 발달된 계통으로서 뇌(brain)와 척수(spinal cord)로 구성된 중추신경계(central nervous system)와 뇌신경(cranial nerve)과 척수신경(spinal nerve)으로 구성된 말초신경계(peripheral nervous system) 그리고 각 장기를 자율적으로 지배하는 교감신경(sympathetic nerve)과 부교감신경(parasympathetic nerve)으로 구성된 자율신경계(autonomic nervous system)가 있으며, 특별 감각기로 눈(eye)과 귀(ear)가 있다.

신경계의 주요기능

① 사고 등의 고등정신기능
② 인체의 모든 기관이나 조직 그리고 피부 및 감각기관으로부터 자극을 받아들이는 감각 수용기(sensory receptor) 기능
③ 자극에 대한 뇌와 척수에서의 반응과 흥분
④ 자극에 대한 효과기(effector)의 기능으로 근육이나 샘(선, gland)에 전달하는 기능

(8) 근육계(muscular system)

근육계는 골격근육(skeletal muscle), 내장근육(visceral muscle), 심장근육(cardiac muscle) 등으로 구분하며, 골격근은 수의근(맘대로근, voluntary muscle)으로서 모두 뼈대에 부착되어 있고, 가로무늬근(횡문근, cross-striated muscle)이다.

내장근육은 혈관(blood vessel)이나 위(stomach), 창자(장, intestine) 등 내부장기에 분포하며 평활근(smooth muscle)이면서 불수의근(제대로근, involuntary muscle)이며 심장을 움직이게 하는 심근은 가로무늬근에 속하나 불수의근이다.

근육계의 주요기능

① 인체를 움직이게 하여 위치를 이동시키거나 자세를 변동시키는 기능
② 체중을 지지해 주는 기능
③ 열의 생산기능

(9) 내분비계(endocrine system)

내분비계는 일정한 도관 없이(ductless) 호르몬(hormone) 등의 분비물을 분비하여 혈관에 이르게 한 다음 표적장기(target organ)에 보내는 역할을 하며, 하수체(pituitary body, hypophysis), 고환(testis), 난소(ovary), 이자(췌장 : pancreas), 부신(콩팥위샘 : adrenal gland), 솔방울샘(송과체, pineal body), 갑상샘(갑상선, thyroid), 부갑상샘(부갑상선, parathyroid), 가슴샘(흉선, thymus) 등이 있다.

내분비계의 주요기능

① 인체 내의 조직이나 기관의 기능을 조절하는 기능

② 인체의 항상성 유지기능

(10) 감각기계(sensory system)

감각기계는 외피(integument, skin), 시각기(organ of sight), 평형각과 청각기(organ of hearing and equilibration), 후각기(olfactory organ), 미각기(taste organ) 등이 있으며, 외피의 경우 피부(skin), 털(모발, hair), 손톱(nail), 땀샘(한선, sweat gland), 젖샘(유선, mammary gland) 등이 있다.

Ⅱ. Radiographic Terminology

1 Anatomic Planes and Section

(1) Median sagittal plane(median line, midsagittal, MSP)

인체를 좌, 우 대칭으로 나누는 선(면)을 말하며, 이는 머리뼈(두개골, skull)의 시상봉합(sagittal suture)을 통하여 신체를 좌·우로 정확히 나누어 놓은 것을 말한다(그림 1-2).

(2) Transverse plane(Horizontal plane)

지면에 대해 수평인 선(면)을 말하며, 인체를 상하로 나눈 것을 말한다(그림 1-2).

(3) Sagittal plane

해부학적 자세에서 정중 시상면에 대해 평행인 선을 말하며 이는 MSP에 대하여 무수히 많은 plane이 있다.

(4) Coronal plane(frontal plane)

해부학적 자세에서 정중시상면에 대해 직각으로 통과하는 모든 선(면)을 말하며 이는 인체를 전·후로 나누어 놓은 것으로서 midcoronal(midaxillary) plane에 대해 평행하는 무수히 많은 plane이 있다(그림 1-2).

(5) Midcoronal plane(midaxillary plane)

해부학적 자세에서 겨드랑이 부분을 지나는 가운데의 선(면)을 말한다(그림 1-2).

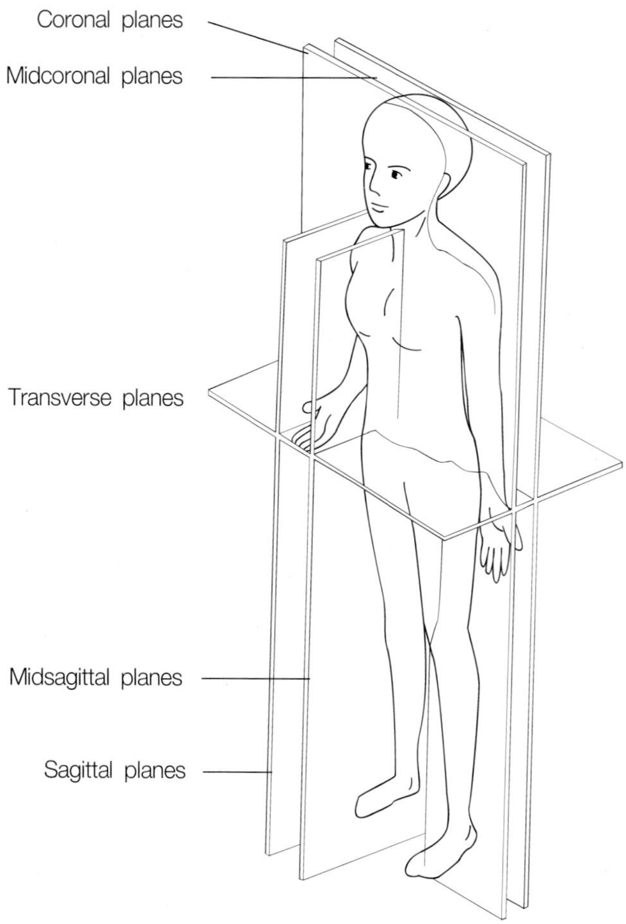

그림 1-2 Anatomic planes

(6) Longitudinal section(sagittal or coronal section)(그림 1-3)

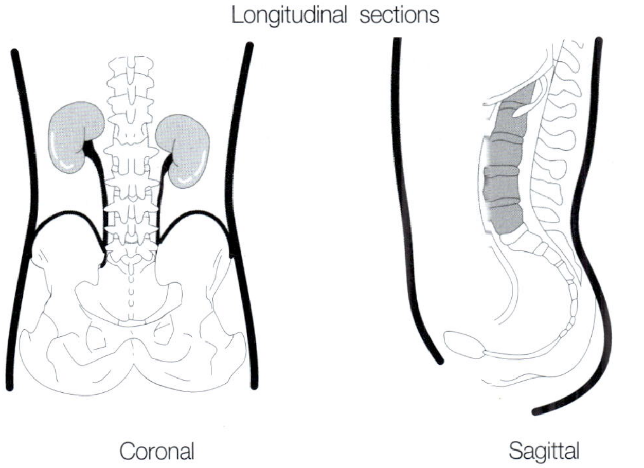

그림 1-3 Longitudinal sections of kidney

(7) Transverse section(cross section)(그림 1-4)

(8) Oblique section(그림 1-4)

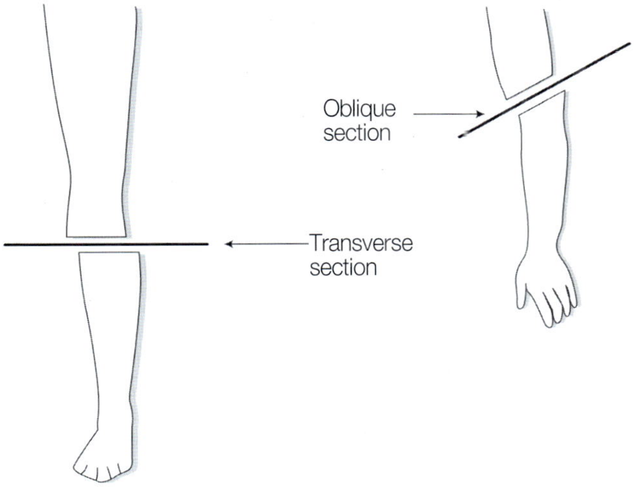

그림 1-4 Sections

2 Baseline of Skull

(1) Acanthomeatal line(AML)

전비융기점(비극점 : acanthion)과 바깥귀길(외이도, EAM)을 연결한 선으로 시신경공의 촬영 등에 응용되는 선이다(그림 1-5).

(2) Glabellomeatal line(GML)

미간과 바깥귀길(외이도)을 연결한 선이다(그림 1-5).

(3) Orbitomeatal line(OML)

눈확(안와 : orbit)과 바깥귀길(외이도)을 연결한 선으로, skull AP 등의 촬영에 응용되며 radiographic baseline이라 한다(그림 1-5).

(4) Infraorbitomeatal line(IOML)

눈확(orbit)아래와 바깥귀길(외이도)을 연결한 선으로, zygomatic arch 등의 촬영에 응용되며 Reid's baseline이라 한다(그림 1-5).

(5) Glabelloalveolar line

미간과 이틀(치조 : alveolar)을 연결한 선이다(그림 1-5).

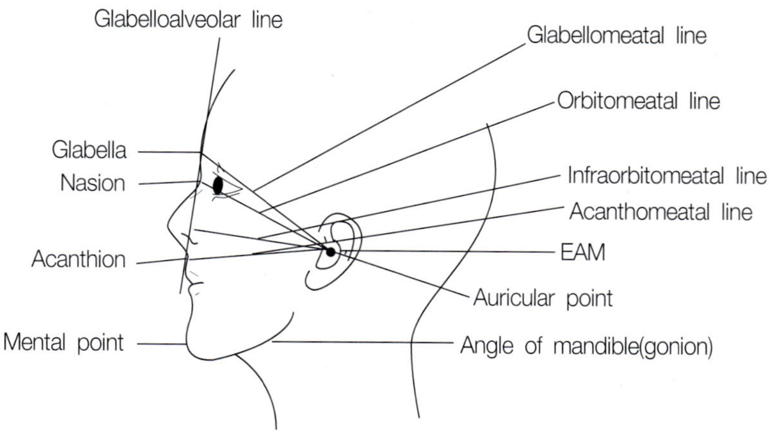

그림 1-5 Baselines

(6) Interpupillary line

양쪽 눈의 동공을 연결한 동공간선이며 true lateral position을 취할 때 응용된다(그림 1-6).

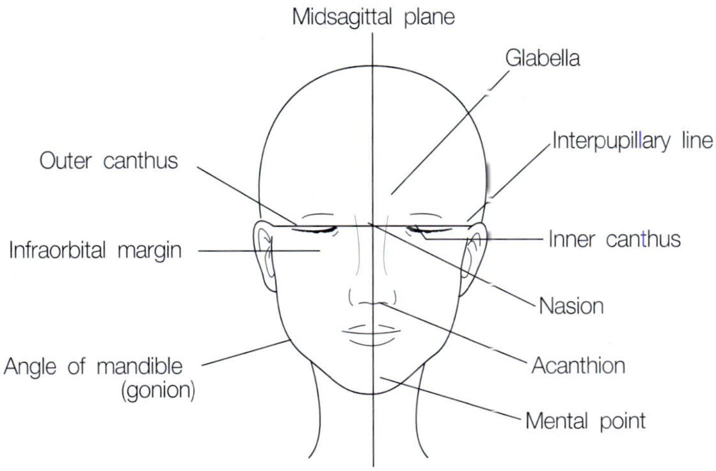

그림 1-6 Landmarks

3 Landmarks(skull)

(1) Vertex, 마루점

두개골의 최상부위

(2) Bregma, 정수리점, 브레그마

두개골의 전정부로서 관상봉합(coronal suture)과 시상봉합(sagittal suture)의 교차점을 말한다(그림 1-7).

(3) Lambda, 시옷점, 람다

Bregma와 함께 머리뼈(두개골)의 계측시 기준점으로 이용되며 시상봉합과 시옷봉합(lambdoid suture)의 교차점을 말한다(그림 1-7).

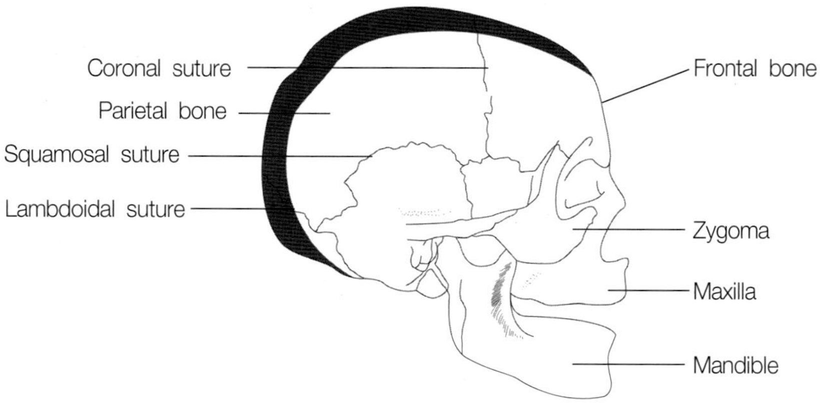

그림 1-7 Skull lateral

(4) Inion, 뒤통수점

뒤통수뼈(후두골 : occipital bone)에서 뒤통수점을 말하며 후두부를 형성하는 평편한 곳을 뒤통수뼈비닐부분(후두린, squamous part)이라 한다(그림 1-7).

(5) External auditory meatus(EAM), 바깥귀길, 외이도

바위부분(추체부 : petrous portion)의 바깥쪽에 열려 있는 곳으로 머리뼈 촬영시 중요한 point이다(그림 1-7).

(6) Glabella, 미간, 눈썹사이

머리뼈 측정의 한 기준점이며 양쪽 눈썹의 중간점이며 미간이라 한다(그림 1-6, 7).

(7) Nasion, 코뿌리점

미간 바로 아래의 움푹 들어간 곳을 말한다(그림 1-6, 7).

(8) Acanthion, 전비융기점, 비극점

앞쪽 코가시(전비극점, anterior nasal spine)의 정중앙점을 말한다(그림 1-6, 7).

(9) Gonion(턱모서리점)

턱뼈(하악골, mandible)의 angle(그림 1-6).

(10) Inner and outer canthus, 내외눈구석, 안각

눈꺼풀(안검)의 junction(그림 1-6).

(11) Suture, 봉합

Sagittal suture, coronal suture, squamosal suture, lambdoidal suture(그림 1-7, 8).

(12) Fontanels, 숫구멍, 천문

Frontal fontanel, Occipital fontanel, Mastoid fontanel, Sphenoid fontanel(그림 1-8, 9).

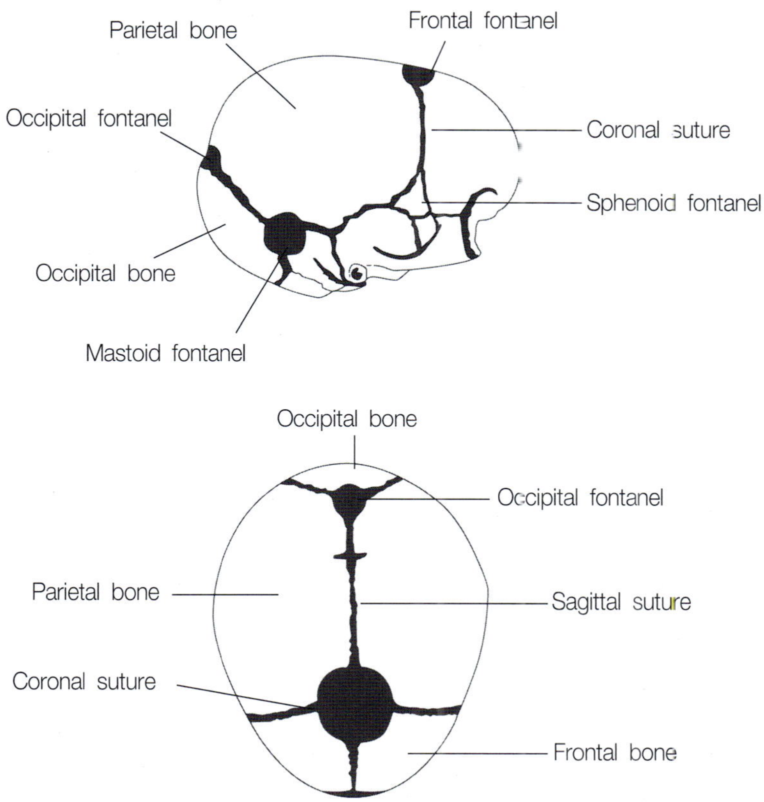

그림 1-8, 9 Fontanels

4 Type of Skull

(1) Mesocephalic, 중간머리형

정상의 머리뼈 형태(그림 1-10. A).

(2) Dolichocephalic, 긴머리형

길고 좁은 머리뼈 형태(그림 1-10. B).

(3) Brachycephalic, 짧은머리형

짧고 넓은 머리뼈 형태(그림 1-10. C).

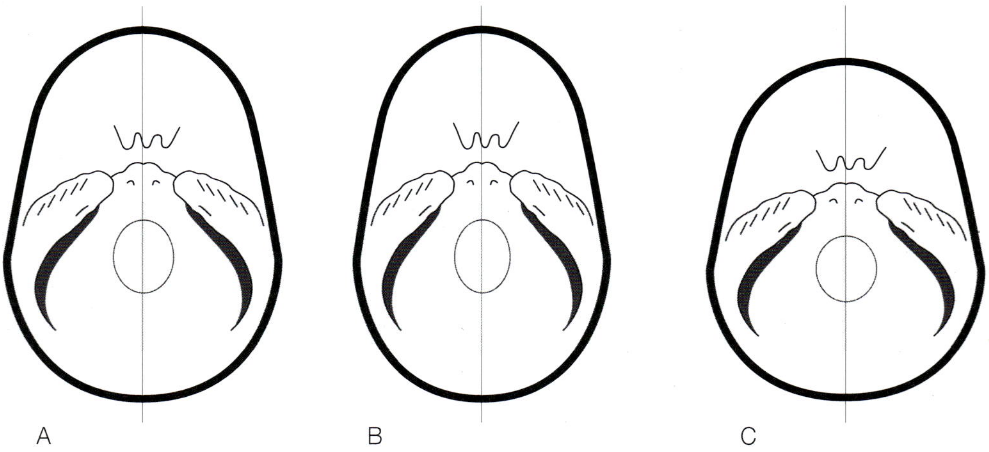

그림 1-10 Types of skull

A. Mesocephalic B. Dolichocephalic C. Brachycephalic

5 Paranasal Sinus

(1) Anterior group

Tow maxillary sinuses, Frontal sinuses, Anterior and middle ethmoid sinuses(그림 1-11).

(2) Posterior group

Posterior ethmoid sinuses, sphenoid sinuses(그림 1-11).

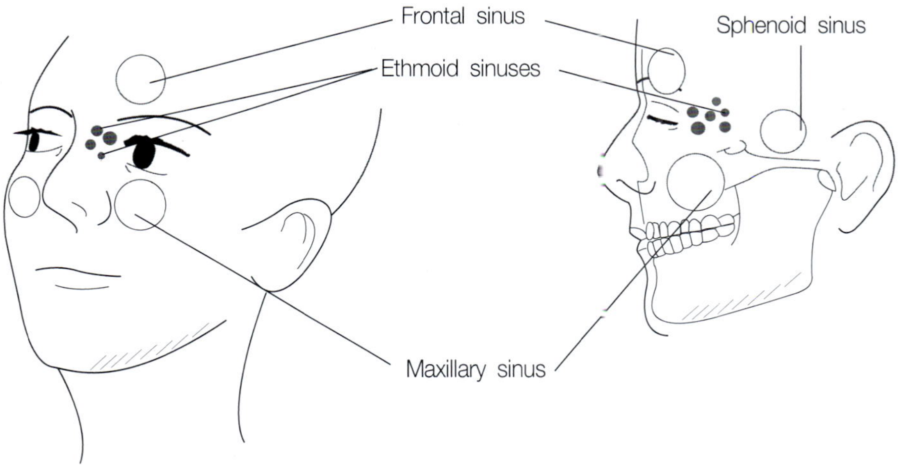

그림 1-11 Paranasal sinuses

6 Salivary Glands

Parotid glands, submaxillary(submandibular) glands, sublingual glands(그림 1-12).

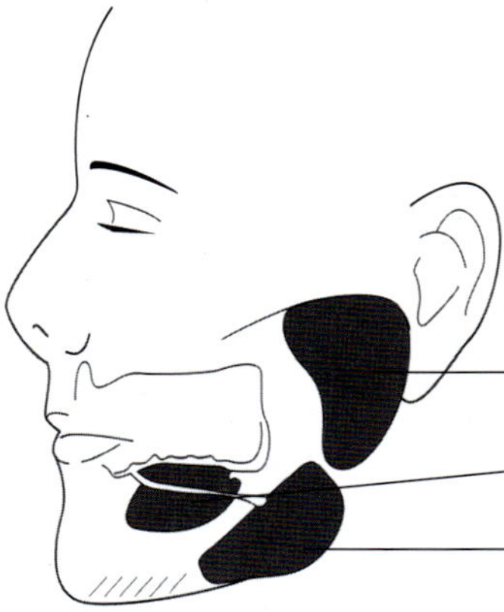

그림 1-12 Salivary glands

7 Directional Terminology

(1) Anterior(ventral), 앞

인체의 midcoronal plane을 중심으로 한 앞부분을 말한다(그림 1-13).

(2) Posterior(dorsal), 뒤, 배측

인체의 midcoronal plane을 중심으로 한 뒷부분을 말한다(그림 1-13).

(3) Medial(mesial), 안쪽, 내측

중심으로부터 가까운 쪽 또는 정중선에 가까운 쪽(구조의 안쪽)을 말하며 해부학적 자세에서 다섯 째 손가락이 그 예이다(그림 1-14).

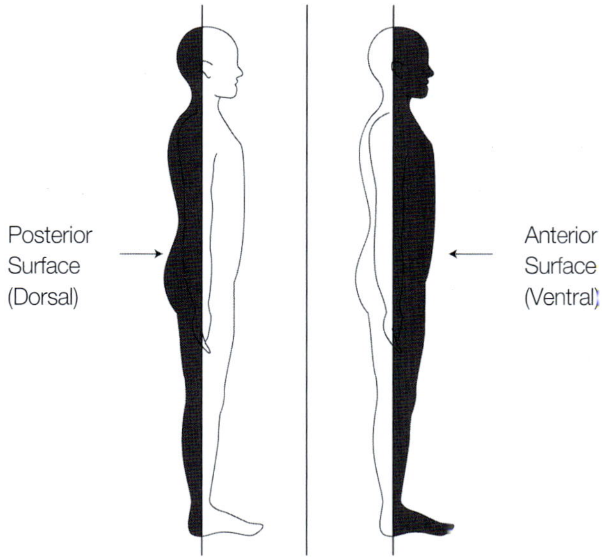

그림 1-13 Posterior and anterior

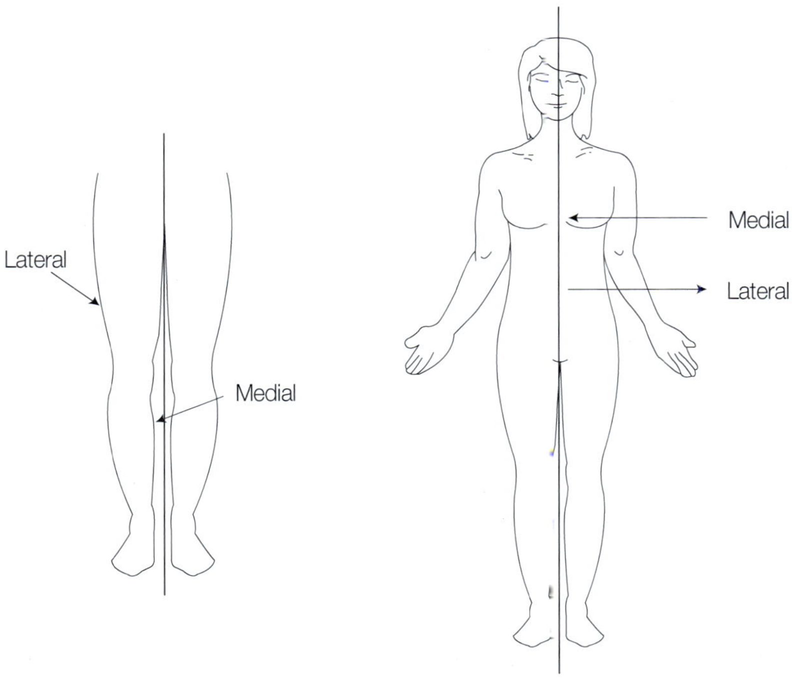

그림 1-14 Lateral and medial

(4) Lateral, 가쪽, 외측

중심으로부터 먼 쪽 또는 정중선에서 먼 쪽(구조의 바깥쪽)을 말하며, 해부학적 자세에서 엄지손가락이 그 예이다(그림 1-14).

(5) Proximal (nearest), 몸쪽, 근위부

기시부로부터 가까운 쪽(그림 1-15).

(6) Distal(remote), 먼쪽, 원위부

기시부로부터 먼 쪽(그림 1-15).

(7) Cephalad(cephalic, superior), 머리쪽, 두정방향

머리쪽으로의 방향을 나타낸다(그림 1-15).

(8) Caudad(Caudal, inferior), 다리쪽, 다리방향

다리쪽으로의 방향을 나타낸다(그림 1-15).

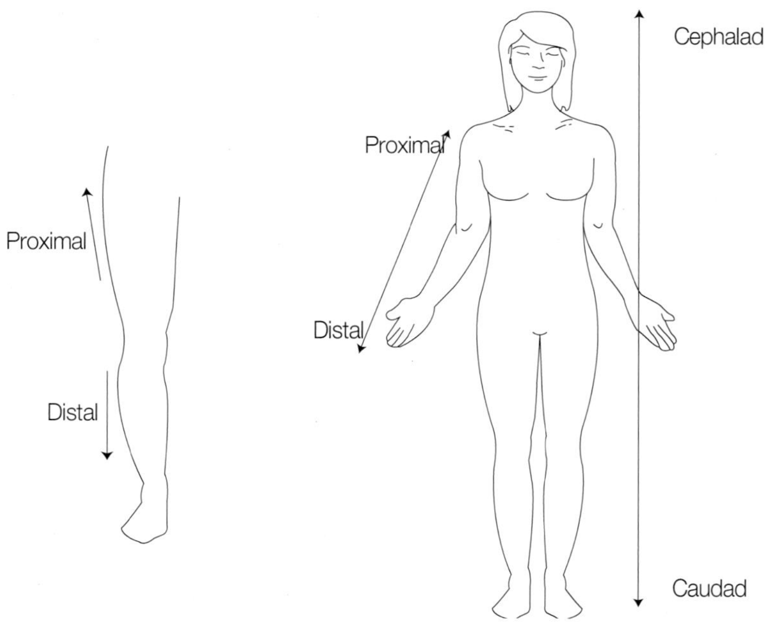

그림 1-15 Proximal-distal and cephalad-caudad

(9) Deep, 깊은, 심부성

표면에서 멀리 깊게 있는 부위(그림 1-16).

(10) Superficial, 얕은, 표재성

피부 표면에 가까운 부위(그림 1-16).

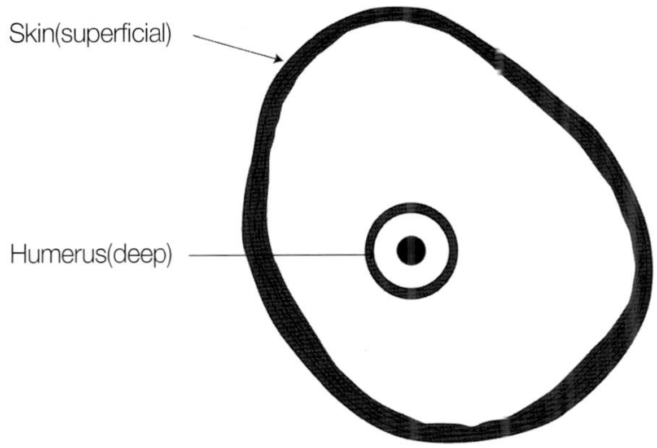

그림 1-16 Superficial and deep

(11) Interior, 속, 내측

내측, 안쪽부위(그림 1-17).

(12) Exterior, 바깥, 외측

외측, 바깥쪽부위(그림 1-17).

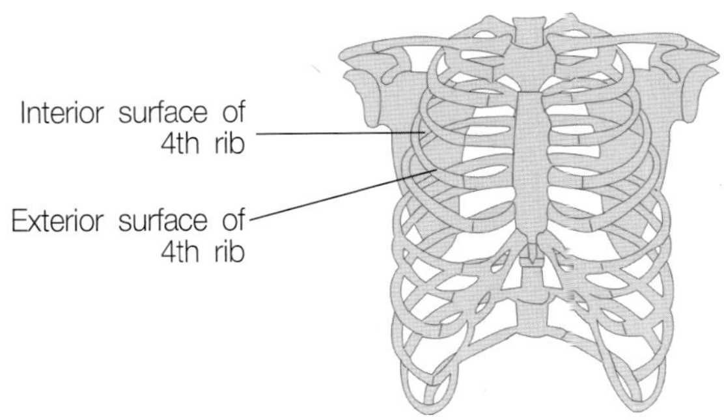

그림 1-17 Interior and exterior

(13) Ipsilateral, 같은쪽, 동측

같은쪽 부위(그림 1-18).

(14) Contralateral, 반대쪽, 맞은편, 대측, 타측성

반대측 부위(그림 1-18).

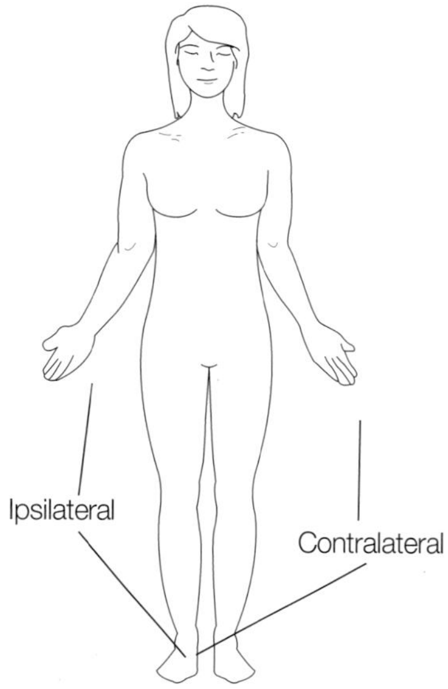

그림 1-18 Ipsilateral and contralateral

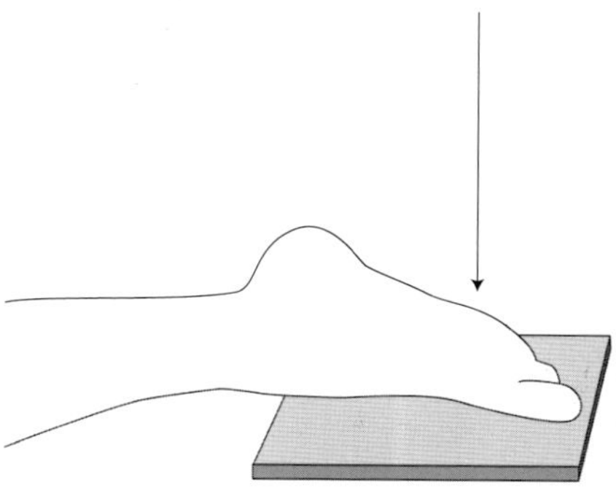

그림 1-19 Plantar

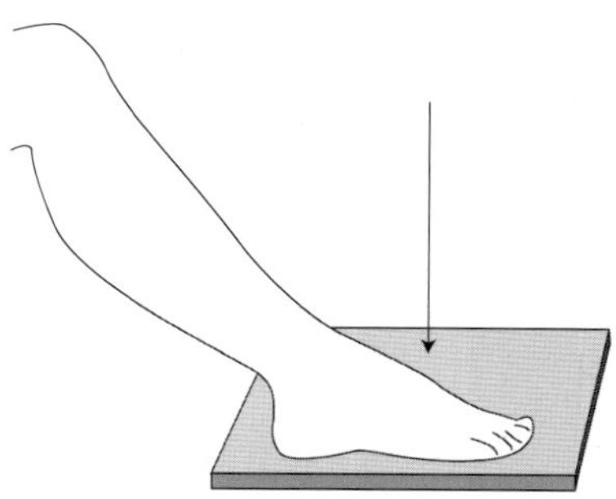

그림 1-20 Dorsum

(15) Plantar, 발바닥, 족저

발바닥쪽(그림 1-19).

(16) Dorsum, 발등

발등쪽(그림 1-20).

(17) Palmar, 손바닥

손바닥쪽(그림 1-21).

8 Movement

(1) Abduction, 벌림, 외전

중심선으로부터 멀어지는 운동(그림 1-22).

(2) Adduction, 모음, 내전

중심선으로 가까워지는 운동(그림 1-22).

(3) Eversion 가쪽번짐, 외번

바깥쪽으로 돌리기(그림 1-23).

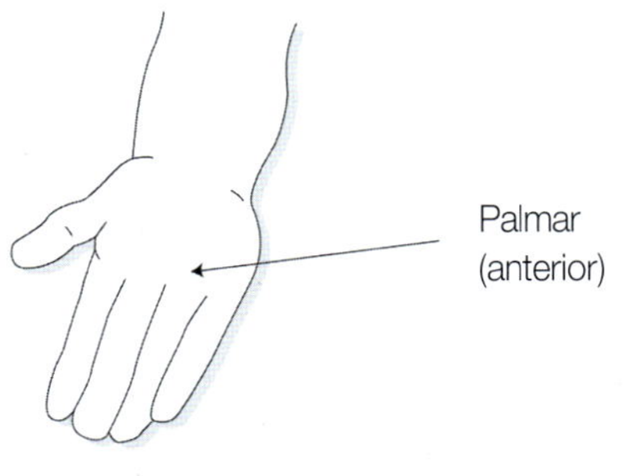

그림 1-21 Palmar(volar) surface

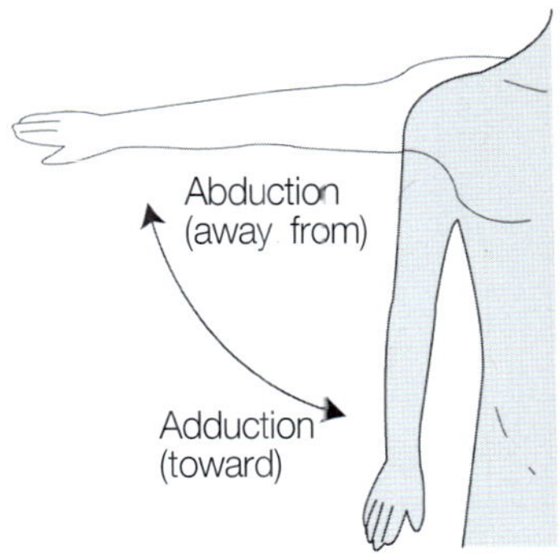

그림 1-22 Abduction and adduction

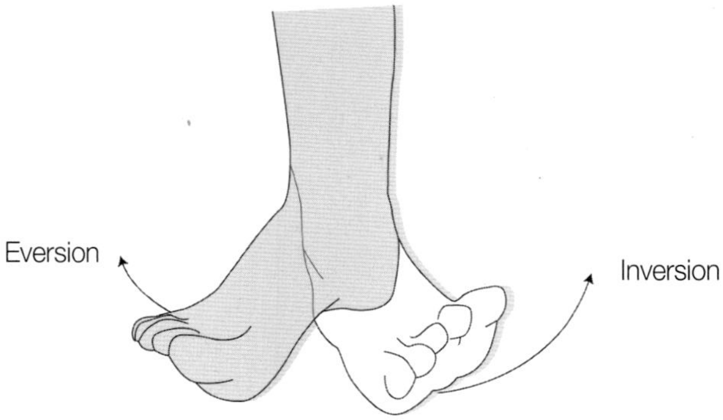

그림 1-23 Eversion and inversion

(4) Inversion, 안쪽번짐, 내번

안쪽으로 돌리기(그림 1-23).

(5) Supine, 바로누운자세

천정보고 바로 눕기, 바로누운자세.

(6) Prone, 엎드린자세

바닥보고 엎드리기, 엎드린자세.

(7) Supination, 뒤침, 회외

뒤침운동(그림 1-24).

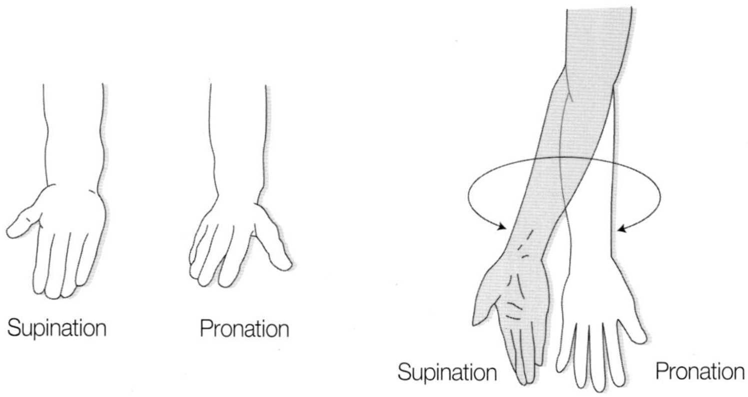

그림 1-24 Supination and pronation

(8) Pronation, 엎침, 회내

엎침(회내)운동(그림 1-24).

(9) Flexion, 굽힘, 굴곡

굽힘(굴곡)운동(그림 1-25).

(10) Extension, 폄, 신전

폄(펴기)운동(그림 1-25).

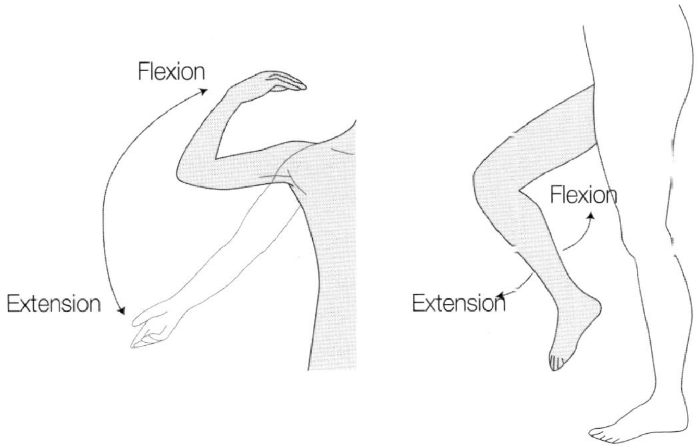

그림 1-25 Flexion and extension

(11) Hyperextension, 과대젖힘, 과대신전

과도하게 펴는운동(그림 1-26).

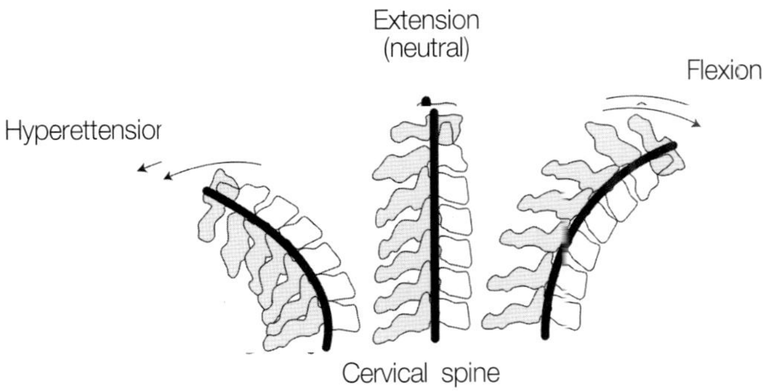

그림 1-26 Flexion, extension and hyperextension of spine

(12) Ulnar deviation of wrist, 자뼈(척골)쪽 편위

자뼈(척골) 쪽 굽힘(그림 1-27).

(13) Radial deviation of wrist, 노뼈(요골)쪽 편위

노뼈(요골) 쪽 굽힘(그림 1-27).

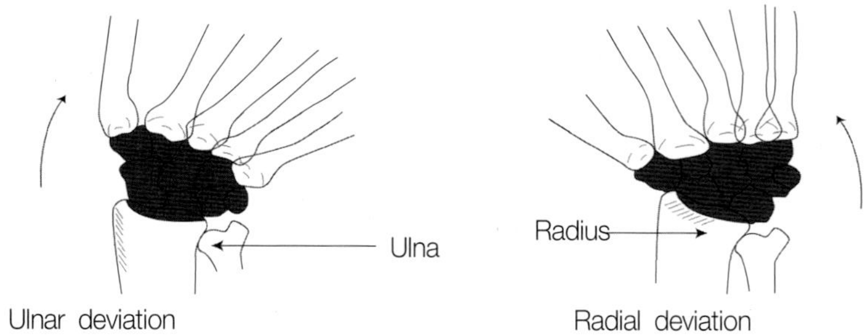

그림 1-27 Ulnar deviation and radial deviation

(14) Dorsiflexion, 발등굽힘, 배측굴곡

발등이 등쪽으로 굽어지는 운동(그림 1-28).

(15) Plantar flexion of ankle, 발바닥쪽 굽힘, 족저굴

발목의 관절운동중 발바닥 쪽으로의 굽힘(그림 1-28).

(16) Medial rotation, 안쪽회전, 내측회전

안쪽으로 돌리기(그림 1-29).

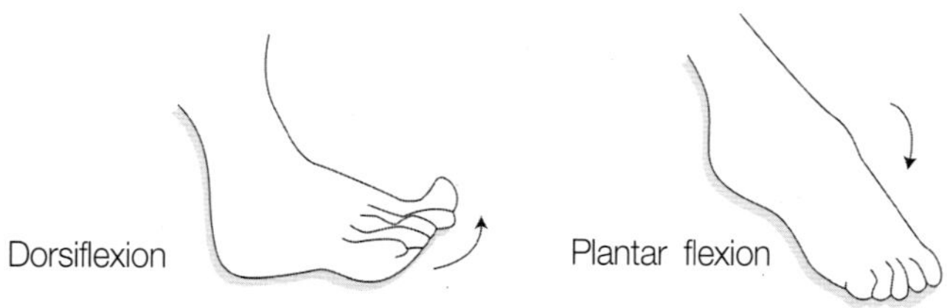

그림 1-28 Dorsiflexion and plantar flexion

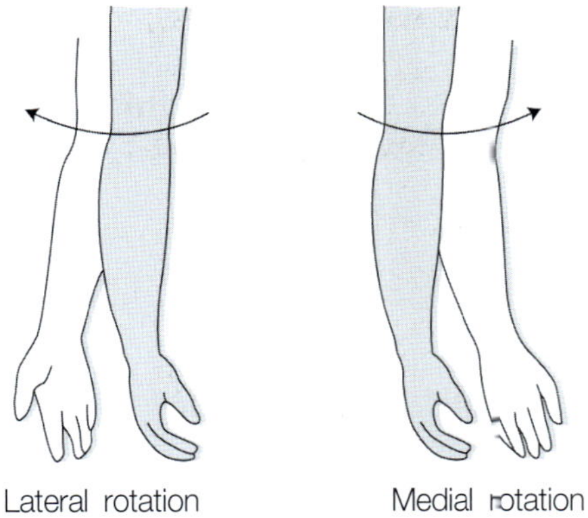

그림 1-29 Rotational movements

(17) Lateral rotation, 가쪽돌림, 외측회전
바깥쪽으로 돌리기(그림 1-29).

(18) Protraction, 내밀기운동
뻗기(그림 1-30).

(19) Retraction, 오무리기 운동
수축(그림 1-30).

(20) Elevation, 올리기, 상승
위로 올리기(그림 1-31).

(21) Depression, 내리기, 강하
아래로 내리기(그림 1-31).

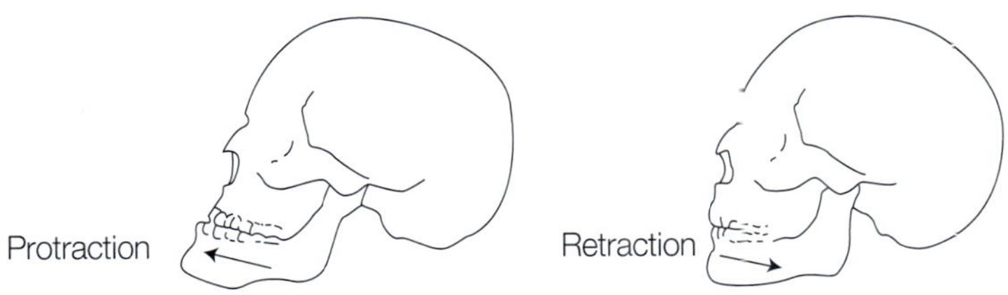

그림 1-30 Movements of protraction and retraction

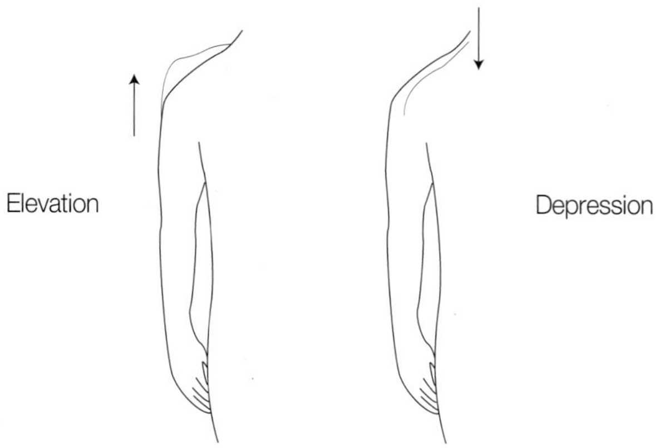

그림 1-31 Elevation and depression movements of shoulders

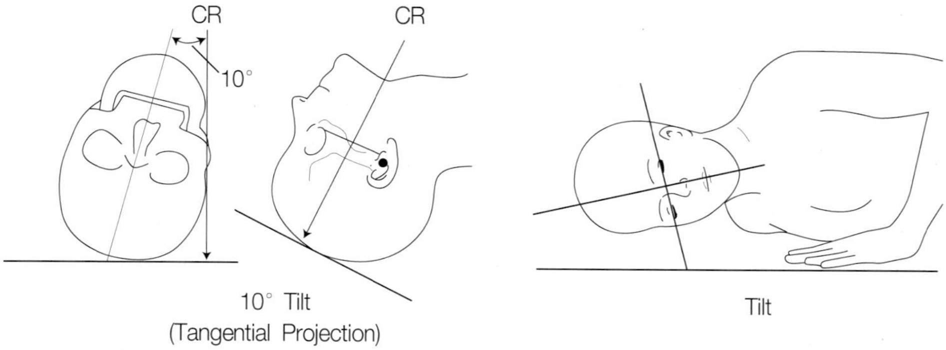

그림 1-32 Tilting

(24) Circumduction, 휘돌림, 원회전

팔다리 등의 원형운동(그림 1-34).

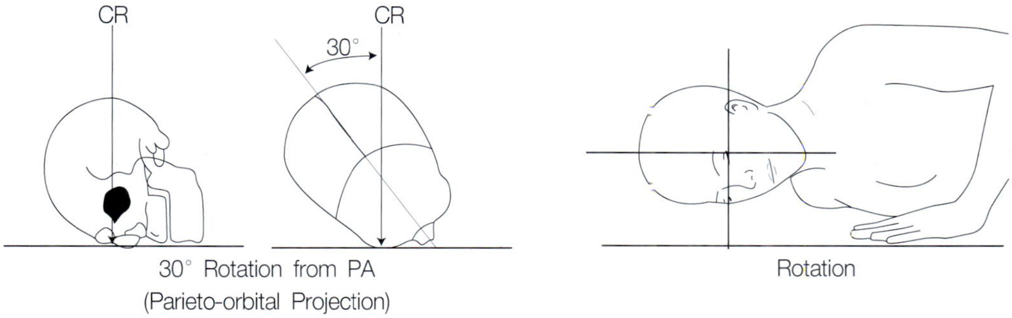

그림 1-33 Rotation

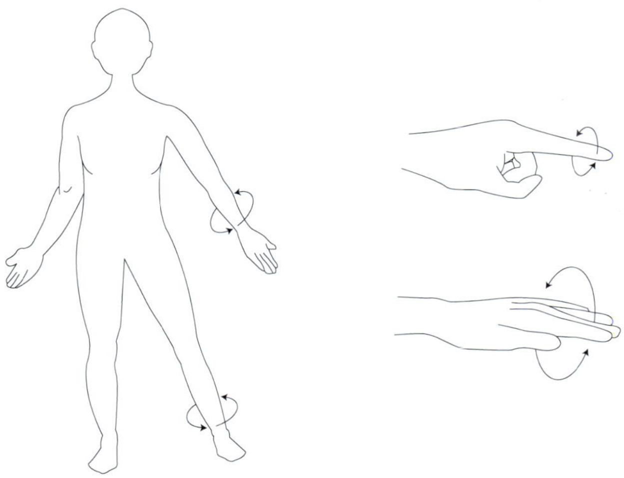

그림 1-34 Circumduction movements

9 Positioning Terms

(1) Anatomical position, 해부학적 자세

똑바로 서서 눈은 수평으로 정면을 바라보고 팔을 바르게 펴서 양쪽으로 붙이며 손바닥과 발가락이 정면을 향하고 있는 자세(그림 1-35).

(2) Supine, 바로 누운 자세, 앙와위

천정을 보고 똑바로 누운 자세(그림 1-36).

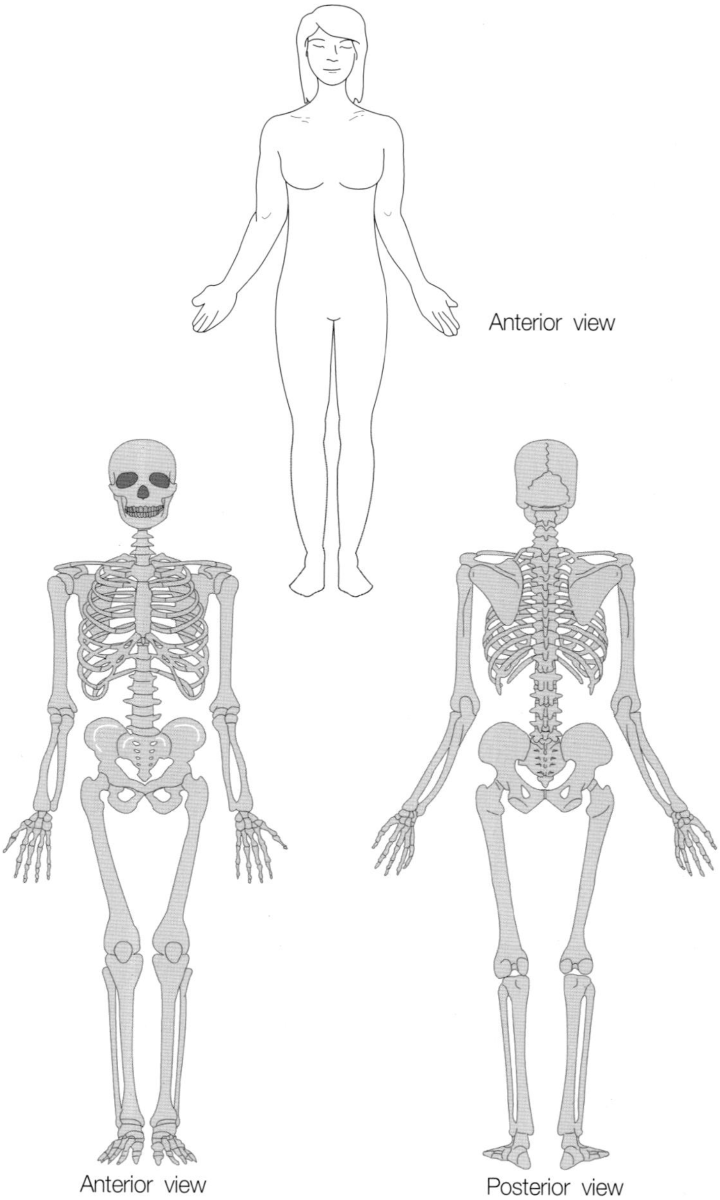

그림 1-35 Anatomical position

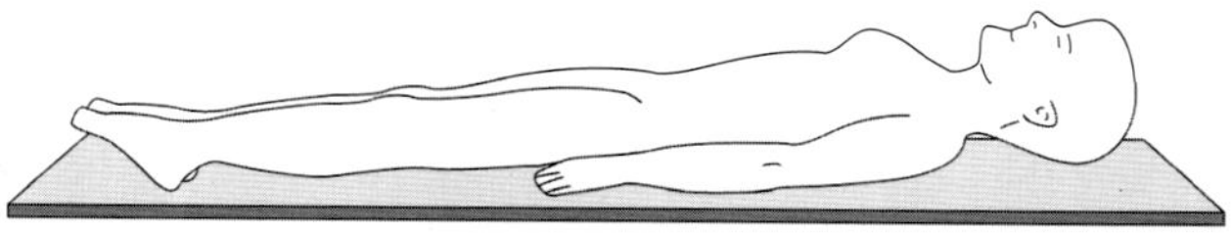

그림 1-36 Supine

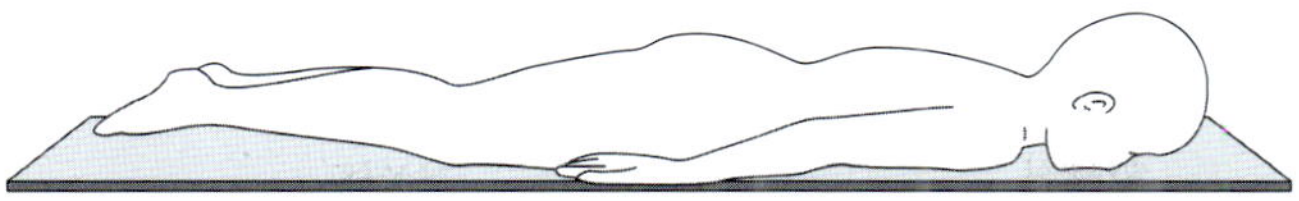

그림 1-37 Prone

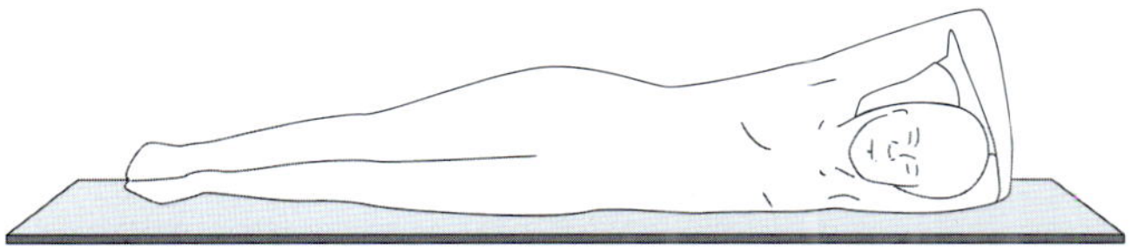

그림 1-38 Lateral

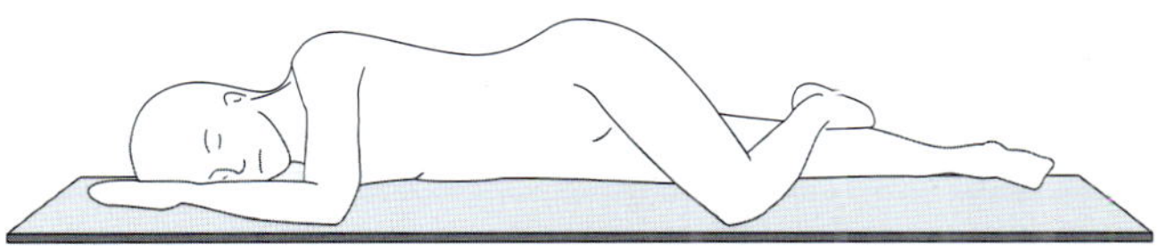

그림 1-39 Right anterior oblique(RAO)

(3) Prone, 엎드린 자세, 복와위

엎드린 자세(그림 1-37).

(4) Lateral, 옆으로 누운 자세, 측위

왼쪽을 아래로 하여 옆으로 누운 자세(그림 1-38).

(5) Oblique, 빗, 비스듬자세, 사위

비스듬한 자세.

(6) Right anterior oblique(RAO), 우전사위

오른쪽 앞 쪽이 필름에 가깝게 비스듬한 자세(그림 1-39).

(7) Left anterior oblique(LAO), 좌전사위

왼쪽 앞 쪽이 필름에 가깝게 비스듬한 자세(그림 1-40).

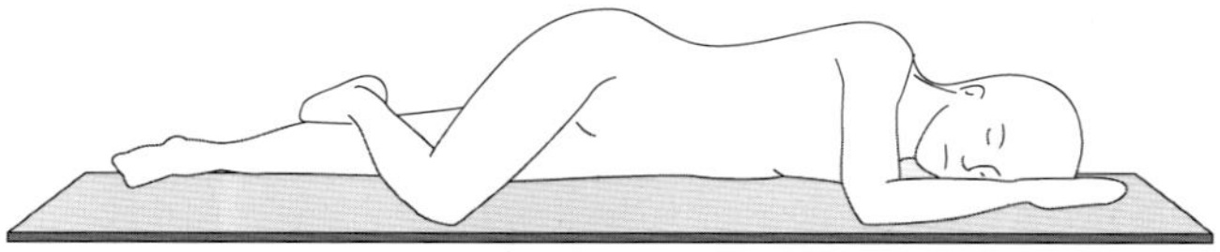

그림 1-40 Left anterior oblique(LAO)

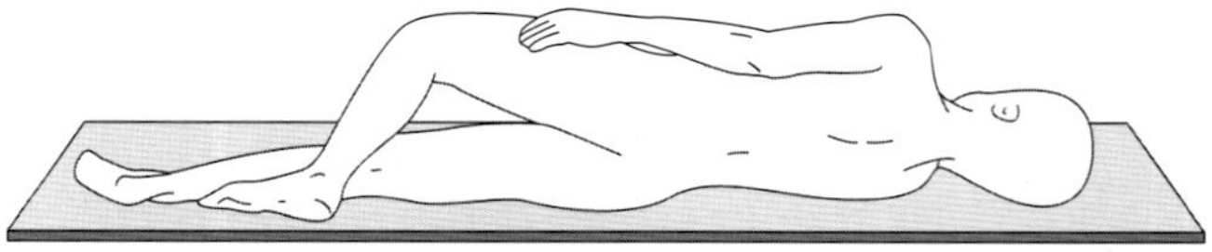

그림 1-41 Right posterior oblique(RPO)

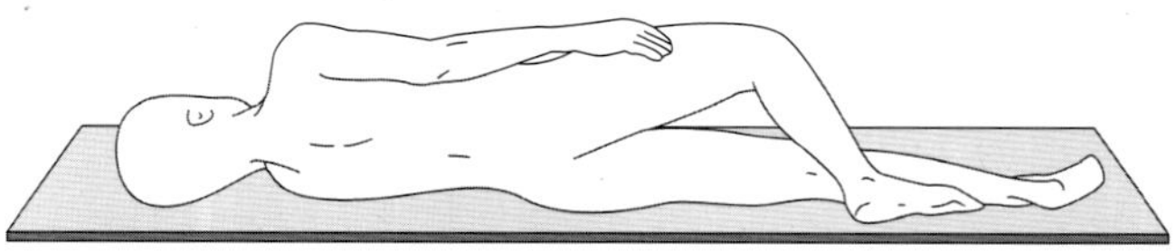

그림 1-42 Left posterior oblique(LPO)

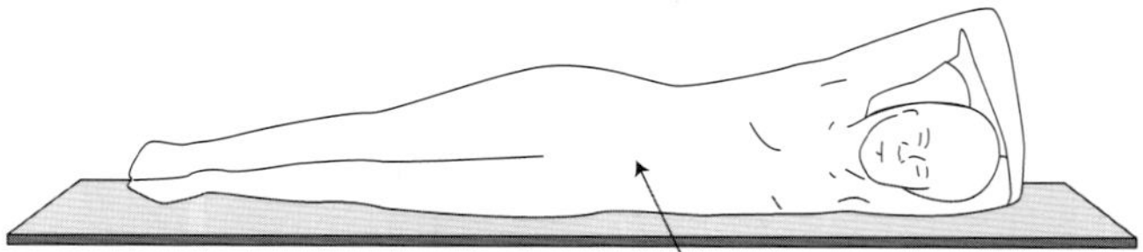

그림 1-43 Decubitus

(8) Right posterior oblique(RPO), 우후사위

오른쪽의 뒤쪽이 필름에 가깝게 비스듬한 자세(그림 1-41).

(9) Left posterior oblique(LPO), 좌후사위

왼쪽의 뒤쪽이 필름에 가깝게 비스듬한 자세(그림 1-42).

(10) Decubitus, 누움, 누운자세, 와위

Decubitus position은 테이블위에 누운 자세이며 테이블 면에 접한 인체의 부위(부분)에 따라 그림 1-44~47과 같은 자세가 있다. 이와 같은 자세에서의 방사선 촬영은 중심X선속이 수평방향(horizontal projection)으로 입사된다(그림 1-43).

(11) Right lateral decubitus, 오른쪽 누운 자세, 우측오위(그림 1-44)
오른쪽을 아래로 하여 누운 자세.

(12) Left lateral decubitus, 왼쪽 누운 자세, 좌측와위(그림 1-45)
왼쪽을 아래로 하여 누운 자세.

(13) Dorsal decubitus(supine), 등 누운 자세, 배측와우(그림 1-46)
등을 아래로 하여 누운 자세.

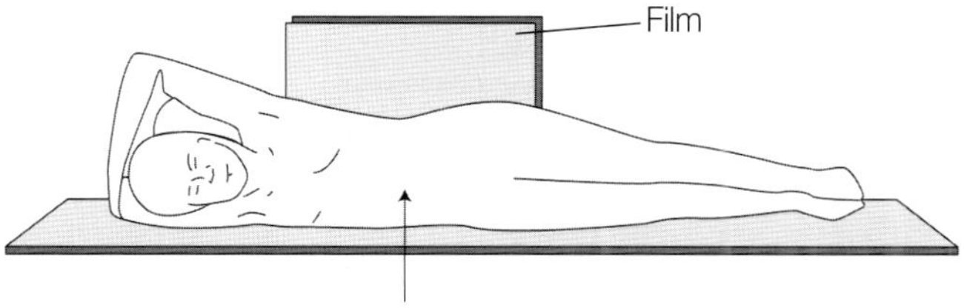

그림 1-44 Right lateral decubitus(horizontal X-ray beam)

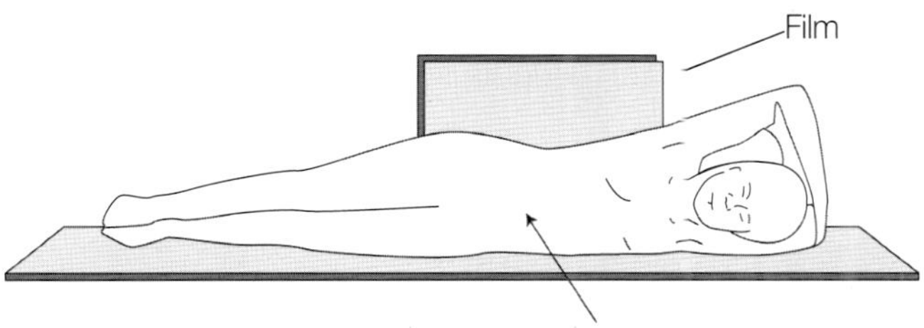

그림 1-45 Left lateral decubitus(horizontal X-ray beam)

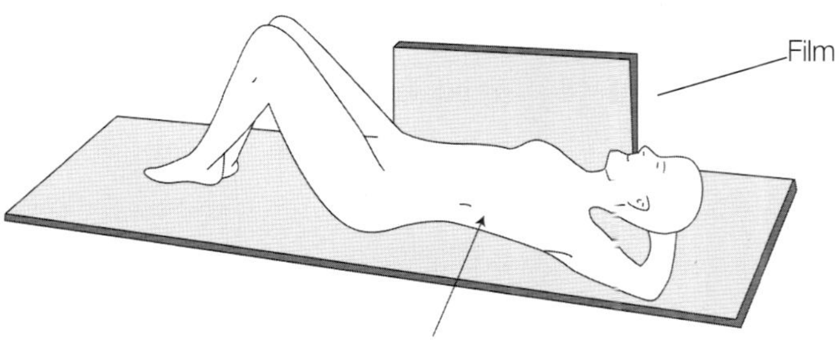

그림 1-46 Dorsal decubitus(horizontal X-ray beam)

(14) Ventral decubitus(prone), 배 누운 자세, 복측와위(그림 1-47)

배를 아래로 하여 누운 자세

(15) Trendelenburg position, 트렌델렌버그 자세, 골반고위자세(그림 1-48)

머리를 낮게 하고 골반을 높게 하는 자세이며 배설성 요로조영검사(IVU) 등에 이용된다.

(16) Sims's position, 심스체위, 심즈자세

엎드린 것과 옆으로 누운 자세의 중간 자세이며 항문검사나 대장조영검사에서 바륨의 주입 등에 이용되는 자세이다(그림 1-49).

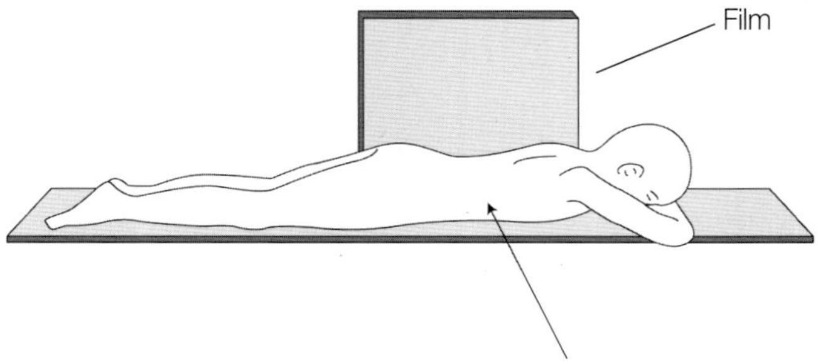

그림 1-47 Ventral decubitus(horizontal X-ray beam)

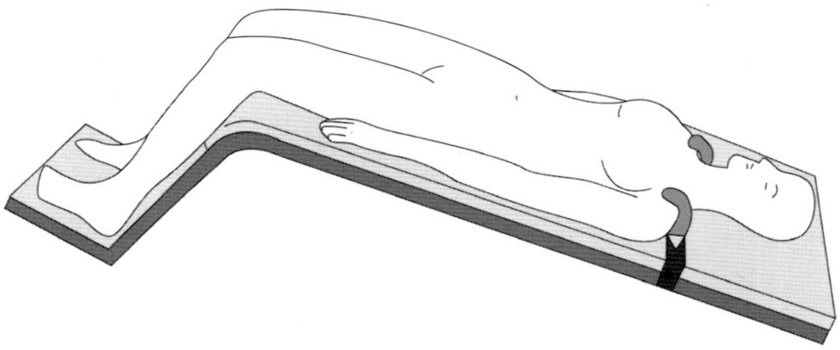

그림 1-48 Trendelenburg's position

(17) Jack knife position, 잭나이프 자세

어깨를 올리고 다리를 구부린 자세이며 항문수술 등에 이용되는 자세이다(그림 1-50).

(18) Knee chest position, 무릎가슴자세, 슬흉자세, 슬흉위(그림 1-51)

테이블에 무릎과 가슴을 놓은 자세이다.

(19) Lithotomy position, 돌제거술 자세, 결석 제거술 자세, 쇄석위(그림 1-52)

바로 누운 자세에서 양쪽 무릎을 굽히고 넙다리를 벌린 상태이며 여성의 자궁난관조영술 (HSG) 등에 응용하는 자세이다.

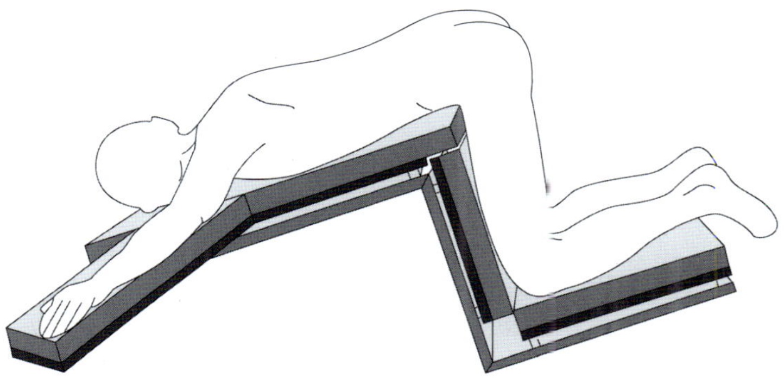

그림 1-50 Jackknife position for proctclogical operation

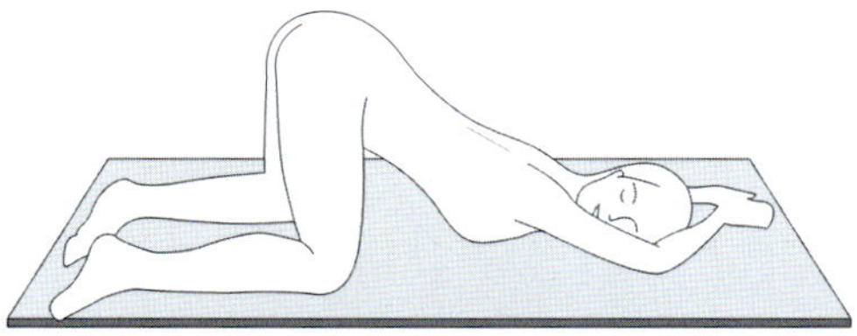

그림 1-51 Knee chest position

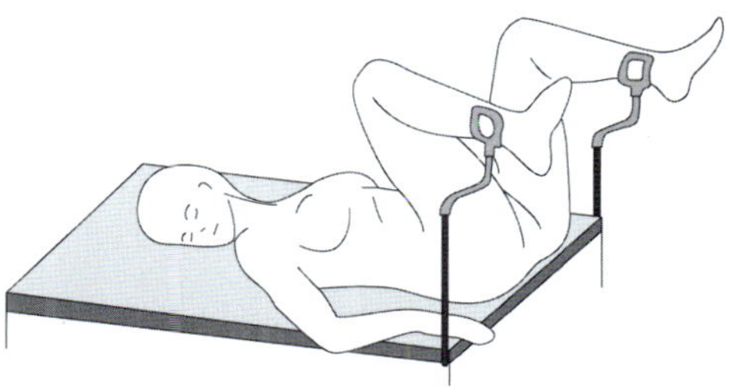

그림 1-52 Lithotomy position

(20) Chassard Lapine position, 골반축방향 촬영자세(그림 1-53)

테이블 끝에 걸터앉은 자세에서 양손으로 양쪽발목을 잡은 자세이며 직장(rectum)의 촬영 등에 이용된다.

(21) Kneeling position, 무릎꿇은 자세(그림 1-54)

무릎을 꿇은 자세이며 무릎관절의 융기기사이오 촬영 등에 이용된다.

(22) Settegast's position, 무릎뼈(슬개골) 촬영자세(그림 1-55).

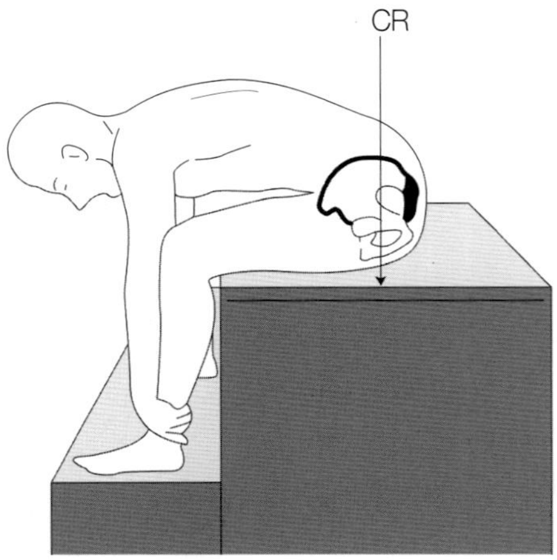

그림 1-53 Chassard-Lapine position

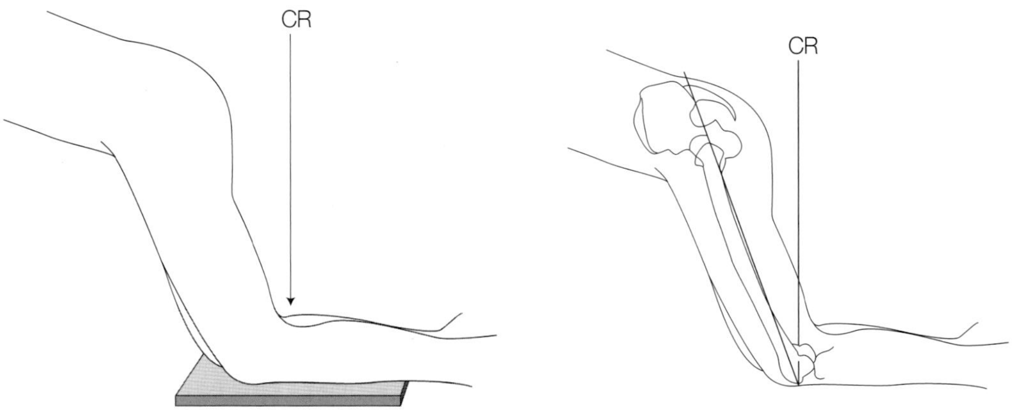

그림 1-54 Kneeling position

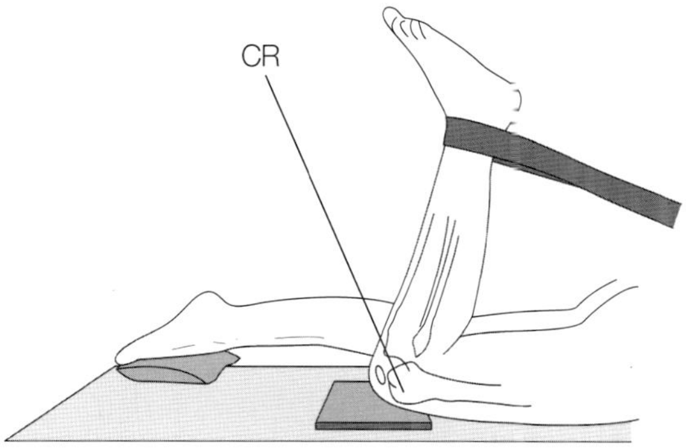

그림 1-55 Settegast's position

(23) Sunrise position, 무릎뼈(슬개골) 촬영자세(그림 1-56)

(24) Frog leg position, 개구리다리 자세(그림 1-57)

양쪽무릎을 구부리고 밖으로 벌려 양쪽 발바닥을 맞댄 자세이며 엉덩관절(고관절, hip joint) 등의 촬영에 이용된다.

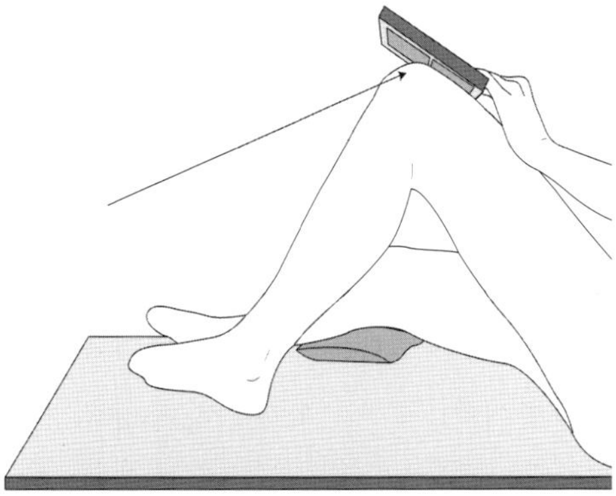

그림 1-56 Sunrise position

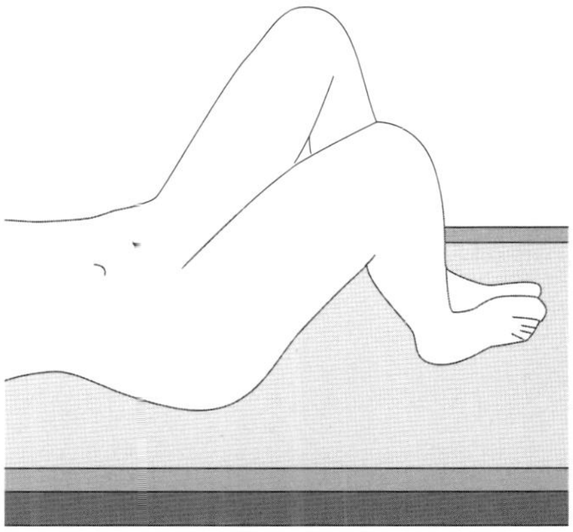

그림 1-57 Frog leg position

10 Projections

(1) Anteroposterior Projection(AP), 전→후 방향 촬영(그림 1-58)

(2) Posteroanterior Projection(PA), 후→전 방향 촬영(그림 1-59)

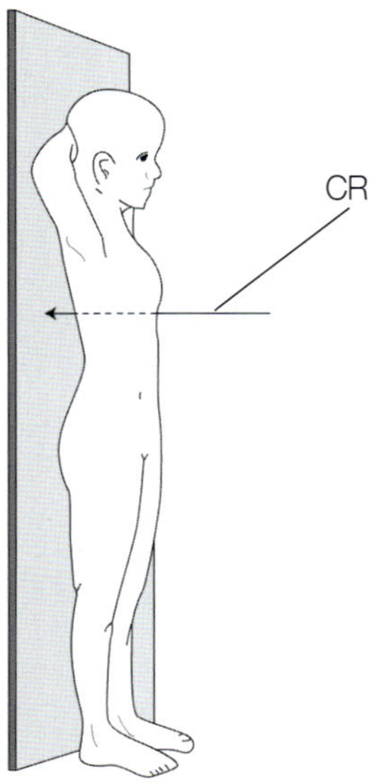

그림 1-58 Anteroposterior(AP)

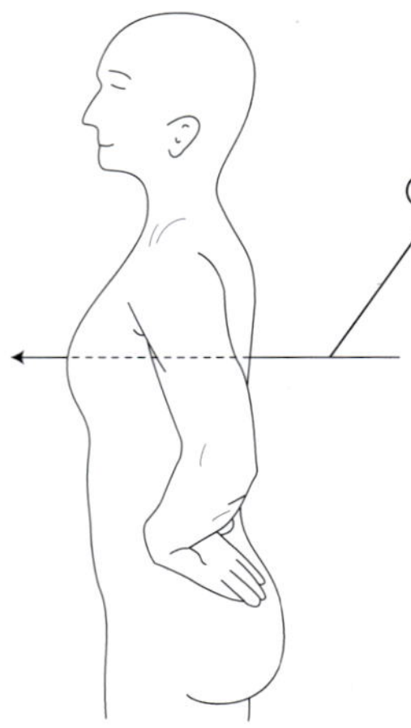

그림 1-59 Posteroanterior(PA)

(3) Lateral Projection(right lateral, left lateral), 측방향 촬영(그림 1-60)

(4) Mediolateral Projection(Lateromedial), 안쪽가쪽, 내외(가쪽안쪽, 외내)방향 촬영(그림 1-61)

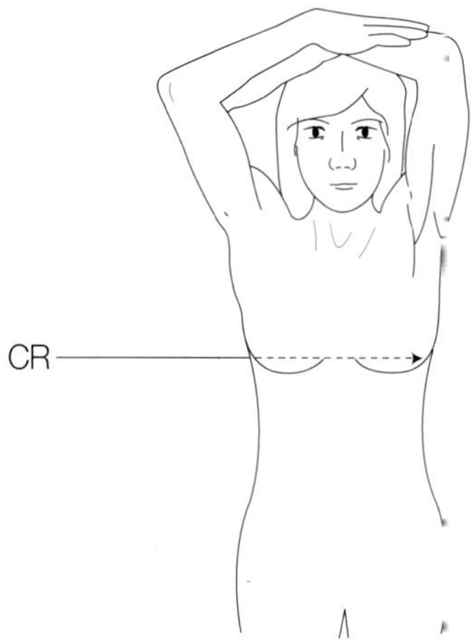

그림 1-60 Lateral

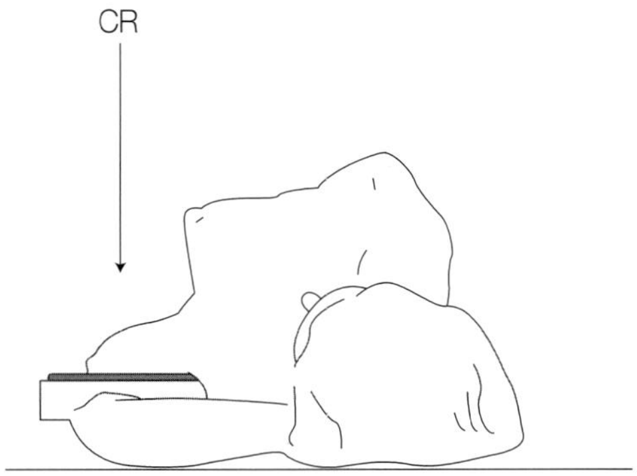

그림 1-61 a Mediolateral position

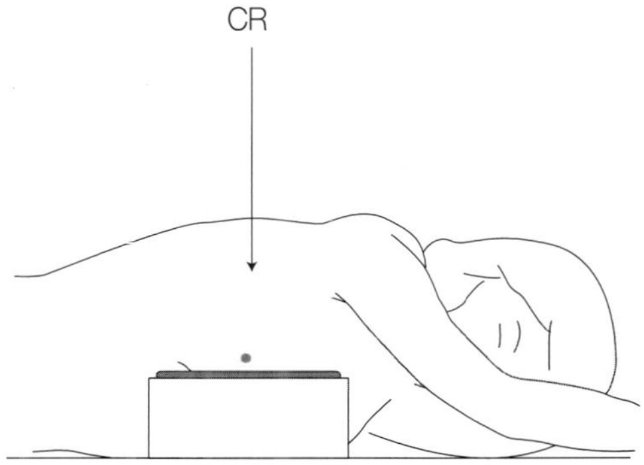

그림 1-61 b Lateromedial position

(5) Lordotic, 척추앞굽음자세, 척추전만자세(그림 1-62)

(6) Dorsoplantar, 발등발바닥 방향 촬영자세(그림 1-63)

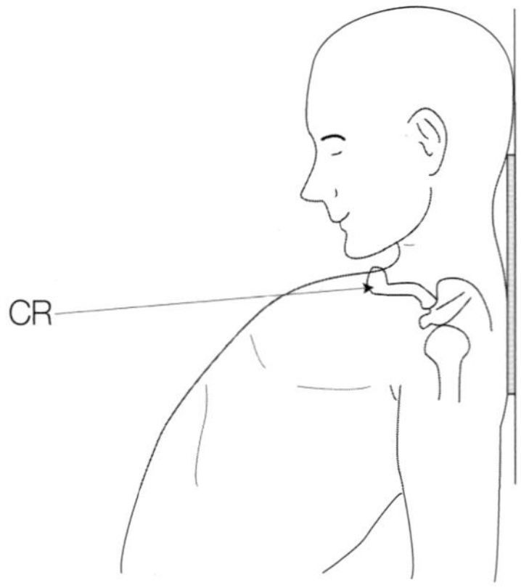

그림 1-62 Lordotic

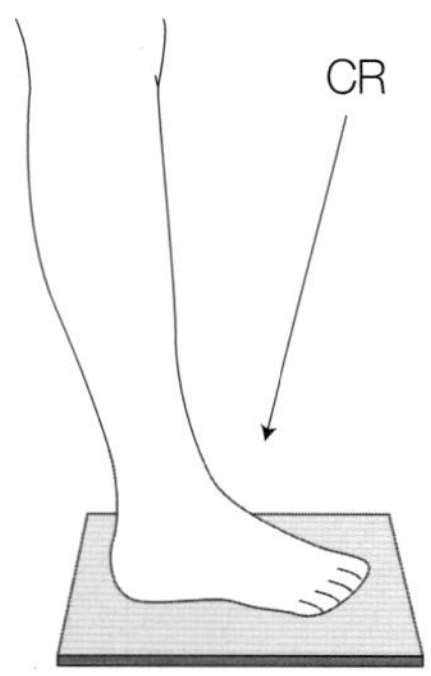

그림 1-63 Dorsoplantar(AP)

(7) Oblique(LAO, RAO), 빗, 비스듬, 사방향 촬영(그림 1-64. a, b)

(8) Axial, 축방향 촬영(그림 1-65)

(9) Tangential, 접선(접면)방향 촬영(그림 1-66)

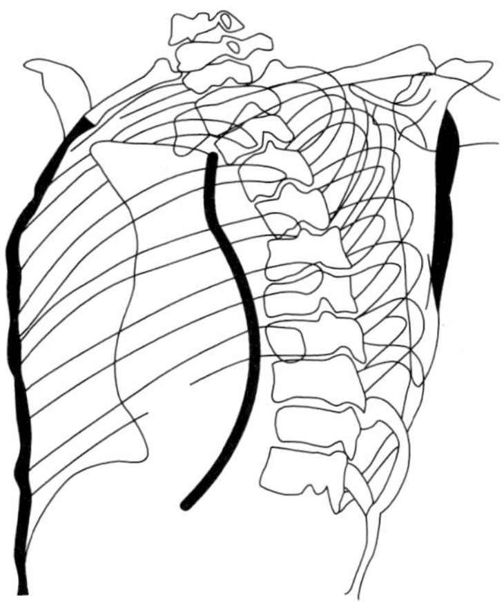

그림 1-64 a Oblique(LAO)

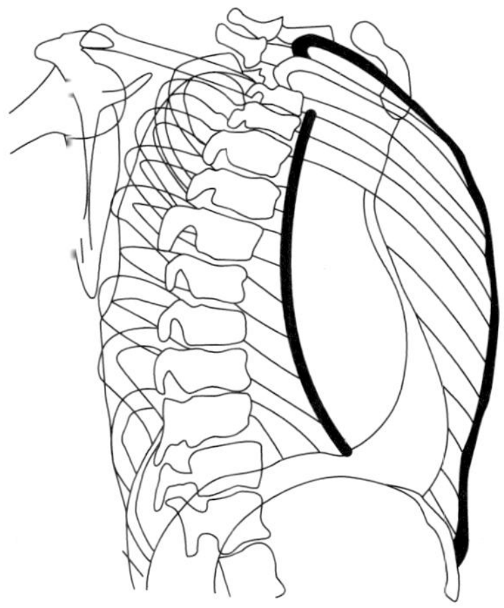

그림 1-64 b Oblique(RAO)

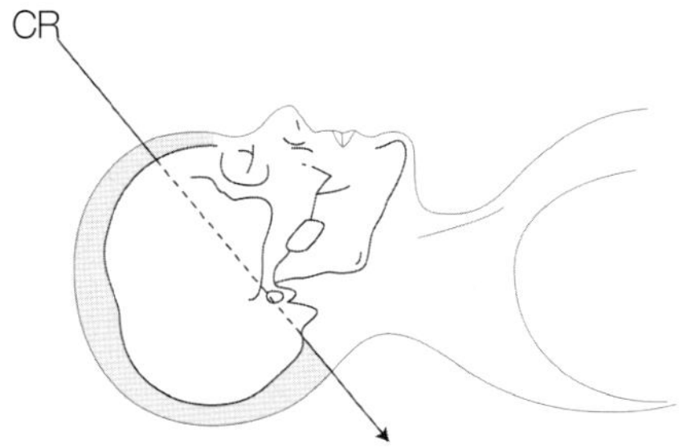

그림 1-65 Axial

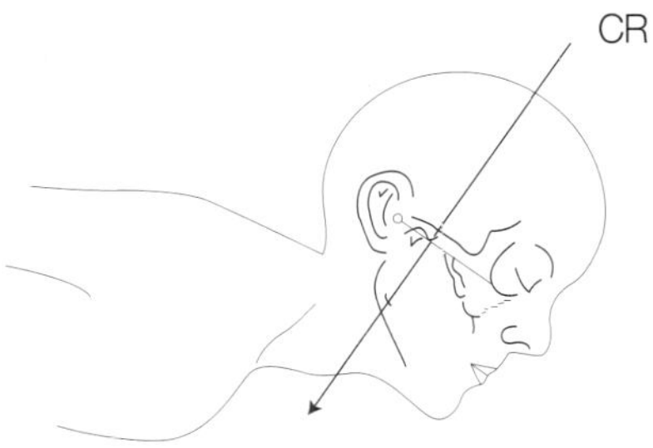

그림 1-66 Tangential

(10) Submentovertex(SMV), 턱끝밑마루점 촬영, 악하경정위, 악하두정방향 촬영(그림 1-67. a)

(11) Verticosubmental(VSM), 마루점턱끝밑 촬영, 두정하악위, 두정하악방향 촬영(그림 1-67. b)

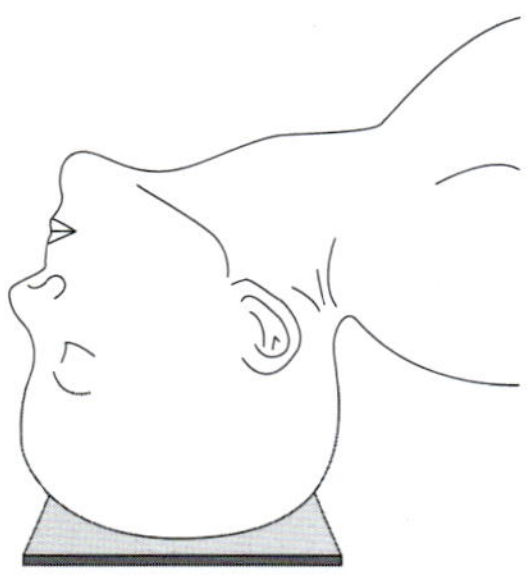

그림 1-67 a Submentovertex(SMV)

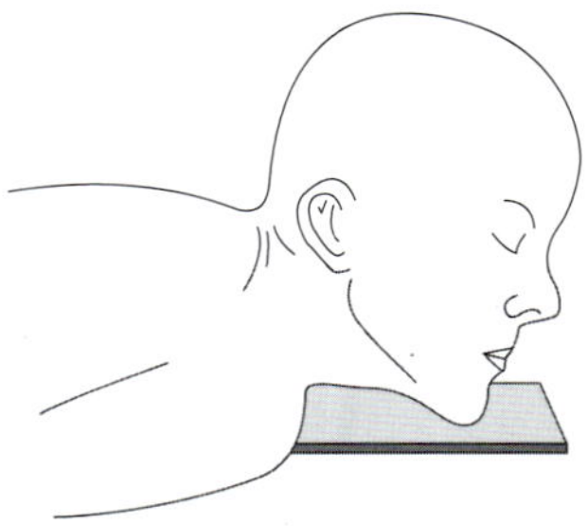

그림 1-67 b Vertiosubmental(VSM)

11 Body Cavities

(1) Cranial cavity, 머리공간, 머리안, 두개강
머리뼈속의 공간이며 뇌를 수용한다.

(2) Spinal cavity, 척수공간, 척수강
척수공간은 머리공간의 연속으로서 척수를 수용한다.

(3) Thoracic cavity, 가슴안 흉강
가슴안에는 식도(esophagus), 기관(trachea), 허파(폐, lungs), 심장(heart), 가슴샘(흉선, thymus), 대동맥(aorta) 등이 있으며 가슴막공간(흉막강, pleural cavity)과 가슴세로칸(종격동, mediastinum)으로 구분한다.

(4) Abdominal cavity, 배안, 복강

가슴안과 배안은 가로막(횡격막, diaphragm)에 의해 구분되며, 위(stomach), 작은창자, 큰창자(small and large intestine), 간(liver), 쓸개(담낭, gallbladder), 지라(비장, spleen), 이자(췌장, pancreas) 등을 수용한다.

(5) Pelvic cavity, 골반안, 골반강

배안을 세분하여 골반안으로 나누는데, 방광(urinary bladder), 요도(urethra), 요관(ureters), 자궁(uterus), 질(vagina), 난소(ovaries) 등을 수용한다(그림 1-68).

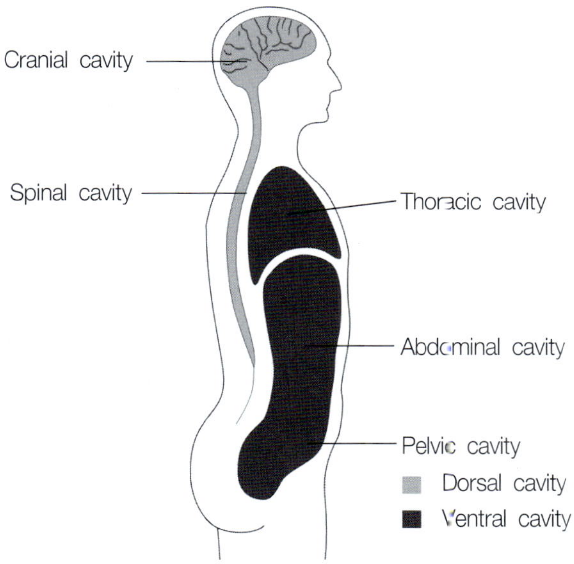

그림 1-68 Body cavities

12 Abdominal Divisions

(1) Anatomical divisions(nine regions of abdomen)

① Three upper region

배의 9등분 중 상부 쪽을 말한다.

② Three middle region

배의 9등분 중 가운데 부분을 말하며 좌·우 허리부와 배꼽부위로 구분한다.

③ Three lower region

배의 9등분 중 아래 부분을 말하며, 좌·우 샅고랑(서혜부, inguinal)과 아래배로 구분한다(그림 1-69).

*복부의 해부학적 구분에서 hypochondriac region은 양쪽의 갈비뼈 아래를 말하며, epigastric region은 region of stomach, lumbar region은 two middle lateral region, umbilical region은 region of navel, inguinal region은 lower lateral, hypogastric region은 pubic region을 말한다.

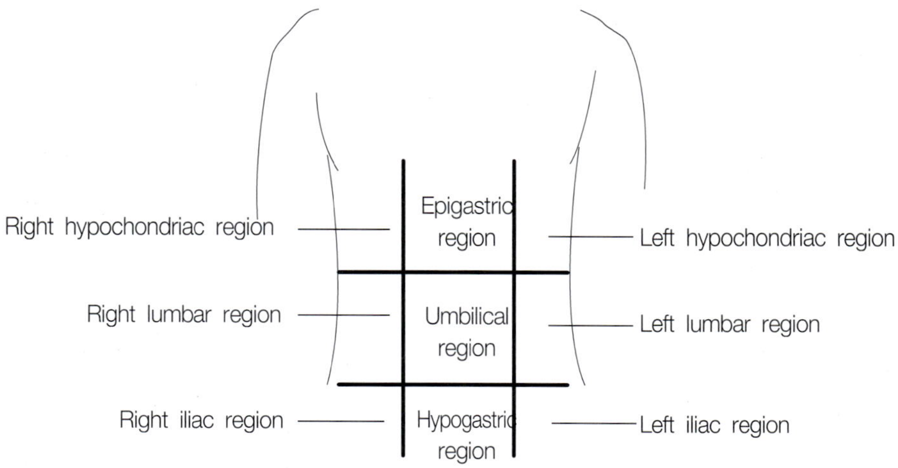

그림 1-69 Nine regions of abdomen

(2) Clinical division(four quadrants of abdomen)

① Right upper quadrant(RUQ)

임상에서 방사선 검사를 하거나 기타 검진시 이용되는 구분으로서 배를 4등분하여 오른쪽 윗부분을 RUQ라 한다.

② Left upper quadrant(LUQ)

배의 4등분 중 왼쪽윗부분을 말한다.

③ Right lower quadrant(RLQ)

배의 4등분 중 오른쪽 아랫부분을 말한다.

④ Left lower quadrant(LLQ)

배의 4등분 중 왼쪽아랫부분을 말한다(그림 1-70).

*Quadarnt system에서 RUQ에는 liver(right lobe), gallbladder, right kidney 등을 수용하며, LUQ에는 liver(left lobe), stomach, spleen, pancreas, left kidney 등을 수용하고, RLQ에는 appendix, right ureter, right ovary and uterine tube 등을, LLQ에는 left ureter, left ovary and uterine tube 등을 수용하고 있으며, small and large intestine은 4 quadrant system 모두에 일부가 포함된다.

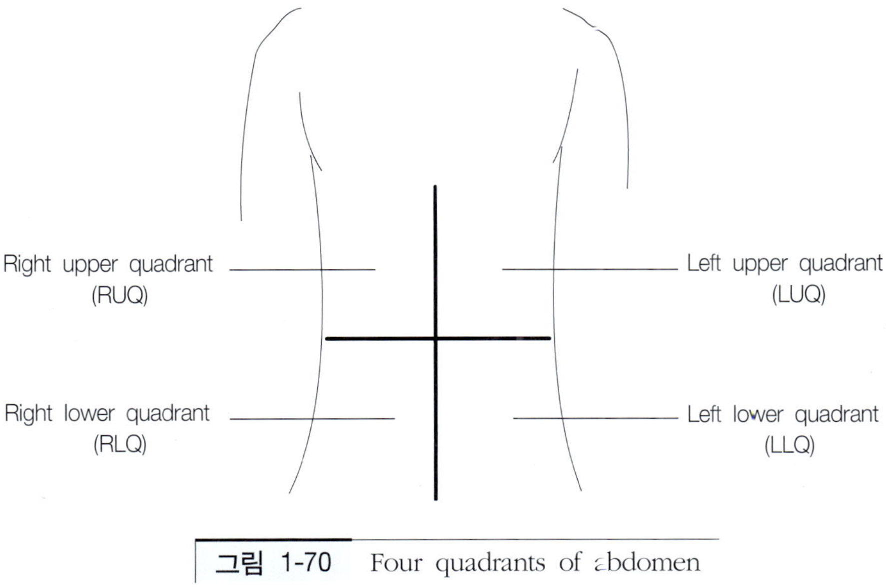

그림 1-70 Four quadrants of abdomen

13 Anatomical Division of the Spinal Column(back)

(1) Cervical region, 제1목뼈(경추)에서 제7목뼈까지의 목부위

(2) Thoracic region, 제1등뼈(흉추)에서 제12등뼈까지의 등부위

(3) Lumbar region, 제1허리뼈(요추)에서 제5허리뼈까지의 허리부위

(4) Sacral region, 제1엉치뼈(천추)에서 제5엉치뼈까지의 엉치부위

(5) Coccygeal region, 꼬리뼈부위(그림 1-71).

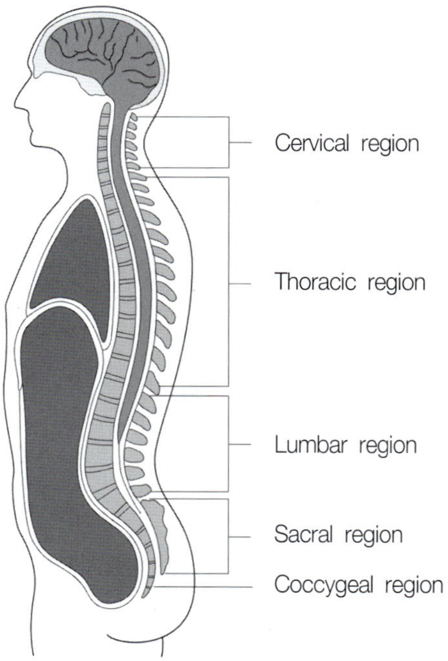

그림 1-71 Anatomical divisions of the back(spinal column)

14 Radiographic Landmarks

Average vertebral levels

Palpable / Visible Landmark	Internal Structure
Mastoid tips	Body of C1
Angle of mandible (gonion)	intervertebral disk space of C2~C3
Thyroid cartilage (Adam's apple)	Body of C4
Vertebral prominence	Body of C7
Sternal notch	T2~T3 intervertebral disk space
Sternal angle	T4~T5 intervertebral disk space
inferior angle (tip of scapula)	Body of T7
Xiphisternal junction (junction of sternal body and xiphoid)	T9~T10 intervertebral disk space
Xiphoid tip	Lower portion of body of T10
Lower lateral costal margins	Body of L3
iliac crests	L4~L5 intervertebral disk space
Anterior superior iliac spine(ASIS)	Second sacral segment
Symphysis pubis/greater trochanters	Coccyx

AVERAGE VERTEBRAL LEVELS

STERNUM
- Suprasternal notch ··························T–3
- Sternal angle ··································T–5
- Xipho sternal junction ····················T–10
- Apex of Xiphoid ····························T–11

INNOMINATE BONE
- Crests of ilia ································L–4

STOMACH
- Esophageal orifice ··························T–11
- Fundus ··T–10
- Pylorus ··L–3

DUODENUM
- First part ································L–2, L–3
- Second part ····························L–3, L–4
- Duodeno jejunal junction ··················L–3

CECUM
- Lowest point ····························L–5, S–1
- Ileo–cecal valve(A.S.I.S) ··················S–2

APPENDIX
- Base(A. S. I. S) ······························S–2

COLON
- Hepatic flexure ·······························L–2
- Splenic flexure ·······················T–12, L–1

PANCREAS
- Head(lowest point) ··························L–3
- Tail(highest point) ····················L–1, L–2

LIVER
- Right lobe(highest point) ················T–10
- Right lobe(lowest point, costal margin) ·········L–3
- Anterior margin(mid line) ················L–1

GALL BLADDER
- Lowest point(fundus) ·······················L–2

SPLEEN
- Highest point ································T–10
- Lowest point ···································L–1

TRACHEA
- Bifurcation(carina) ··················T–5, T–6

LUNG, RIGHT
- Apex ··T–1
- Base(lowest point anterior margin) ···T–11
- Base(lowest point posterior margin) ···L–1

LUNG, LEFT
- Apex··· T–1
- Base(lowest point, anterior margin) ···T–12

KIDNEY, RIGHT
- Superior extremity ··················T–12, L–1
- Inferior extremity ···················L–3, L–4

KIDNEY, LEFT
- Superior extremity ················T–11, T–12
- Inferior extremity ····················L–2, L–3

SUPRARENAL, RIGHT
- Apex ·······································T–12, L–1

SUPRARENAL, LEFT
- Superior margin ····················T–11, T–12

HEART
- Apex ·····································T–11, T–12
- Base ··T–6, T–7
- Tricuspid valve ·························T–8, T–9
- Pulmonary valve ·······················T–6, T–7
- Mitral valve ·····························T–7, T–8
- Aortic valve ·····························T–6, T–7

AORTA
- Arch ···T–4, T–5
- Bifurcation ·······························L–4, L–5

VENA CAVA INFERIOR
- Formation ································T–3, T–4
- Cardiac orifice ·························T–6, T–7

VENA CAVA INFERIOR
- Formation ··L–5
- Cardiac orifice ································T–10

UMBILICUS ··L–4

15 Body Habitus

(1) Sthenic type, 근력형(그림 1-72)

(2) Hypersthenic type, 이상근력형(그림 1-73)

(3) Hyposthenic type, 쇠약형(그림 1-74)

(4) Asthenic type, 무력쇠약형(그림 1-75)

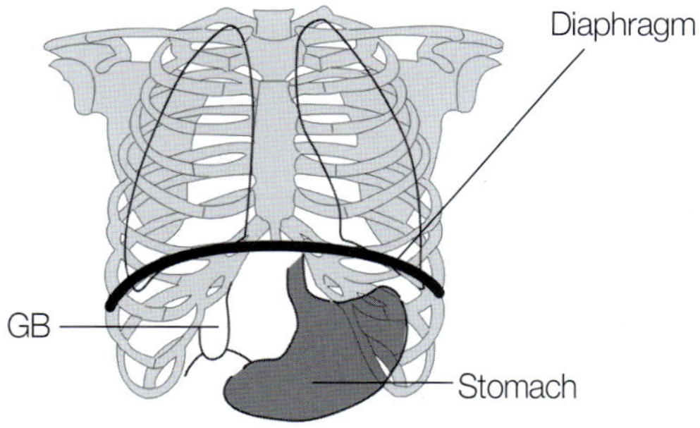

그림 1-72 Sthenic type

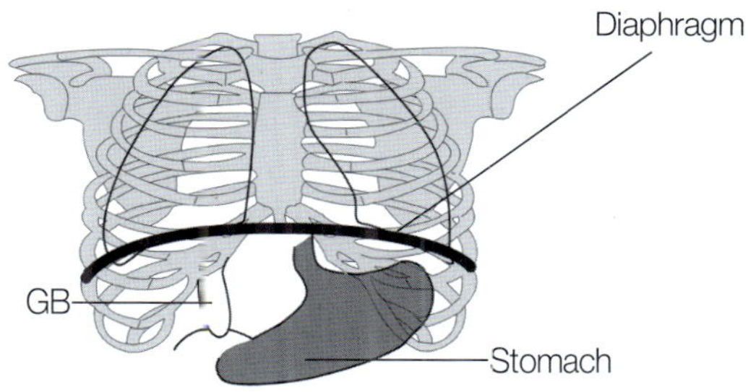

그림 1-73 Hypersthenic type

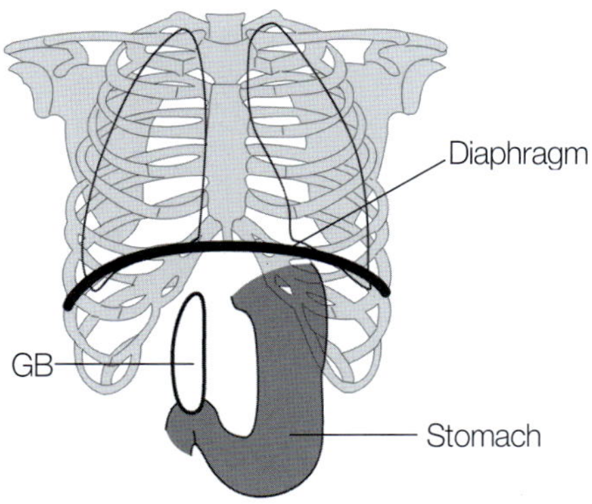

그림 1-74 Hyposthenic type

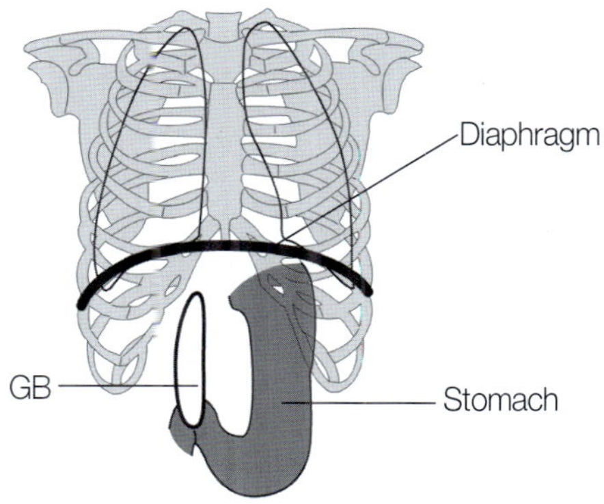

그림 1-75 Asthenic type

16 Patient Care

(1) Patient safety and comfort

① Body mechanics, 신체역학

② Patient transfer, 환자이송

③ Patient restraint, 환자억제, 진정

④ Patient sedation, 환자진정

(2) Patient with tube

① Intravenous tubes(I.V), 정맥내관 경정맥성관(줄)

② Nasogastric intubation, 코위삽관 경비위삽관법(그림 1-76)

ⓐ Nasogastric tube 코위영양관(gastric gavage)

ⓑ Nasogastric suction, 코위흡인, 경비위흡인법

③ Nasobiliary tubes(ENBD endoscopic nasobiliary drainage), 경비 담도 배액술

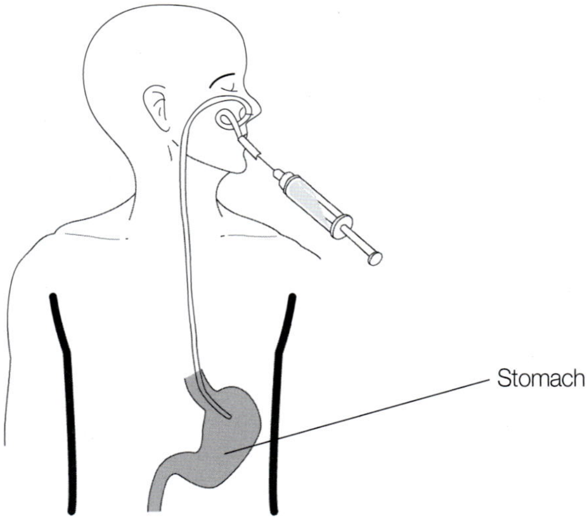

그림 1-76 Nasogastric tube insertion

④ T-tubes, T자관 삽입(그림 1-77)

⑤ Chest tubes, 가슴삽입관(그림 1-78)

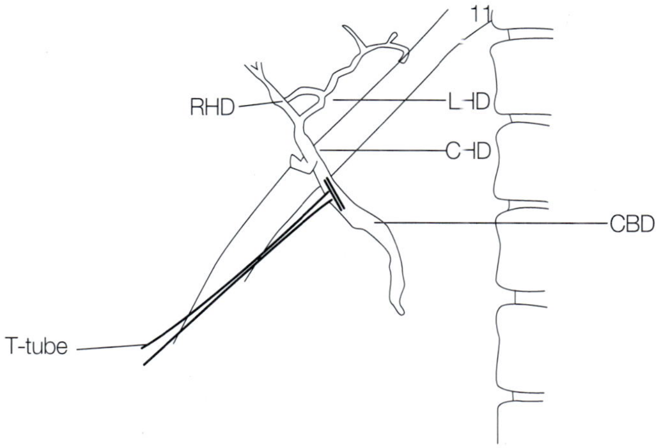

그림 1-77 T-tube biliary catheter

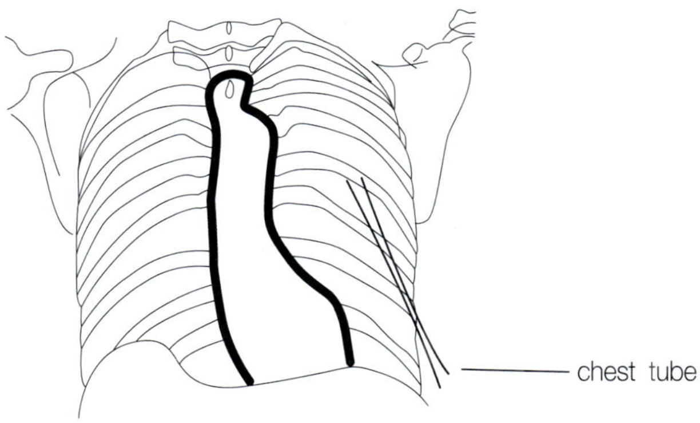

그림 1-78 Chest tube

⑥ Oxygen supply tubes, 산소공급관(그림 1-79)
⑦ Tracheostomy tubes, 기관절개삽입관(그림 1-80)
⑧ Urinary catheters, 방광내 삽입도관(그림 1-81)

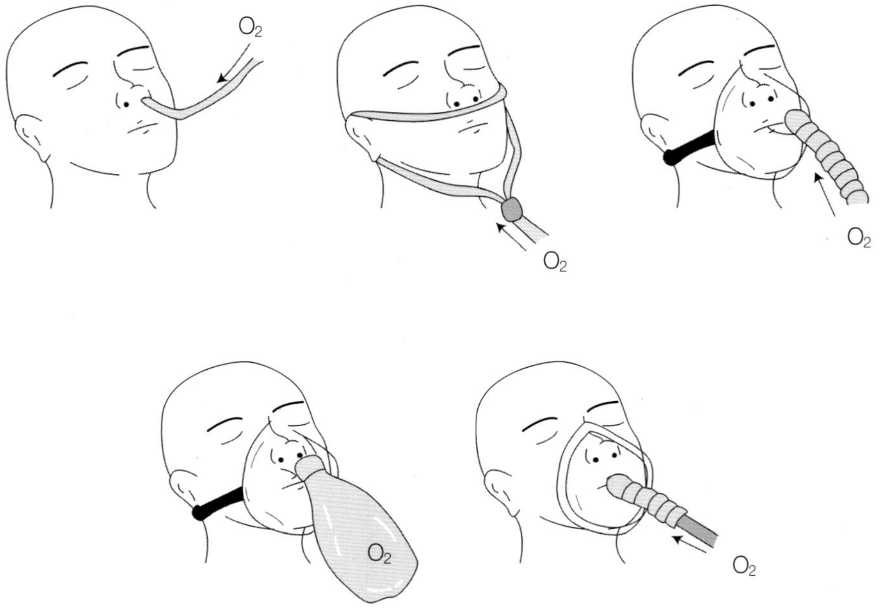

그림 1-79 Oxygen supply

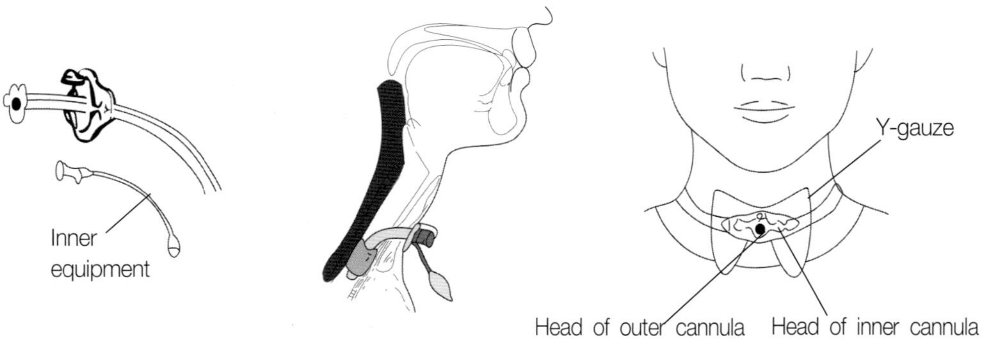

a. Cannula and accessory　b. Cannula　c. Tracheostomy state

그림 1-80 Tracheostomy

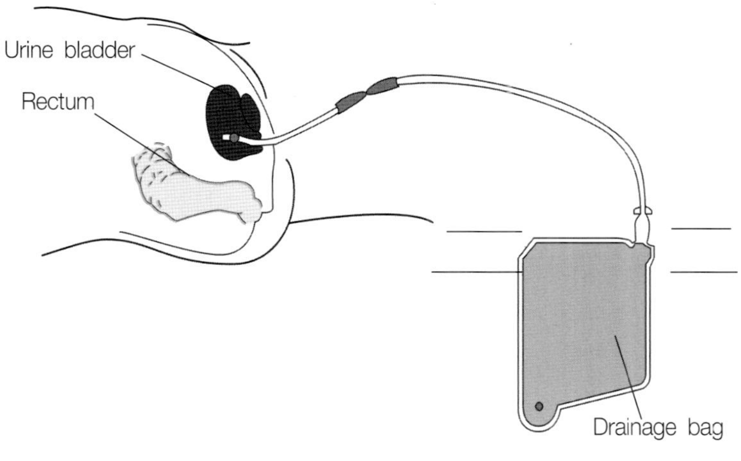

그림 1-81 Urinary catheterization(female)

(3) Vital sign check

① Body temperature, 체온
② Pulse, 박동
③ Respiration, 호흡
④ Blood pressure, 혈압
⑤ Shock, 쇼크

(4) Cardiopulmonary resuscitation(CPR), 심장허파소생술(심폐소생술)(그림 1-82)

① A(Air way)
② B(Breathing)
③ C(Circulation)
④ D(Drug)
⑤ E(EKG)
⑥ F(Defibrillation)

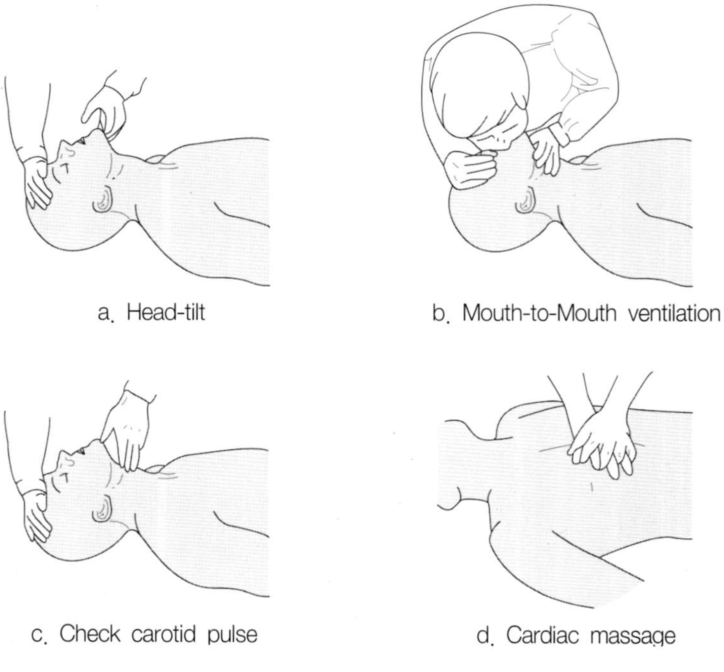

그림 1-82 Cardiopulmonary resuscitation

17 Radiology

(1) Radiology

① diagnostic radiology, 진단방사선과학

② therapeutic radiology(radiation oncology), 치료방사선과학

③ nuclear medicine(radioisotope RI), 핵의학

④ basic radiology(radiophysics, radiobiology), 기초방사선과학

(2) Diagnostic radiology

① gastrointestinal radiology(alimentary system), 위장관방사선과학

② neuroradiology, 신경방사선과학

③ chest radiology, 가슴(흉부)방사선과학

④ genitourinary radiology, 비뇨생식기계 방사선과학

⑤ cardiovascular radiology, 심장혈관계 방사선과학

⑥ musculoskeletal radiology, 근육골격계 방사선과학

⑦ pediatric radiology, 소아 방사선과학

⑧ geriatric radiology, 노인 방사선과학

⑨ interventional radiology, 중재적 방사선과학

(3) Routine radiographic procedures(simple)

① upper extremity, 팔(상지)

② lower extremity, 다리(하지)

③ skull, 머리뼈(두개골)

④ chest and bony thorax, 가슴흉부, 가슴우리(흉곽)

⑤ abdomen, 배(복부)

⑥ spine, 척추

(4) Contrast studies and special procedures

① gastrointestinal tract, 위창자관(위장관)

② genitourinary tract, 비뇨생식기

③ vascular special procedures, 혈관

④ reproductive system(male, female), 생식계통

⑤ myelography, 척수조영술

⑥ mammography, 유방조영술

⑦ arthrography, 관절조영술

⑧ geriatric radiography, 노인촬영술

⑨ pediatric radiography, 소아촬영술

⑩ fluoroscopy, 투시

⑪ seriography, 연속촬영법

⑫ cine radiography, 영화촬영

⑬ magnified radiography, 확대촬영

⑭ foreign body detection and localization, 이물측정법

⑮ high and low kVp radiography, 고·저관전압 촬영

⑯ photoroentgenography, 간접촬영

⑰ portable radiography, 이동촬영

⑱ thermography, 열진단법

⑲ conventional tomography, 단층촬영술

⑳ computed tomography(CT), 전산화단층촬영

㉑ magnetic resonance imaging(MRI), 자기공명영상

㉒ ultrasonography, 초음파 촬영술

㉓ nuclear medicine, 핵의학검사

㉔ digital fluorography(DF, IVDSA, IADSA)

㉕ computed digital radiography(CR)

(5) Contrast media

① negative contrast media(air)

② positive contrast media($BaSO_4$, iodine)

③ water soluble contrast media

④ oil soluble contrast media

⑤ ionic contrast media

⑥ non ionic contrast media

⑦ single contrast media

⑧ double contrast media

18 Glossary for Radiology(summary)

A

A : Artery, arteria, 동맥(Cerebral artery 뇌동맥)

Aa : Arteries, arteriae, 동맥(복수)

Abdomen : Abdominal, 배(belly), 복부

Abduct : Abduction, 벌림운동, 외전시키다. 손발이 몸의 중심면과 반대방향으로 운동하는 것(adduction의 반대)

Aberrant : 이상성의, 변형적인, 이상형태, 변종

Abnormal : 이상의, 비정상의

Abscess : Collection of pus, 농양, 농(brain abscess : 뇌고름집, 뇌농양)

Absorb : Absorbable, 흡수하다. 빨아들이기, X선의 흡수

Acanthion : Anterior nasal spine, 전비융기점, 비극전

Acanthomeatal line(AML) : 전비융기점과 바깥귀길을 연결한선

Acceptable daily intake(ADI) : 1일섭취허용량

Accessory process : 덧돌기, 부돌기

Acoustic : 청각의, 음향의, 청관(acoustic meatus)의

Acute : 날카로운, 예리한, 급성(chronic의 반대)

Addison's clinical planes : 가슴과 배의 해부학적 평면, 아디슨 평면

Addison's point : 윗쪽배에서 배꼽과 칼돌기를 잇는 선의 중심점

Adduct : Adduction, 모음운동, 내전시키다. 신체의 중심축을 향한 운동(abduction의 반대)

Adenoid : 아데노이드, 샘모양, 선양조직

Adenoma : 샘종, 선종(pituitary adenoma : 뇌하수체 샘종, 뇌하수체 선종)

Adhesion : 유착, 밀착, 염증 등에 의한 유착증

Air bronchogram : 기관지 공기조영상

Air dome sign : 공기돔징후, 방사선 판독에 대한 용어

Air dose : 공기 중의 선량, 공중선량

Air gap technique : 산란선을 제거하기 위한 촬영방법

Air study : 공기주입검사법(air+barium study : 이중조영술)

Alveolus : 허파꽈리, 폐포, 작은 공동(cavity) 모양

Alveolar-capillary barrier : 꽈리-모세혈관 장벽 폐포-모세혈관 장벽

Alveolar-capillary block : 꽈리-모세혈관 차단 폐포-모세혈관 차단

Ampulla : 팽대, 팽대부, 여러 가지 관 모양 기관의 팽대부

Amputation : cut off, 절단, 제거

Anal : Analis, 항문, 항문측의

Anal reflex : 항문반사

Analgesia : 진통, 무통, 무통각, 통각상실

Anatomical dead space : 해부학적 죽은공간, 해부학적 사강

Anatomical diagnosis : 해부학적진단

Anatomical pathology : 해부병리학

Anatomical position : 해부학적자세

Anesthesia : Anaesthesia, 마취법, 지각마비

Aneurysm : Aneurysmal, aneyrism, 자루, 꽈리, 동맥류

Angina pectoris : Angina, 협심증

Angiocardiogram : Angiocardiography, 심혈관조영상, 심혈관조영술

Angiogram : Angiography, 혈관조영상, 혈관조영술

Angiography percutaneous : 피부경유혈관조영술, 경피적혈관조영술

Angiography retrograde : 역행성 혈관조영술

Angioma : 혈관종, 맥관종

Angioplacentography : 혈관태반조영술

Angioplasty : 혈관 성형술, 혈관 확장술

Ankylosis : Stiff joints, 관절굳음증, 강직증, 관절 등의 강직

Annihilation radiation : 소멸방사선

Annulus fibrosus : 섬유테, 섬유륜, 추간원판 등의 섬우륜

Anode : 양극, X선관의 양극

Anomalous : 이상의, 변칙의, 기형의

Antegrade : 선행성의, 하행성의, 전행성의(antegrade pyelography : 선행성 콩팥깔대기 조영술, 전행성 신우조영술)

Anterior : 앞쪽의, 전방의(posterior의 반대)

Anterior cerebral artery(ACA) : 앞대뇌동맥, 전대뇌동객

Anterior longitudinal ligament : 앞세로인대, 전종인대

Anteroposterior(AP) : 전후의, 전후방향(PA의 반대)

Antrum : 방, 강, 실, 벽으로 둘러싸인 공간

Aorta : 대동맥(ascending aorra : 오름대동맥, 상행대동맥)

Aperture : Opening, orifice, 구멍, 개구부, 구경

Apex : 꼭지, 꼭대기, 끝, 첨단부, 정상부, 첨(lung apex : 허파꼭대기)

Aphagia : 못삼킴증, 삼킴불능, 무식증

Aphasia : 언어상실증, 실어증

Apnea : 무호흡, 일시적 호흡정지

Aqueduct : 물길, 수도, 수관(cerebral aqueduct : 중간뇌수도관, 중뇌수도)

Aqueductus cerebri : 중간뇌수도관, 중뇌수도

Arachnoid : 거미막, 지주막(arachnoid space : 거미막강, 지주막강)

Arteriogram : Arteriography, 동맥조영상, 동맥조영술

Arterial phase : 동맥상, 혈관조영의 동맥상

Arteriophlebography : 동정맥 조영술

Arteriovenous aneurysm : 동정맥 자루, 동정맥류

Arteriovenous malformation(AVM) : 동정맥기형

Arthrogram : Arthrography, 관절조영상

Articulation : Joint, 관절, 관절성의

Artifact : Artefact, 인공물, 가공음영, 허상

Ascending : 오름, 상행성의(ascending aorta : 오름대동맥, 상행대동맥)

Ascites : 복수, 뱃물

Aspiration : 흡인, 흡기(aspiration biopsy : 흡인 생검술)

Asthenic : 무력성, 무력증, 쇠약

Astrocyte : 별아교세포, 성상세포, 별아교세포(astrocytoma : 성상세포종)

Asymmetric : Asymmetrical, 비대칭성, 좌우부동성

Atelectasis : Collapse, 무기폐, 허탈(lung collapse : 허파허탈, 폐허탈)

Atomic nucleus : 원자핵

Atrioventricular : 심방심실, 방실, 방실간의

Atrophy : Atrophia, 위축증, 무영양증(atrophic kidney : 위축콩팥)

Attack : 발작, 공격, 발성

Attenuation : 약화, 감약, 감쇠, 소멸

Auditory : 청각의(external auditory meatus : 바깥귀길, 외이도)

Axial : 축성의, 축방향, 축면의

Axis : 축, 중쇠뼈 축추골, 제2목뼈

Axon : 축삭(axon terminal 축삭끝머리, 축삭종말)

Azygos : Azygous, 홀, 쌍을 이루지 않는(azygos vein : 홀정맥, 기정맥)

Azygogram : Azygography, 홀정맥조영상, 홀정맥조영술

B

Backache : Back pain, 요통, 등통증

Background radiation : 후방방사선(back scattering : 후방산란)

Balloon catheter : 풍선카테터, 풍선도자

Barium : $BaSO_4$, 바륨(barium contrast medium)

Barrier : 장벽, 울타리, 관문(blood brain barrier : BBB : 혈액뇌장벽)

Basal ganglia : 바닥핵, 대뇌기저핵

Basilar : 바닥의, 뇌저의, 뇌바닥의(basilar artery : 뇌바닥동맥, 뇌저동맥)

Benign : 양성(benign tumor : 양성종양)

Bifurcation : 갈림, 분기부, 갈림, 분지

Bilateral : 양쪽, 양측성의, 좌우의

Bile : 쓸개즙, 담즙(bile duct : 쓸개관, 담관)

Biliary : 담즙, 담도, 쓸개, 담도의, 담즙성의(biliary tract : 담도, 담관, 쓸개관)

Blood : Brain Barrier(BBB) : 혈액뇌장벽, 혈액뇌관문

Blood cerebrospinal fluid barrier : 혈액뇌척수액장벽

Body section radiography : 단면 방사선 촬영

Bolus : Big pill, 덩어리, 거환, 큰 환약, 음식덩어리

Bolus injection : 일시적주사

Bone marrow : 뼈속질, 골수

Bowel : 창자, 장(small bowel : 작은창자, 소장)

Brachial : 위팔, 상완

Brachial angiography : 위팔동맥조영술, 상완동맥조영술

Brachiocephalic trunk : 팔머리동맥, 상완두동맥간

Brady cardia : 느린맥, 서맥

Brain stem : 뇌줄기, 뇌간

Brain tumor : 뇌종양, 뇌암

Braking radiation : 저지선

Broca's area : 브로카영역

Bronchogenic : 기관지탓, 기관지원성의, 기관지성(bronchogenic carcinoma : 기관지유래 암종, 기관지원발성암)

Bronchogram : Bronchography, 기관지조영상, 기관지조영술

Bucky's grid : Bucky's diaphragm 부키격자

Bulb : 망울, 팽대, 구(duodenal bulb : 샘창자팽대, 십이지장구)

Bursa : 윤활주머니, 윤활낭, 점액낭

Bypass grafting : 우회로조성술, 우회술

C

Calcification : 석회화(calcific shadow : 석회화음영)

Calculated date of confinement(CDC) : 분만예정일

Calculus : 돌, 결석

Calibration : 교정, 보정, 구경측정

Calyx : 콩팥잔, 술잔, 신배(major calyx : 큰콩팥잔, 대신배)

Cannulation : 도관술, 삽관술, 캐뉼러삽입

Canthus : 눈구석, 안각(inner, outer, canthus)

Capillary : 모세혈관(capillary bleeding : 모세혈관출혈)

Capsule : 피막, 주머니, 섬유막, 포, 낭

Cardia : 들문, 분문부

Cardio : 심장(cardioangiography : 심혈관 조영술)

Cardiopulmonary resuscitation(CPR) : 심장허파소생술, 심폐소생술

Cardiovascular : 심장혈관의(cardiovascular system 심장혈관계)

Carina : 용골, 분기부, 기관분기부

Carman's mensicus sign : 카르만 반달연골징후

Carotid : 목동맥, 경동맥(internal carotid artery : 속목동맥, 내경동맥)

Carotid angiography : 목동맥조영술 경동맥조영술(carotid arteriography : CAG)

Cascade : 폭포(cascade stomach : 폭포위)

Cassette : 카세트, 필림케이스

Catheter : 카테터(catheterization : 카테터 삽입술)

Cathode : 음극

Caudad : 꼬리쪽, 미측, 미단부

Caudate : 꼬리모양의, 미상의(caudate nuclei : 꼬리핵, 미상핵)

Cavernous : 해면의, 해면 모양의

Cavity : Cavitas, 공동, 공간, 강, 와

Celiac : Coeliacus, 복강의(celiac artery 복강동맥)

Cell : 세포

Central : 중심의, 중추성의(central nervous system CNS : 중추신경계)

Cephalic : 머리, 두부(head), 머리방향, 두부방향

Cephalo : 머리, 두개, 두부(head)

Cerebellar : 소뇌(cerebellar tonsil : 소뇌편도)

Cerebral : 대뇌의, 뇌의, 뇌성의(cerebral artery : 뇌동맥)

Cerebral vascular accident(CVA) : 뇌혈관사고

Cerebral vascular disease(CVD) : 뇌혈관병, 뇌혈관질환

Cervical : 목의, 경부의

Cholangiogram : Cholangiography, 쓸개관조영상, 담관조영상, 쓸개관조영술, 담관조영술

Cholecyst : Gallbladder, 쓸개담낭

Cholecystography : 쓸개조영술, 담낭조영술

Choledochography : 온쓸개관조영술, 총담관조영술

Chronic : 만성의(acute의 반대)

Coagulation : 응고(coagulation factor : 응고인자)

Collapse : 허탈

Collateral : 곁, 측부(collateral ligament : 곁인대, 측부인대), 부행의

Collimation : 조준, 선속제한

Compact : Compactus, 치밀한(compact bone : 치밀뼈, 치밀골)

Condyle : 관절융기, 관절돌기, 과, 과상돌기

Congenital : 선천성의(congenital heart disease : 선천성 심장질환)

Constriction : 협착, 수축, 교착

Contralateral : 반대쪽, 맞은편, 대측의, 반대측, 타측성

Contrast : 대조, 대조도, 대조법

Contrast enhancement : 조영증강, 조영제증강

Contusion : 타박상, 좌상

Coracoid : 새부리 모양(coracoid process : 부리돌기, 오훼돌기)

Coronary : 심장, 관상, 갓 모양의(coronary artery : 심장동맥, 관상동맥)

Coronal : 관상면, 전액면

Coronoid : 갈고리 모양(coronoid process : 근육돌기, 갈고리돌기)

Cortex : 겉질, 피질(cortex cerebri : 대뇌겉질, 대뇌피질)

Costal : 갈비뼈, 늑골의

Cotton ball sign : 솜뭉치 징후, 방사선 진단용어

Cranial : 머리, 두개(head), 두측

Crinkle mark : 굴곡표시, 주름자국, X선사진의 주름자국

Cul-de-sac : 막힌주머니, 막힌관, 맹관, 맹낭(cul-de-sac Douglas)

Cystogram : cystography, 방광조영상, 방광조영술

Cystoureterography : 방광요관조영술

Cystourethrography : 방광요도조영술

Cytoma : 세포종(astrocytoma : 별아교세포종, 성상세포종)

D

Dacryocystography : 눈물주머니조영술, 누낭조영술

Decay : 붕괴(decay constant : 붕괴상수)

Decubitus : 누움, 누운자세, 와위(right lateral decubitus 오른쪽누운자세, 오른쪽을 아래로하여 누운 자세)

Deep X-ray irradiation : X선 심부조사

Deep X-ray therapy : X선 심부치료

Deficiency : 결핍, 결여(deficiency syndrome 결핍증후군)

Degenerative : 변성의, 퇴행성의(degenerative change 퇴행성변화)

Dens : Odontoid process : 이, 치아, 치아돌기, 치돌기

Densitometer : Densimeter, 농도계, 농도측정기

Densitometry : 농도측정

Density : 밀도, 농도, 음영, 흑화도

Dental X-ray film : 치과용 X선 필름

Descending : 내림, 하행(descending aorta : 내림대동맥, 하행대동맥)

Detector : 검출기, 측정기

Development : 현상

Dextro : 오른, 우측(dextro cardia : 오른심장증, 우심증)

Diagnosis : 진단

Diaphragm : 가로막, 횡격막(diaphragm reflex : 가로막반사, 횡격막반사)

Diaphysis : 뼈 몸통, 골간

Diarrhea : 설사

Diffuse : 광범위, 확산, 미만성, 산재성(diffuse abscess : 산재성고름집, 산재성농양)

Digestive : 소화성

Digital : 계수적(digital subtraction angiography DSA : 계수적감산혈관조영술)

Diplegia : 양측마비

Dipole : 판사이층, 판간층(diploic vein : 판사이정맥, 판간정맥)

Disc ; Disk : 원반, 디스크, 판(disc herniation : 원반탈출증, 추간판탈출)

Discography : 추간판조영술, 척추원반조영술

Disease : 병, 질환, 질병

Dislocation : 어긋남, 탈구, 전위, 이탈

Disection : 해부, 박리, 절개(disecting aneurysm : 박리동맥자루, 박리동맥류)

Distal : 먼쪽, 원위, 말단(distal phalanx : 먼쪽손가락뼈, 원위지골)

Distortion : Distorsion, 비틀림, 왜곡

Disturbance : 장애, 교란

Dolichocephalic : 긴머리증, 장두증

Donor : 제공자, 공여자(kidney donor : 콩팥주는이, 신장주는이, 신공여, 신장기증)

Doppler : 도플러(Doppler spectrum)

Dorsal : 등쪽, 배측, 후면

Dose : 선량

Double contrast radiography : 이중조영술

Double emulsion film : 양면 에멀젼필름

Double exposure technique : 중복촬영술

Double focus : 이중초점

Doughnut appearance : 도우넛 모양 징후, 방사선진단용어

Douglas'cul de sac : Douglas' pouch : 곧창자자궁오목, 직장자궁오목, 직장자궁와

Duct : 관, 도관

Duodenal : 샘창자, 십이지장의(duodenal bulb : 샘창자팽대, 십이지장구)

Duodenal impression : 샘창자자국, 십이지장압흔

Duodenogram : duodenography, 샘창자조영상(십이지장조영상), 샘창자조영술(십이지장조영술)

Duplication : 중복

Dura : 경질막, 경수막(dura mater : 경질막, 경막)

Dynamic : 동적, 역동적(dynamic scan : 역동적스켄)

Dysfunction : 기능장애, 기능이상, 기능부전

Dyspepsia : 소화불량

Dysphagia : 삼킴곤란, 연하곤란

Dyspnea : 호흡곤란

Dysuria : 배뇨통, 배뇨곤란

E

Eary gastric cancer(EGC) : 조기위암

Echo : 메아리, 에코, 반향반사

Echogenic : 메아리발생, 반향적인, 반사성인

Echoencephalogram : Echoencephalography, 뇌초음파검사

Echography : 초음파촬영술, 초음파검사법

Ectomy : 적출술, 절제술

Ectopic : Heterotopic, 딴곳, 이소성(ectopic pregnancy : 딴곳임신, 자궁외임신)

Edge : 가장자리, 모서리, 변연(edge effect)

Efferent : 날, 수출성의, 원심의(efferent arteriole : 날세동맥, 수출성소동맥)

Electro cardiogram : 심전도

Electromagnetic radiation : 전자파 방사선

Eletromagnetic wave : 전자파

Electron : 전자(electron beam, electron emission 전자빔, 전자방출)

Emergency : 응급, 긴급, 구급(emergency operation 응급수술)

Emission : 방출

Emphysema : 공기증, 폐공기증, 기종(pulmonary emphysema 폐기종)

Emulsion : 유제, 유탁액, 필름유제

Encephalon : 뇌

Endemic : 지방병성, 지방유행병, 풍토병

Endoscopic pancreatico cholangiography(EPCG) : 내시경적 췌담관 조영술

Endoscopic retrograde cholangiopancreatography(ERCP) : 내시경적 역행성 담도췌관조영술

Endoscopy : 내시경검사법

Enema : 관장, 주장(barium enema : 바리움관장)

Enteroclysis : 고위관장법

Epicondyle : 위관절융기, 상과, 상관절융기

Epidemic : 유행성(epidemic encephlitis : 유행성 뇌염)

Epidural : 경질막바깥, 경막외의(epidural hemorrhage EDH : 경막외 출혈)

Epigastric : 명치, 상복부, 심와부(epigastric pain : 상복부 통증)

Epiphysis : 뼈끝, 골단

Erythema : 홍반(erythema dose : 홍반선량)

Esophagus : 식도

Esophagogram : Esophagography, 식도조영상, 식도조영술

Eversion : 가쪽번짐, 외번의

Exposure : 조사, 폭로, 노출(exposure factor 노출조건)

Extension : 폄, 신전, 펴기

External : 바깥, 곁, 외, 외부의(external carotid artery : 바깥목동맥, 외경동맥)

Extremity : 팔다리, 사지, 끝

F

Facet : 면, 단면, 작은표면, 척추관절돌기

Facial : 얼굴, 안면(facial nerve : 얼굴신경, 안면신경)

False : 거짓, 가성의, 의사증(false positive : 위양성)

Falx : 낫 모양, 겸상구조(falx cerebri : 대뇌낫, 대뇌겸)

Fatty : 지방의(fatty meal : 지방식)

Feeding : 영양, 급식(feeding artery : 영양동맥, 급양동맥)

Female(F) : 여성, 여자(female hormone : 여성호르몬)

Femoral : 넙다리, 대퇴의(femoral artery : 넙다리동맥, 대퇴동맥)

Fetal : 태아(fetography, fetometry)(태아조영술, 태아계측)

Filling : 채움, 충만(filling defect : 충만결손)

Film : 필름(film badge, X-ray film : X선 필름)

Film screen contact : 필름 스크린 밀착

Fissure : 틈새, 열

Fistula : 샛길, 누공, 누관, 누출관

Fistulogram : Fistulography, 샛길조영상(누공조영상), 샛길조영술(누공조영술)

Fixation : 고정, 부동(fixation absccess : 고정고름집, 고정농양)

Flat : 납작, 편평한(flat bone : 납작뼈, 편평골)

Flexible : 연성의, 유연성의

Flexion : 굽힘, 굴곡(flexion reflex : 굽힘반사, 굴곡반사)

Flexure : 굽이, 곡, 만곡부(hepatic flexure : 간굽이, 간만곡)

Fluid : 액체, 체액(fluid level)

Fluoroscopy : X선 투시검사

Focal : 초점의(focal object distance(FOD) : 초점피사체간 거리)

Fog : 포그, 안개(base fog)

Follicle : 소포, 난포, 주머니, 집

Fontanel : 숫구멍, 천문(fontanel reflex : 숫구멍반사, 천문반사)

Foramen : 구멍, 공(foramen magnum : 대공, 대후두공)

Foreign body : 이물

Fossa : 오목, 우묵, 와

Fracture : 골절, 파손

Frenulum : 주름띠, 소대(frenulum linguae : 혀주름띠, 설소대)

Frontal : 이마, 앞, 전두쪽, 전두의(frontal bone : 이마뼈, 전두골)

Function : 기능(function test : 기능검사)

Fundus : 바닥, 위저, 기저부

Fusion : 유합, 융합, 고정술, 유합

G

Gait : 보행(gait disturbance : 보행장애)

Gall : Bile, 쓸개즙, 담즙(gallbladder bile)

Gallbladder(GB) : 쓸개, 담낭

Gamma rays : 감마선

Ganglia : 신경절

Gap : 틈, 사이, 간격

Gas exchange : 가스교환

Gastric : 위, 위의(gastric juice : 위액)

Gavage : 영양, 급식

Genital : 생식, 생식기의

Geometric : 기하학적(geometric unsharpness : 기하학적 불선예도)

German horizontal plane : 독일수평면

Germinal : 종자의, 배아의

Giant : 거대(giant cell : 거대세포)

Glabella : 미간, 눈썹사이

Glabelloalveolar line : 미간과 이틀(alveolar)을 연결한선

Glabellomeatal line : 미간과 바깥귀길(외이도)을 연결한선

Glenoid cavity : 관절오목, 관절와

Glia : 아교, 아교세포, 신경교, 교세포

Glia cell : 신경아교세포

Glioblast : 아교모세포, 교모세포

Glioma : 신경아교종, 교종

Glomerular : 토리, 사구체

Glomerular filtration rate(GFR) : 토리거르기율, 사구체 여과율

Gonadal : 생식샘, 생식선의, 성선의(gonadal dose : 성선선량)

Graft : transplantation, 이식, 조직이식, 이식편

Gram rad : 그램래드, 용적선량의 단위

Gravida : 임신부, 임부, 임산부

Gray : 방사선 흡수선량 단위

Grid : 격자, 그리드(grid ratio : 격자비)

Groove : 고랑, 홈, 구(groove for ulnarnerve)

Gyrus : 이랑, 회, 대뇌이랑

H

H and D curve : Hurter and Driffield curve, 특성곡선

Habit : 체형, 습관(habit of body : 체형)

Hemangioma : 혈관종

Hemorrhage : 출혈

Hard ray : hard X-ray : 경선

Hardness of X-ray : X선강도

Haustrum : 잘록창자팽기(haustral contraction : 팽기수축)

Headache : 두통

Heart : cor, 심장(heart failure : 심장기능상실, 심장부전)

Hematoma : Haematoma, 혈종

Hemiplegia : 반마비, 편마비, 반신불수

Hemoglobin : 혈색소, 헤모글로빈

Hepatic : 간, 간의(hepatic artery : 간동맥)

Hepatic scintigram : Hepatic scintigraphy, 간신티그램

Hepatitis : 간염(hepatitis A virus : A형 간염 바이러스)

Hepatogram : 간조영상, 헤파토그램

Hepatoma : 간암, 간세포암(hepato cellular carcinoma : HCC)

Hernia : 헤르니아, 탈장, 이탈, 탈출

Herniation of intervertebral disk(HIVD) : 원반탈출증, 추간판탈출증

Herniogram : Herniography, 허니아그램, 허니아그래피

Hiatus : 구멍, 틈새, 열공

Hilar shadow : 허파문그림자, 폐문그림자

Homogeneous : 균질한, 균일한, 동질의, 균질의

Hydrocephalus : 물뇌증, 수두증

Hydrogen : 수소

Hypersthenic : 이상근력형체형, 이상 긴장

Hypertension : 고혈압

Hyperthyroidism : 갑상샘항진증, 갑상샘과다증, 갑상선기능항진증

Hypertrophy : 비대, 비후

Hypogastric region : 아랫배, 하복부

Hyposthenic : 쇠약형체형

Hypophysis : Pituitary gland, 뇌하수체, 하수체

Hypothalamus : 시상하부

Hypotonic : 긴장저하, 저긴장성

Hysterography : 자궁조영술, 자궁수축기록

Hysteromucography : 자궁점막조영술

Hysteromyomectomy : 자궁근종절제술

Hysterosalpingography : 자궁자궁관조영술, 자궁난관조영술

Hysteroscopy : 자궁경검사법, 자궁보개검사법

I

ICU(intensive care unit) : 중환자실, 집중치료실

ICRP(international commission on radiological protection) : 국제방사선방어위원회

Ileo : 돌창자, 회장의(ileocecal valve : 돌막창자판막, 회맹판)

Ileus : 창자막힘증, 장폐색증, 일레우스

Image : 영상, 상

Image intensifying tube : 영상증강관

Immunity : 면역성

Infant : 영아, 유아, 젖먹이(infantography : 영아촬영술)

Infarction : 경색증

Infection : 감염, 전염

Inferior : 아래, 아래쪽(inferior vena cava : 아래대정맥, 하대정맥)

Infiltration : 침윤성

Inflammation : 염, 염증

Infraorbitomeatal line(IOML) : 눈확아래와 바깥귀길(외이도)을 연결한선

Infrared ray : 적외선

Inguinal : 샅고랑, 샅굴, 서혜부의(inguinal hernia : 샅굴헤르니아, 서혜부탈장)

Inhalation bronchograhy : 흡입기관지 조영술

Inion : 뒤통수점, 후두융기, 두개계측점의 하나

Initial infiltrate : 초기침윤

Injection : 주사, 주입

Inlet : 문, 입구(inlet of pelvis)

Intensifying screen : 증감지

Intensity : 강도, 세기, X선강도

Intensity duration curve : 시간세기곡선, 시간강도곡선

Intercondylar eminence : 융기사이융기, 과간융기

Intercondylar fossa : 융기사이오목, 과간와

Intercostal : 갈비사이, 늑간의(intercostal artery : 갈비사이동맥, 늑간동맥)

Internal : 속, 내, 내부, 내쪽(internal carotid artery : 속목동맥, 내경동맥)

Interpupillary line : 동공사이선, 동공간선

Interstitial : 사이질, 간질성, 간질조직(interstitial cell : 간질세포)

Intervention : 개입, 중재, 중재적

Interventional radiology : 중재적 방사선과학

Intervertebral foramen : 척추사이구멍, 추간공

Intestinal : 창자, 장, 장관의(intestinal obstruction : 장폐쇄)

Intra : 안쪽, 내부(intra cranial tumor : 두개내 종양)

Invasive : 침습적인

Inversion : 안쪽번짐, 내번

Inverted S sign : 역 S자 징후, 방사선 판독 용어(폐암의 특징적 소견)

Involuntary : 불수의적, 강제(involuntary muscle : 불수의근, 제대로근)

Iodide : 요오드화합물, 옥소(iodine)

Ion : 이온(ion pair)

Ipsilateral : 같은 쪽, 동측의

Ischemia : 허혈, 국소빈혈(ischemic heart disease : 허혈성 심장질환)

Isodose : 등선량(isodose curve : 등선량곡선)

Isotope : 동위원소(isotope therapy : 동위원소치료)

Isotopic number : 동위원소번호

Isotopic tracer : 동위원소추적자

IVP(intravenous pyelography) : 정맥깔대기조영술, 정맥신우조영술

J

Jack knife position : 잭-나이프 자세

Jaundice : 황달

Joint : 관절(joint cavity : 관절강)

Jugular : 목의, 목정맥의(jugular vein : 목정맥, 경정맥)

Junction : 이음, 이음부, 연결부, 접합부

Juxta : 곁, 옆, 근방, 근접

K

Keloid : 켈로이드

Kerley's A, B, C line : 컬리 A, B, C선, 방사선 판독용어

Kidney : 콩팥, 신장(kidney function : 콩팥기능, 신기능)

Kidney ureter bladder(KUB) : 콩팥, 요관, 방광 X선 단순촬영

Kilo volts peak(KVP) : 관전압최고치

Knee : 무릎, 슬(knee joint : 무릎관절, 슬관절)

Kyphosis : 척추뒤굽음증, 척추후만증, 척추후굴증

L

Labia : 입술, 순, 입술가장자리

Lacrimography : 눈물관조영술, 누관조영술

Lacrimonasal duct : Nasolacrimal duct, 코눈물관, 비루관, 누비관

Lacuna : 방, 칸, 열공, 소와(lacuna infarction : 열공경색, 소공경색)

Lamina : 판, 층(lamina of vertebral arch : 척추뼈고리 판, 추궁판)

Laminectomy : 척추후궁절제술, 고리판절제술, HNP수술법

Laryngeal : 후두의(laryngeal artery : 후두동맥)

Laryngography : 후두조영술

Latent : 잠복성, 잠재성(latent image : 잠상)

Lateral : 가쪽, 측면, 외측

Law's position : 로우 포지션

Left anterior oblique(LAO) : 좌전사위

Left cardiac catheterization : 왼심장카테터법, 좌심카테터법

Left hypochondriac region : 왼쪽명치부, 좌 하륵부

Left lower quadrant(LLQ) : 배의 4등분 중 왼쪽아래부분

Left posterior oblique(LPO) : 좌후사위

Left upper quadrant(LUQ) : 배의 4등분 중 왼쪽위부분

Left ventriculography : 왼심실조영술, 좌심실 조영술

Leukemia : Leukaemis, 백혈병

Ligament : Ligamentum, 인대

Linear density : 선상음영

Linear scan : 선스켄, 선상주사

Linear ulcer : 선상궤양

Lingual : 혀의, 설의

Lithotomy position : 돌제거술자세, 쇄석위, 결석제거술자세

Lobulus : 소엽(lobulus centralis : 중심소엽)

Localized : 국한성의, 국소성의(localized infection : 국소감염)

Long scale contrast : 롱스케일콘트라스트

Longitudinal : 세로, 종의(longitudinal ligament : 세로인대, 종인대)

Lordosis : 척추앞굽음증, 척주전만증, 척주전굴증

Low density : 저음영, 저농도

Lower : 아래, 하부

Lumbar : 허리, 요부의

Lung : 폐, 허파

Luschka's foramen : 루시카구멍

Lymph : Lympha, 림프

Lymph duct : 림프관

Lymph node : 림프절

Lymphangiogram, Lymphangiography : 림프조영상, 림프조영술

Lymphoma : 림프종

M

Macula : 황반, 각막반, 반점

Magnetic : 자기의

Main : 주, 주요

Maintenance : 유지, 유지관리

Major : 보다큰, 큰, 대(major calyx : 큰술잔, 대신배)

Malacia : 연화증

Male(M) : 남성, 수컷

Malignant : 악성(malignant tumor : 악성종양)

Mamma : 젖, 유방

Mammogram : Mammography, 유방조영상, 유방조영술

Mandibular : 아래턱뼈, 하악의(mandibular foramen : 하악공)

Marrow : 속질, 골수(bone marrow)

mAs : 관전류(milliampere-seconds)

Mass : 덩이, 덩어리, 종괴, 응어리

Mass radiography : X선 집단검진

Mastoid : 꼭지돌기, 유양돌기

Matrix : 매트릭스, 모체

Maxillary : 위 턱뼈, 상악, 상악의(maxillary sinus : 우턱굴, 상악동)

Maximum permissible dose(MPD) : 최대 허용선량

Meatus : 길, 도(external acoustic meatus : 바깥귀길, 외이도)

Medial : 안쪽, 내측의(medial ligament : 안쪽인대, 내측인대)

Median : 정중의, 중앙의

Median sagittal plane(MSP) : 정중면, 정중시상면

Medical : 의학의, 의료의, 내과의

Medicine : 의학, 약제, 약물

Meningeal : 수막, 뇌척수막(meningeal artery : 수막동맥)

Meningioma : 수막종

Meningitis : 수막염, 뇌막염

Meningocele : 수막탈출증, 수막류, 뇌척수막류

Meniscus : 반달연골, 반월판, 반월연골판(lateral meniscus : 가쪽 반달연골, 외측반월판)

Mental : 정신의, 정신적(mental disorder : 정신장애)

Mesenteric : 창자간막의, 장간막(mesenteric artery : 창자간막동맥, 장간막동맥)

Mesocephalic : Normal skull type, 중간머리형, 중두개

Metabolic : 대사, 대사성의

Metaphysis : 뼈몸통끝, 골간단

Metastasis : 전이(metastatic cancer : 전이암)

Method : 방법, 검사방법

Midaxillary line : 중간겨드랑선, 액와중앙선(midcoronal plane)

Middle : 중간, 중앙의(middle cerebral artery(MCA) : 중간대뇌동맥, 중대뇌동맥)

Midsagittal plane(MSP) : 정중시상면

Minor : 작은, 소의(minor calyx : 작은콩팥잔, 소신배)

Mitral : 승모(mitral valve : 승모판)

Motion : 운동, 움직임(motion artifact : 운동성 인공물)

Motor : 운동, 동적, 운동성(motor area : 운동영역)

Mottle : 반점, 얼룩점(quantum mottle : 양자반점)

Mucosa : 점막층, 점막

Multiple : 다발, 다발성(multiple sclerosis : 다발성경화증)

Myelin : 말이집, 미엘린, 수초(myelin sheath : 말이집, 수초, 미엘린껍질)

Myelogram : Myelography, 척수조영상, 척수조영술

Myoma : 근종

N

Nasal : 코의, 비의(naslal cavity : 코안, 비강)

Nasion : 코뿌리점, 비근점

Nasopharynx : 코인두, 비강인두, 비인강, 상인두

Neck : 목, 경부(femur neck : 넙다리뼈목, 대퇴경)

Necrosis : 괴사(avascular necrosis(AVN) : 무혈성괴사)

Neonatal : Neonate, 신생아(neonatal jaundice : 신생아 황달)

Neoplasm : Neoplasma, 신생물, 종양

Nephritis : 콩팥염, 신장염

Nerve : 신경(nerve cell : 신경세포)

Nuclear : 핵의, 원자핵의(nuclear medicine : 핵의학)

Nucleon : 핵자

O

Object-Film distance(OFD) : 대상 필름간거리, 피사체 필름간거리

Object-Image receptor distance(OID) : 대상 필름간거리, 피사체 필름간거리

Oblique : 빗, 비스듬, 사위

Obstruction : 막힘, 폐쇄, 폐색

Occipital : 뒤통수, 뒤통수뼈, 후두쪽, 후두의(occipital bone : 뒤통수뼈, 후두골)

Occlusal : Occlusalis : 교합, 교합측의(occlusal film : 교합필름)

Odontoid : 치아, 치상, 치아모양(odontoid process : 치아돌기, 치돌기)

Olecranon : 팔꿈치머리, 주두(olecranon fossa : 팔꿈치오목, 주두와)

Olfactory : 후각(olfactory groove : 후각고랑, 후구)

Olig : Oligo, 과소, 결핍(oliguria : 핍뇨)

Opacity : 불투과도, 불투명도

Open : 개방성의(open fracture : 개방골절)

Ophthalmic : 눈, 눈의(ophthalmic artery : 눈동맥, 안동맥)

Optic : 눈, 시각의(optic nerve : 시각신경, 시신경)

Oral : 입, 경구, 구강의(oral method : 경구법)

Orbital : 눈확, 안와의

Orbitomeatal line(OML) : 눈확과 바깥귀길(외이도)을 연결한선

Organ tolerance dose(OTD) : 기관허용 X선량, 장기허용선량

Os : Bone, 뼈, 골

Osteogenic : 뼈발생, 골원성, 골생성성(osteogenic sarcoma : 뼈육종, 골육종)

Outer : 바깥의, 외부의(outer table : 바깥판, 외판)

Ovarian : 난소(ovarian artery : 난소동맥)

Overexposure : 과다노출

Oxygen : 산소(oxygen supply : 산소공급)

P

Pacemaker : 길잡이, 박동조율기, 심박조율기

Palpable : 촉지

Palma : 손바닥, 바닥쪽

Papillary : 유두모양, 유두상의(papillary adenoma : 유두모양샘종, 유두선종)

Paralysis : 마비

Paranasal sinus(PNS) : 코곁굴, 부비동

Paraplegia : 하반신마비, 대마비, 양측(하지)마비

Parenchyma : 실질(brain parenchyma : 뇌실질)

Parietal : 두정, 벽쪽, 마루뼈(parietal bone : 마루뼈, 두정골)

Parotid : parotid gland, 귀밑샘, 이하선

Pars : 부분, 부(pars interarticularis : 관절간부)

Partial : 부분적인, 불완전한(partial volume effect : 부분용적효과)

Patella : 무릎뼈, 슬개골의(patella reflex : 무릎뼈반사, 슬개골반사)

Patent : 개방, 열린(patent ductus arteriosus(PDA) : 동맥관열림증, 동맥관개존증)

Pathologic : 병적, 병리학적(pathologic fracture : 병적골절)

Patient : 환자

Pediatrics : 소아과, 소아과학

Pedicle : 뿌리, 줄기, 경, 각

Pelvic : 골반의(pelvic cavity : 골반강)

Penetration : 투과, X선투과

Penumbra : 반음영

Per os : 경구적인

Percutaneous : 경피적인, 피부경유

Percutaneous transhepatic cholangiography(PTC) : 피부간경유쓸개관조영술, 경피경간담관조영술

Percutaneous transhepatic cholecytography : 피부간경유쓸개조영술, 경피경간담낭조영술

Perforation : 천공, 뚫림, 관통

Perfusion : 관류, 관혈류

Peri : 주위, 부근(periarticular : 관절주위)

Peripheral : 말초의, 말초성의(peripheral nerve : 말초신경)

Peristalsis : 꿈틀운동, 연동, 연동운동

Peritoneum : 복막, 배막

Permissible dose : 허용선량

Petrous : 바위, 추체의

Pharyngeal : 인두의(pharyngeal cavity : 인두강)

Phlebography : 정맥조영술

Phobia : 공포증, 공포병

Phrenic : 가로막, 횡격막의(phrenic nerve : 가로막신경, 횡격신경)

Placenta : 태반(placentography : 태반조영술)

Pneumoarthrography : 공기관절조영술

Pneumocystography : 공기방광조영술

Pneumonia : 폐염, 허파염

Pneumothorax : 공기가슴증, 기흉

Portable X-ray unit : X선 이동장치

Portal : 문, 문맥

Portography : 문맥조영술

Position : 위치, 자세, 체위, 촬영자세

Positron : 양전자

Posterior : 뒤, 후, 뒤의(posterior cerebral artery : 뒤대뇌동맥, 후대뇌동맥)

Posterioranterior(PA) : 후전방향

Primary ray : 1차선

Process : 돌기(odontoid process : 치아돌기, 치돌기)

Projection : 투사, 투영, X-ray 투사

Pronation : 엎침, 회내(supination의 반대)

Prone : 엎드림, 엎드린 자세, 복와위(supine의 반대)

Protective apron : 방어 에이프론

Proximal : 몸쪽, 근위(distal의 반대)

Pulmonary : 폐, 허파, 폐의(pulmonary artery : 허파동맥, 폐동맥)

Puncture : 뚫기, 찌름술, 천자(puncture needle : 천자침)

Pyelogram : Pyelography, 깔대기조영상, 신우조영상, 깔대기조영술, 신우조영술

Pyuria : 고름뇨, 농뇨

Q

Quadrant : 사분역, 사분의 일구역

Quadriplegia : 사지마비

Quality : 질, 화질

Quantimeter : 선량계

Quantity : 양

Quantum : 양자(quantum mottle : 양자반점)

R

Rate of absorption : 흡수비율, X-ray흡수비율

Rad(radiation obsorbed dose) : 라드, 흡수선량단위

Radiation : 방사선

Radiation damage : 방사선 손상

Radiation detector : 방사선 검출기

Radiation densitometry : 방사선량계측법

Radiation fibrosis : 방사선섬유증

Radiation hazard(radiation injury) : 방사선손상

Radiation protection : 방사선방어

Radiation sensitivity : 방사선 감수성

Radiation therapy : 방사선 치료

Radiation ulcer : 방사선 궤양

Radioactive : 방사성의, 방사능

Radioactive decay : 방사능붕괴

Radioactive source : 방사선원

Radioactive tracer : 추적자, 방사능추적자

Radioisotope : 방사성 동위원소

Radioisotope scanning : 방사성동위원소 주사법

Radiologist : 방사선과 전문의

Radiology : 방사선과학

Radiolucent : 방사선 투과성

Radioopacity : 방사선 비투과성

Radiopathology : 방사선 병리학

Radium : 라듐

Rami : Branches, 가지, 지(복수)

Ramus : 가지, 지(단수)

Rectal : 곧창자, 직장(rectal bleeding : 곧창자출혈, 즈장출혈)

Recumbent : 누운(recumbent position : 누운자세, 옆으로(모로)누운자세, 횡와위)

Recurrent : 재발, 반복의

Regurgitation : 역류

Relaxation : 이완, 풀림

Rem(roentgen equivalent man) : 렘, 실효적흡수선량의 단위

Renal : 콩팥의, 신장의, 신성의(renal artery : 콩팥동맥, 신동맥)

Renal arteriogram : Renal arteriography, 콩팥동맥조영상, 신동맥조영상, 신장동맥조영술

Renal scanning : 콩팥스캐닝, 신주사법

Renal scintigraphy : 콩팥섬광조영술, 콩팥신티그래피, 신신티그래피

Renogram : 콩팥동위원소조영상, 레노그램

Residual : 잔류의, 잔여의(residual stone : 잔류결석)

Respiration : 호흡

Retrograde : 역행, 역방향, 역행성의

Retrograde aortography : 역행성 대동맥 조영술

Retrograde pyelography(RGP) : 역방향깔대기조영술, 역행성신우조영술

Retroperitoneal : 복막뒤의, 복막후방

Right anterior oblique(RAO) : 우전사위

Right hypochondriac region : 오른쪽갈비아래부위, 우하륵부

Right inguinal region : 오른쪽샅고랑, 오른쪽샅굴, 우서혜부

Right lower quadrant(RLQ) : 배(복부)의 4등분 중 오른쪽아래부분

Right posterior oblique(RPO) : 우후사위

Right upper quadrant(RUQ) : 배복부의 4등분 중 오른쪽위부분

Roentgen : 렌트겐선, X선

Rotary anode X-ray tube : 회전양극 X선관

Rotating anode : 회전양극

Ratator : 회전기, 회전자

rpm(revolution per minute) : 분당회전수

Ruga : 주름, 추벽

Rupture : 파열, 터짐

S

Saccular : 주머니모양의, 소낭성의(saccular aneurysm : 소낭성동맥류)

Sacroiliac joint(SI joint) : 엉치엉덩관절, 천장관절

Sagittal : 시상의, 시상면의

Salivary gland : 침샘, 타액선

Salpingography : 자궁관조영술, 난관조영술

Sand glass stomach(hour glass) : 모래시계 모양 위

Sandwich appearance : 샌드위치 모양 음영, 방사선 진단 용어

Scapular : 어깨뼈, 견갑골

Scatter : 산란

Sciatic nerve : 궁둥신경, 좌골신경

Scintigram : Scintigraphy : 신티그램, 신티그래피

Scintillation camera : 섬광카메라

Scintillation counter : 섬광계수관

Scintillation scanning : 섬광스켄, 섬광주사법

Sclerosis : 경화증, 굳음증(multiple sclerosis : 다발성 경화증, 다발성굳음증)

Screen unsharpness : 스크린 불선예도

Scurvy : 괴혈병

Secondary X-ray : 이차선, 이차 X선

Segmental : 분절성, 구역성(segmental bronchus : 구격 기관지)

Selective : 선택적인(selective angiography : 선택적 혈관조영술)

Sensory : 감각의, 지각의(sensory nerve : 지각신경)

Septum : 사이막, 중격, 격막(nasal septum : 코중격, 비중격)

Shaft : 줄기, 몸통(femur shaft : 넙다리뼈몸통, 대퇴골체, 대퇴골간)

Short scale contrast : 쇼트스케일콘트라스트

Shunt : 지름길, 션트, 사잇길, 단락

Sialogram : Sialography : 침샘조영사진, 타액선조영상, 침샘조영술, 타액선조영술

Sigmoid : 구불, S자모양의, S상의(sigmoid colon : 구쿨창자, S자상결장)

Silence : 무증상, 잠복, 무음, 무성(silent aneurysm : 잠복성 동맥류)

Silhouette : 그림자징후, 실루엣징후, 실루엣사인

Simple : 단순

Sim's position : 심즈포지션

Sinography : 코곁굴조영술, 부비강조영술

Sinus : 굴, 동(paranasal sinus : 코곁굴, 부비동)

Siphon : 사이폰

Skin dose : 피부선량

Slice : 절편, 두께(slice thickness : 절편두께)

Soft ray : 연선

Source image receptor distance(SID) : 선원 필름간거리

Source object distance(SOD) : 선원대상(피사체)간거리

Specific : 특이, 특정

Sphincter : 조임근, 괄약근

Spinal : 척수의, 척추의(spinal cord : 척수)

Spinal puncture : 척추천자

Spiral : 나선상의, 나선모양의(spiral CT : 나선형 CT)

Splenography : 지라조영술, 비장조영술

Splenoportography : 지라문맥조영술, 비문맥조영술

Spondylolysis : 척추분리증

Spondylosis : 척추굳음증, 척추증

Spongy bone : 갯솜뼈, 해면뼈, 해면골

Spontaneous : 자발적인, 자연발생적인, 특발성의(spontaneus hemorrhage 자발적출혈)

Spot radiography : 투시중방사선촬영, 순간방사선촬영술

Sprain : 삠, 염좌

Stereoradiography : 입체 X선촬영술

Stress incontinence : 복압요실금, 복압찔끔증

Subacute : 아급성의(subacute hemorrhage : 아급성출혈)

Subarachnoid : 거미막밑의, 지주막하

Subarachnoid hemorrhage : 거미막밑출혈, 거미막하출혈, 지주막하출혈

Subarachnoid space : 거미막밑공간, 지주막하강

Subcutaneous : 피부밑, 피하의(subcutaneous bleeding : 피부밑출혈, 피하출혈)

Subdural : 경질막밑, 경막하의(subdural hematoma(SDH) : 경막밑출혈, 경막하출혈)

Subject : 대상, 피사체, 피검자

Sublingual : 혀밑, 설하의(sublingual gland : 혀밑샘, 설하선)

Suction : 흡인, 빨기, 흡입(suction catheter : 흡인 카테터)

Sulcus : 고랑, 구(central sulcus : 중심고랑, 중심구)

Superficial : 얕은, 표재성의, 표면의

Supination : 뒤침, 회외, 회외운동

Supine : 바로 누운 자세(prone의 반대)

Susceptibility : 감수성(susceptibility artifact : 감수성 인공물)

Symmetry : 대칭성

Sympathetic : 교감신경성

Symphysis : 결합, 섬유연골결합(pubic symphysis : 두덩결합, 치골결합)

Symptom : 증상

Syndrome : Symptom complex, 증후군

System : 계, 계통, 체계(respiratory system : 호흡기계)

Systole : 수축기(systolic blood pressure : 수축기 혈압)

T

T tube : T자모양의 관, T자관

T tube cholangiography : T쓸개관조영술, T담관조영슬

Tangential : 접면, 접선의(tangential irradiation : 접선조사)

Temporal : 관자의, 측두의(temporal bone : 관자뼈, 측두골)

Tendon : 힘줄, 건(tendon reflex : 힘줄반사, 건반사)

Teratoma : 기형종

Terminal : 끝머리, 말단, 종말의(terminal stage : 말기)

Thoracic : 가슴의, 흉부의(thoracic cavity : 가슴안, 흉강)

Thyroid : 갑상샘, 갑상선(thyroid hormone : 갑상샘호르몬, 갑상선호르몬)

Tomography : 단층촬영술

Tracheal : 기관의(tracheal collapse : 기관허탈)

Tracheography : 기관조영술

Transfemoral carotid angiography(TFCA) : 넙다리경유 목동맥조영술, 경대퇴동맥 경동맥조영술

Transient cerebral ischemia : 일과성뇌허혈증

Transient ischemic attack(TIA) : 일과성허혈발작

Transplantation : 이식, 이식술(kidney transplantation : 콩팥이식, 신이식)

Transverse : 가로의, 횡의(transverse colon : 가로잘록창자, 횡행결장)

Transverse plane : 가로면, 횡단면

Transverse section : 가로단면, 횡단면, 가로 절단면

Traumatic : 외상성의(traumatic pneumothorax : 외상성공기가슴증, 외상성기흉)

Trendelenburg's position : 트렌델렌버그포지션(head down position)

Trigeminal : 삼차신경의(trigeminal nerve : 삼차신경)

True : 진성의(true vocal cord : 진성대)

Tubal : 관의, 이관의, 자궁관의

Tuberculosis(TB) : 결핵

Tumor : tumour, 종양, 종창

Tumor cell : 종양세포

Tumor dose : 종양선량

Tumor vessel : 종양혈관

Tunica : 층, 막(tunica media : 중막)

Thympanic : 고실의, 고막의(thympanic antrum : 고실동)

U

Ulcer : 궤양

Ulnar : 자뼈, 자쪽, 척골, 척골측(ulnar flexion : 자뼈굽힘, 척골굴곡)

Ultrasonography : 초음파촬영술

Ultraviolet : 자외선

Umbilical : 탯줄, 배꼽, 제대의, 배꼽의(umbilical artery : 배꼽동맥, 제대동맥)

Umbra : 음영, 진음영

Uniformity : 균일성

Unilateral : 한쪽, 편측, 편측성의, 일측성의

Ununiformity : 불균일성

Upper gastrointestinal series(UGIS) : 상부위창자관조영술, 상부위장관조영술

Uptake : 섭취, 흡수(up take ratio : 섭취율)

Ureteral : 요관의(ureteral stone : 요관결석)

Ureterogram : ureterography, 요관조영사진, 요관조영상, 요관조영술

Ureterovesical junction : 요관방광이음부, 요관방광이행부

Urinary : 오줌의, 비뇨의, 요의(urinary tract : 요로)

Urogenital : 비뇨생식기, 요생식기

Urography : 요로조영술

Uterine : 자궁의(uterine cavity : 자궁강)

Uterigram : Uterography, 자궁조영사진, 자궁조영상, 자궁조영술

Uterosalpingography : 자궁자궁관조영술, 자궁난관조영술

Uterotubography : 자궁자궁관조영술, 자궁난관조영술

V

VAG(vertebral angiography) : 척추동맥조영술, 추골동맥조영술

Vaginal : 질의(vaginal bleeding : 질출혈)

Valsalva's maneuver : 발살바조작, 발살바법

Varicography : 정맥류조영술

Vascular : 혈관의, 맥관의(vascular system : 혈관계)

Vena cava : 큰정맥, 대정맥

Venogram : Venography, 정맥조영사진, 정맥조영상, 정맥조영술

Venous : 정맥의, 정맥성의(venous phase : 정맥상)

Ventral : 배쪽의, 복측의(ventral decubitus : 배누운자세, 복측와위)

Ventricle : 실, 뇌실, 심실

Ventriculogram : Ventriculography : 뇌실조영상, 심실조영상, 뇌실조영술, 심실조영술

Vertebral : 척추의, 척추뼈의(vertebral artery : 척추동맥, 추골동맥)

Vertex : 두정, 머리마루

Verticomental : 마루점턱끝밑 방향, 두정하악방향

Vesical : 방광의(vesical reflex : 방광반사)

Vesiculogram : Vesiculography : 정낭조영사진, 정낭조영상, 정낭조영술

View : 촬영상, 촬영, 시야, 관찰, X선 필름관찰

Visceral : 내장의, 장기의(visceral angiography : 내장 장기혈관조영술)

Visual : 시력의, 시각의

Vital : 생체의, 활력의, 생명의(vital sign, 활력징후)

Volume : 부피, 용적(volume dose : 용적선량)

W

Water-soluble : 수용성의(water soluble contrast medium : 수용성조영제)

Wedge filter : 쐐기형 필터

Weight bearing : 체중부하

White matter : 백색질, 백질, 뇌백질

X

X-ray : X선, 렌트겐선

X-ray generator X선 발생장치

X-ray illumination : X선 필름 판독(관찰)대

X-ray spectrum : X선 스펙트럼

Xeroradiography : 건조방사선 촬영술

Xiphoid : 칼의, 검상의, 칼모양의(xiphoid process : 칼돌기, 검상돌기)

Y

Y-tube : Y자관, Y튜브

Yellow : 황색의(yellow bone marrow : 황색속질, 황골수)

Z

Zenker's diverticulum : 젠커게실

Zygomatic : 광대뼈의, 광대활의, 관골의, 협골의(zygomatic arch : 광대활, 협골궁, 관골궁)

02

Basic Word Components

1 Word Elements to Review

(1) Combining forms

Adeno−	gland	샘, 선
Alveolo−	air sac	포, 낭
Andro−, Andr−	man, or the male	남성
Angio−	vessel	혈관
Appendo−	appendix	부속물, 꼬리, 충수
Audio−	hearing	청취
Arthro−	joint	관절, 결합
Balano−	glans penis	음경귀두, 귀두
Bio−	life	생활, 생물
Blepharo−	eyelid	눈꺼풀, 안검(眼瞼)
Broncho−	bronchus	기관지
Cardio−	heart	심장

Ceco−	cecum	막창자, 맹장
Cephalo−	head	머리, 두부
Cerebro−	brain	뇌
Cerv−, Cervico−	neck	목
Cheilo−	lip	입술
Chiro−	hand	손
Chol−, Chole−	bile	쓸개즙, 담즙
Cholecysto−	gallbladder	쓸개주머니, 담낭
Chondro−	cartilage	연골
Claviculo−	clavicle, collar bone	빗장뼈, 쇄골
Cleido−	clavicle	빗장뼈, 쇄골
Colo−	colon	잘록창자, 결장
Costo−	rib	갈비뼈, 늑골
Cranio−	skull	머리뼈, 두개골
Crino−	secretion	분비
Cutaneo−	skin	피부
Cysto−	bladder, sac	방광, 낭
Cyto−	cell	세포
Dacryo−	tears	눈물, 누선
Dactylo−	finger, toe	손, 발가락
Derm−, Dermato−	skin	피부
Duodeno−	duodenum	샘창자, 십이지장
Encephalo−	brain	뇌
Entero−	intestine	창자, 장
Erythro−	red	적색
Esophago−	esophagus	식도
Galacto−	milk	우유, 유즙
Gastro−	stomach	위
Geno−	producing	생식, 성
Gingivo−	gum	잇몸, 치은, 치육
Glyco−, Gluco−	sweet, sugar	당

Gyneco-	woman	여자
Hemato-, Hemo-	blood	혈액
Hepato-	liver	간
Hystero-	uterus	자궁
Ilio-	ilium	엉덩뼈, 장골
Ischio-	ischium	궁둥뼈, 좌골
Laryngo-	larynx, voice box	후두
Leuco-, Leuko	white	백색
Lipo-	fats or lipids	지방
Mandibulo-	mandible	아래턱뼈, 하악골
Masto-	breast, or mastoid process	유방 or 꼭지돌기, 유돌봉소
Maxillo-	maxilla	위턱뼈, 상악골
Meningo-	membrane	막, 막성
Metro-	uterus	자궁
Myelo-	marrow, spinal cord	척수
Myo-	muscle	근육
Naso-	nose	코
Nephro-	kidney	콩팥, 신장
Neuro-	nerve	신경
Onco-	mass, tumor	종양
Oophoro-	ovary	난소
Ophthalmo-	eye	눈
Orchio-	testis	고환
Osteo-	bone	뼈
Oto-	ear	귀
Pancreato-	pancreas	이자, 췌장
Patho-	disease	질환
Pharyngo-	pharynx	인두
Physio-	nature	본태, 자연, 생리학
Pneumo-, Pneumono-	lung, air	허파, 폐, 공기
Procto-	rectum, anus	곧창자, 직장, 항문

Prostato-	prostate	전립샘, 전립선
Psycho-	soul, mind	정신, 지능
Pyelo-	kidney, pelvis	콩팥, 콩팥깔대기, 신우
Radi-	ray, radiation	방사, 방사선
Rhino-	nose	코
Sacro-	sacrum	엉치뼈, 천골
Salpingo-	tube(uterine tube)	자궁관, 난관
Scapulo-	scapula, shoulder blade	어깨뼈, 견갑골
Scopo-	examination	검사
Sectio-	to cut	절개
Spleno-	spleen	지라, 비장
Spondylo-	vertebra	척추
Stoma-, Stomato-	mouth	입
Thelo-	nipple	젖꼭지, 유두
Thrombo-	clot, thrombus	덩이, 떡, 응혈, 혈전
Thyro-	thyroid gland	갑상샘, 갑상선
Tomo-	cutting	단면, 단층
Tracheo-	trachea	기관
Tricho-	hair	털, 모발
Uretero-	ureter	요관
Uro-	urine, urinary system	소변, 오줌, 요, 비뇨계통
Vertebro-	vertebra	척추뼈, 척추, 척추골

(2) Prefixes

a-, an-	without, away from, not	없음, 아님
ab-	away from, absent	…에서 떨어지다, 결여
ana-	up, back, again	위, 뒤, 다시
ante-	before(in time or place)	앞, 전방
bi-	two, twice	두개, 이중

co-, con-	with, together	함께, 공존
contra-	opposite, against	역, 반대
dia-	complete, through, across, between	통과, 격리
dys-	difficult, painful, abnormal	고통, 비정상
ec-, ecto-	outside, out	밖의
endo-, ento-	within	내, 내부의
hyper-	excessive, above, beyond	초과, 과잉
meta-	change, after, beyond, over	변화, 뒤, 초과
peri-	around, about	주위, 부근
pro-	before, in front of	전, 전방
re-	back, again, contrary to	후방, 재차, 반대
retro-	behind, backward	후방, 후부, 역행성
sym-, syn-	together, with	공동(共同), 공통
trans-	across, through, beyond	통해서, 넘어서

(3) Suffixes

-algia	pain, painful condition	동통, 통증
-cele	hernia, sac	헤르니아, 탈장, 탈출, 주머니, 낭
-centesis	puncture of a cavity	천자, 뚫음
-cyte	cell	세포
-desis	fusion, binding, fixation	융합, 묶음, 고정술
-ectasis	expansion, dilatation	확대, 팽창, 확장
-ectomy	excision, cutting out	절제술, 적출
-emia	blood condition	혈액의 상태
-genic	origin, production, formation	기원, 낳는, 유전자의
-gram	written record, tracing, mark	기록, 혈관조영사진(영상)
-graph	instrument for recording	기록도구
-graphy	process of recording	기록방법, …술(術)

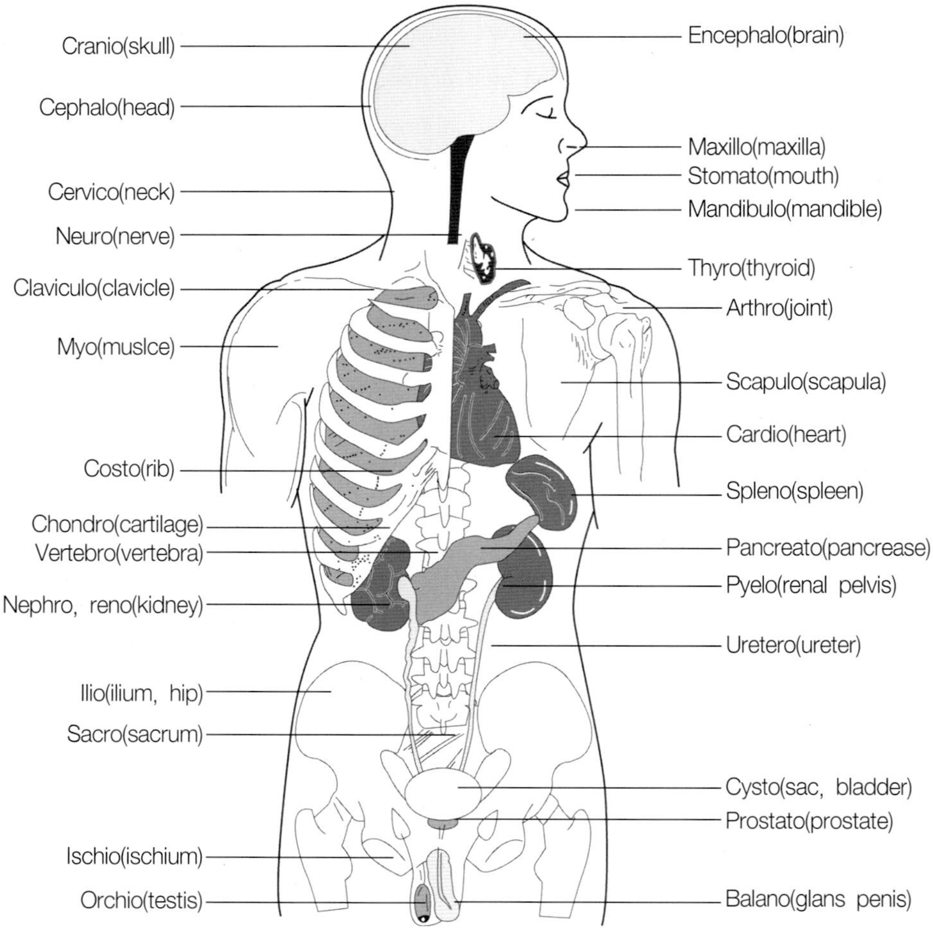

그림 2-1 Basic word component

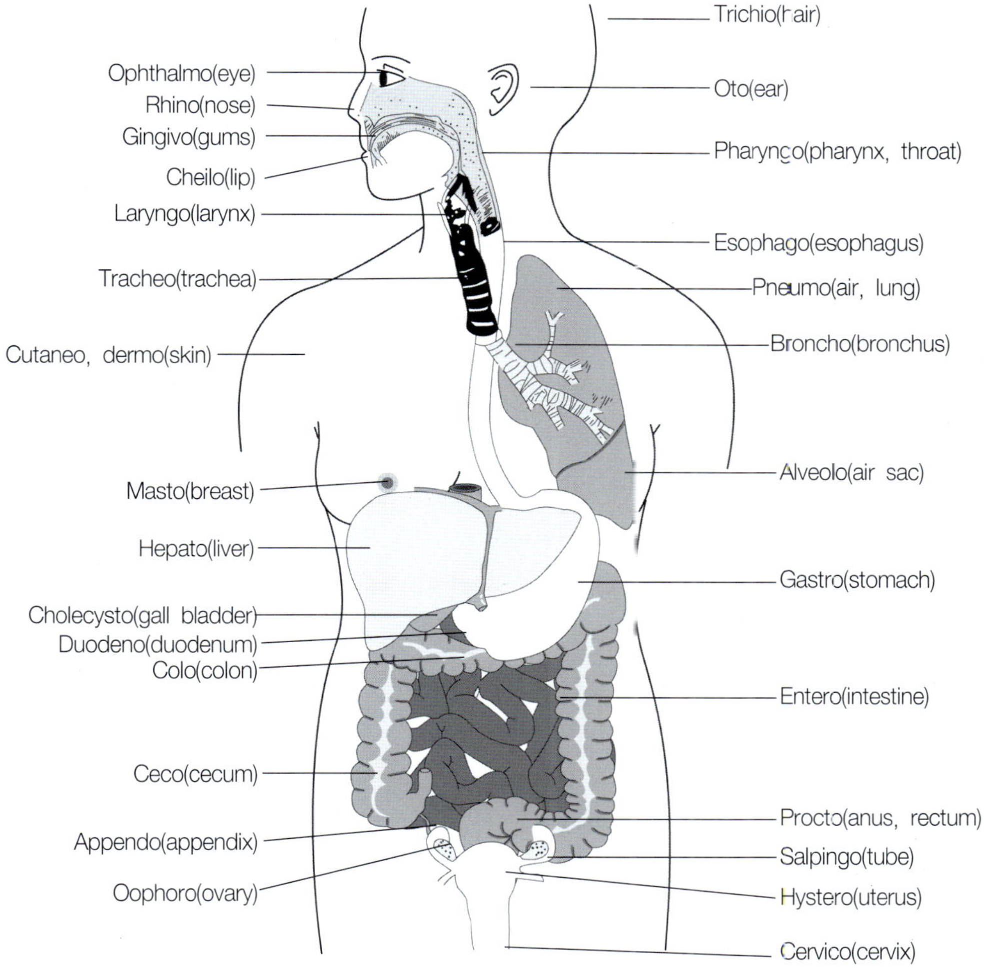

그림 2-2 Basic word component

–ia	condition	상태
–iasis	morbid condition	병적상태
–itis	inflammation	염, 염증
–lysis	dissolution, setting free	분해, 박리, 분리, 파괴
–malacia	softening, soft	연화
–megaly	enlargement	비대, 확장, 확대, 팽대
–oid	resemblance, form, shape	비슷한 모양의
–oma	tumor	종양
–ology	study or science of	…학, 학문
–opsy	viewing	의학적 검사
–osis	condition, disease;excess of	상태, 병적상태
–pathy	disease, suffering	병, 질환, 질병, 이상
–penia	deficiency, lack of, decrease	결핍, 감소
–pexy	fixation	고정, 주시, 고정술
–plasty	to mold or shape, repair	성형술
–ptosis	downward displacement, falling	아래로쳐짐, 하수증, 하강
–rhaphy	process of suturing	봉합, 꿰맴, 봉합술
–rhea	flow, discharge	흐름, 이형의
–rhexis	rupture, breaking, bursting	파열, 터짐
–scopy	process of examining or viewing	…검사
–spasm	involuntary contraction	연축, 수축
–stasis	control, maintaining a constant level	억제, 정체
–stomy	creation of opening or passageway	개구술, 문합술
–therapy	treatment	치료
–tome	instrument for cutting	절개칼, 절개도
–tomy	process of cutting	절개
–tripsy	surgical crushing	분쇄
–trophy	nourishment	영양물

2 Suffixes of Pathological Condition

suffix	meaning	우리말	example
−cele	hernia, protrusion	헤르니아, 탈출	rectocele
−opsy	inspection	의학적 검사	biopsy
−itis	inflammation of	염증	hepatitis
−osis	condition of	의 상태, 증세	cyanosis
−oma	tumor	암, 종양	hepatoma
−ptosis	falling	아래로처짐, 하수	gastroptosis
−ectasia	dilatation	확장	bronchiectasis
−rrhexis	rupture	파열	cardiorrhexis
−ism	condition	−의 상태, 증세, 질환	cryptorchidism
−iasis	morbid condition	병적상태	lithiasis
−lysis	destruction	분해, 박리, 파괴	spondylolysis
−plasm	growth	성장	neoplsm
−mania	madness	광기	meglomania
−stasis	stop	정지, 울체	diffusion stasis
−pathy	disease	질환	hemopathy
−trophy	nourishment	영양물	atrophy
−malacia	softening	연화	encephalomalacia
−megaly	enlargement	비대, 확장, 팽대, 거대	hepatomegaly
−ia	condition	병명	malaria, anemia

3 Suffixes of Symptom and Sign

suffix	meaning	우리말	example
−emia	blood	혈액의 상태	uremia
−algia	pain	통증	neuralgia
−oid	resembling, like	유사한, 닮은	lipoid, sigmoid
−rrhea	flow, discharge	유출, 누출	gonorrhea
−genesis	development, formation	형성, 발생	pathogenesis
−spasm	twitching	연축, 경련	facial spasm
−gnosis	know	알다	prognosis
−opia	vision	시각, 보기	diplopia
−plegia	paralysis	마비	hemiplegia
−staxis	bleeding	출혈	epistaxis
−sthenia	strength	힘	myasthenia
−penia	decreases, deficiency	부족, 결핍	erythrocytopenia
−dynia	pain	통증	gastrodynia
−megaly	enlargement	거대증, 종대	hepatomegaly
−rrhage	bleeding	누출, 출혈	hemorrhage
−stenosis	narrowing	협착	aortic stenosis
−sclerosis	hardening	경화	multiple sclerosis
−lithiasis	stone	돌증, 결석증	nephrolithiasis
−carcinoma	malignant tumor	암종	bronchogenic carcinoma
−sarcoma	malignant tumor	육종	osteogenic sarcoma
−emesis	vomiting	구토	hematemesis

4 Suffixes of Therapy and Operation

suffix	meaning	우리말	example
−therapy	treatment	치료	chemotherapy
−plasty	repair	성형술	angioplasty

−centesis	puncture	천자술	pleurocentesis
−desis	fixation	고정술	tenodesis
−ectomy	excision of	절제	laminectomy
−stomy	forming new opening~	개구술	tracheostomy
	or creation of a communi	문합술	gastrojejunostomy
−tomy	incision	절개	mastotomy
−rrhaphy	suture	봉합	myorrhaphy
−pexy	fixation	고정술	gastropexy
−clysis	irrigation	관주, 관장	proctoclysis
−tripsy	crushing	분쇄	lithotripsy
−iatrics, −iatry	medical treatment	의학적치료	geriatrics, psychiatry
−clasis	destruction	파괴	osteoclasis

5 Suffixes of Diagnosis and Examining

suffix	meaning	우리말	example
−scope	examining instrument	검사기	endoscope
−scopy	examining	검사법	endoscopy
−meter	measuring instrument	측정기	pelvimeter
−metry	measuring	측정법	pelvimetry
−graphy	method of recording	기록방법, …술	angiography
−graph	instrument for recording	기록하는 도구	angiograph
−gram	written	기록된 그림(영상)	angiogram
−ology	study of	학, 검사	radiology

6 Miscellaneous

suffix	meaning	우리말	example
-logist	specialist	전문가	radiologist
-	-	-	radiotechnologist
-blast	embryonic	미성숙된, 아세포의	glioblast
-sperm	sperm	정충	spermatoid
-manual	hand	손	sinistromanual
-pedal	foot	발	dextropedal
-poiesis	production	생산	hematopoiesis
-phobia	fear	공포	claustrophobia
-genic	orign	기원, 원발	osteogenic
-cyte	cell	세포	astrocyte

7 Prefixes of Affirmative(same) and Negative(opposition)

suffix	meaning	우리말	example
a-, an-	without	없음	apnea
syn-	together	함께, 공동	syndrome
iso-	equal	동등, 동일	isotope
con-	with, union	-와 함께	congenital
anti-	against-	에 반하여	antibiotics
mis-	wrong	잘못된	misdiagnosis
dys-	painful, bad difficult	고통스러운	dysuria
re-	backward, again	재차	rehabilitation
contra-	opposite	반대	contraindication
im-	not, lack	-이 아닌	immobility

8 Prefixes of Location and Palce

suffix	meaning	우리말	example
en-	in, in side	-내의	encephalitis
inter-	between	사이의	intercellular
ab-	away from	외전의	abduction
ad-	toward	내전의	adduction
supra-	above	보다위의	suprarenal
dia-	across	격리	diaphragm
circum-	around	주위의	circum anal
de-	down from	강하, 탈출	dearticulation
ex-, extra	outside	-외부	extra cellular
para-	around, near	-의 주의의	parasella
per-	throught	을 경유해서	percutaneous
peri-	around	-의 주위의	periarticular
epi-	upon, over	-의 위의	epigastric
infra-	under, below	-의 아래	infraorbital
intra-	within	-의 내의	intravenous
sub-	under	-의 아래의	subdural
eso-	within	-의 내의	esodeviation
ortho-	straight	똑바로	orthopsia
trans-	across	-의 건너편	transthoracic
endo-	within, inner part	-안, 안쪽의	endocardial
retro-	behind	-후방, 역한성	retrograde
ecto-	outside	-밖의	ectopia
meta-	change	변화, 이동	metastasis
antero-	in front of	앞쪽, 전방	antero dorsal
postero-	behind	뒤쪽, 후방	postero lateral
latero-	side	옆	latero medial
ventro-	abdomen, belly	앞, 복부	ventral decubitus

dorso-	dorsum, back	뒤, 등	dorsal decubitus
cephalo-	head	머리	cephalad
caudo-	tail	꼬리	caudad
meso-	middle	중간부위	mesogastric
supero-	upward	위로	superior
infero-	ownward	아래로	inferior
antero-	foreward	앞으로	anterior
postero-	backward	뒤로	posterior
dextro-	right	오른쪽	dextrocardia
sinistro-	left	왼쪽	sinistromanual
nyct-	dark, night	어두운, 밤	nyctophobia

9 Prefixes of Time and Speed

suffix	meaning	우리말	example
brady-	slow	느린	bradycardia
tachy-	fast	빠른	tachycardia
acutus-	sharp	급성	acute
chrono-	time	만성, 시간	chronic
pre, ante-	before	전에	preparation
pro-	before	앞, 전	prognosis
intra-	during	중에	intraoperative
post--	after	후에	postoperative

10 Prefixes of Number, Quanty and Degree

suffix	meaning	우리말	example
hyper–	over	정상이상	hypertension
hypo–	under	정상이하	hypotension
macro–	large	큰	macro glossia
poly–	many	많은	poly phagia
mono–, uni	one	하나	monocyte
multi–	many	많은	multi form
nulli–, nullus	non	영	nullipara
super–	beyond	정상이상	supernumerary
bi, di–	two	둘	bilateral
hemi–	half	–의 반	hemiplegia
semi–	half, partial	–의 반	semicoma
tri–	three	셋	triceps
uni–	one	하나	unimolecular
ultra–	beyond, excess	超	ultrasonography
di–	two, double	이중의	diuresis
tetra–, quadri–	four	넷, 4	tetraplegia, quadriplegia
oligo–	little, scanty	과소, 결핍	oligouria
pan–	all, whole	전체	panperitonitis
pachy–	thick	두꺼운	pachymeningitis
lepto–	thin, fine	엷은	lepto meningioma
steno–	narrow	좁은	stenosis
primi–	first	1th	primigravida
penta–	five	다섯, 5	pentalogy of Gasul
hexa–	six	여섯, 6	hexadactylism
hepta–	seven	일곱, 7	heptadactylism
Octi, octa–	eight	여덟, 8	octigravida
nonus–	nine	아홉, 9	nonus(Ⅸ, cranial N)

deca−	ten	열, 10	decagram
hecto−	one hundred	백, 100	hectometer
kilo−	one thousand	천, 1000	kilometer
deci−	one tenth	1/10	deciliter
centi−	one hundredth	1/100	centimeter
milli−	one thoudsndth	1/1000	millimeter
sub−	under	부족한	subalimentation

11 Miscellaneous

suffix	meaning	우리말	example
auto−	self	자아	autodiagnosis
mal−	bad, poor	빈약한, 악성인	malignant
neo−	new	새로운	neoplasm
idio−	self	자아	idiopathic
xero−	dry	건조한	xeroradiography
leuko−	white	흰색의	leukocyte
cyano−	blue	청색의	cyanosis
erythro−	red	적색의	erythrocyte
melano−	black	흑색의	melanoderma
polio−	gray	회색의	poliomyelitis
purpuro−	purple	자주색의	purpura
auto−	self	자신의	autograft
homo−	same	유사한, 동등의	homogeneity
heter−	other	다른	heterogeneity
xeno−	strange	외래, 다른	xeno diagnosis
normo−	normal	정상의	normocytosis
terato−	malformation	기형의	teratoma
malaco−	soft	연한	malacosis(malacia)
sclero−	hard	딱딱한	sclerosis

12 General and Structural Terms

(1) Combining forms

Acr-, acro-	extremity top, extreme point	사지선단
Acu-	needle	침, 바늘
Allo-	other	다른, 이성체
Carcino-	crab, cancer	암, 암종
Chromo-	color	색깔, 빛
Erythro-	red	적색
Globin-	protein	단백질
Histo-	tissue	조직
Iatro-	physician or medicine	의사, 의학, 치료
Ipsi-	self, same	동측, 같음
Karyo-	nucleus	핵
Litho-	stone, calculus	결석
Mandibula-	the bone of the lower jaw	하악
Maxilla-	the bone of the upper jaw	상악
Mono-	one, single	단일
Morpho-	form	형태
Narco-	numbness	마취, 무감각
Neo-	new	신생의
Nucleo-	nucleus, a spheroid body within a cell	핵
Pedia-	child	소아
Pedo-	foot	발
Pyreto-	fever	열
Staphylo-	resembling a bunch of grapes	포도모
Stheno-	strength	힘, 강한
Strepto-	twisted	굴곡, 연쇄상구균
Thrombo-	thrombus, clot	혈전
Tubercul-	tubercle	결절
Viscero-	relating to organs of the body	내장

(2) Prefixes

Ad-	toward	방향, ~쪽으로
Anti-	against	길항, 반대
Circum-	around	주위, 주변
De-	away from	분리, 격리
Diplo-	double, twin, twice	이중, 쌍, 복
Dis-	apart from	분리, 반대, 열
Em-, en-	in	안, 속, 내부
Ep-, epi-	upon, over상부, 위쪽	
Extra-, extro-	outside of, beyond	외, 이외의
Homo-	same	동종, 유사
Hyp-, hypo-	less than, below, under	아래, 부전
Infra-	below, under, beneath, inferior to, after	아래, 아래쪽
Inter-	between	사이
Intra-	within	내부의
Mal-	bad, poor	악성, 나쁜
Ob-	against, in front of	반대, 전방
Para-	near, beside, opposite, abnormal, beyond	주위, 부
Post-, postero-	behind, after	후, 후방
Pre-	before, in front of	전
Proto-	first	제일
Semi-	half	반
Sub-	under, beneath, less than normal	아래, 아, 준
Super-, supra-	above, beyond, superior, excessive	위, 위쪽
Ultra-	excessive	한외, 초, 과잉
Uni-	one	하나, 단일

(3) Suffixes

-ac, al, ic	pertaining to, relating to	관계있는
-atresia	without opening, imperforate	폐쇄
-cide	to kill, killer	파괴
-clysis	injection	관장, 주입
-dynia	pain, painful condition	동통, 통증
-ema, -emata	to distend, inflate, expand, swell	확장
-grade	to step	단계, 수준
-id	having the shape of, resembling	닮은, 유사한
-mania	madness	광기
-meter	measurement, instrument for measuring	측정
-phasia	speech, speaking	언어, 언어장애
-phonia	voice, voice sounds	음성
-plasia	development, formation	체조직형성, 발달
-poiesis	producing, formation	생산
-scope	instrument for viewing	검사기구
-sthenia	strength	힘, 항진, 활동
-sthesia	sensation, feeling	감각

13 Abbreviations Used in Prescription Writing

a. a.	of each
a. c.	before meals
ad lib	at discretion
bid	twice a day
$\bar{c}$	with
gm.	gram

gr.	grain
gtt	drops
h.s.	at bedtime
O.D.	right eye, oculus dextra
O.S.	left eye, oculus sinistra
p.c.	after meals
prn	whenever necessary
qd	every day
qh	every hour
qid	four times a day
qn	every night
sig.	let it be labeled
ss	one half, semis
tid	three times a day

14 Standard Abbreviations

A, a	artery
AA	artificial abortion
ab	d, abdomabdomen
ABGA	arterial blood gas analysis
ABP	arterial blood pressure
ABR	absolute bed rest
a.c.	before meals
ad lib	as disired
AF	atrial fibrillation
AFP	alphafetoprotein
AG	antigen
$AgNO_3$	silver nitrate

AHJ	artificial hipjoint
AID	automatic implantable defibrillator
AIDS	acquired immune deficiency syndrome
A/KA	above knee amputation
AML	acanthomeatal line
Anesth	anesthesia
AP	anteroposterior
ASCVD	arteriosclerotic cardiovascular disease
ASD	atrial septal defect
AST	after skin test
BE	barium enema
BCG	bacille Calmette Guerin
bid	twice a day
B/KA	below knee amputation
BM	bowel movement
BMR	basal metabolic rate
BMT	bone marrow transplant
BP	blood pressure
BPH	benign prostatic hypertrophy
BR	bed rest
BTA	butylated hydroxyanisole
BUN	blood urea nitrogen
Bx	biopsy
BW	body weight
C	centigrade
Ca	calcium
CA	carcinoma
CAD	coronary artery disease
cal	calorie
cath	catheter
CBC	complete blood count

CBD	common bile duct
Cbr	cerebrum
CC	chief complaint
CCPD	continuous cycle peritoneal dialysis
CCU	coronary care unit
CEA	carcinoembryonic antigen
CHD	coronary heart disease
CHF	congestive heart failure
CNS	central nervous system
CO	carbon monoxide
CO_2	carbon dioxide
COPD	chronic obstructive pulmonary disease
CP	cerebral palsy
CPR	cardiopulmonary resuscitation
CRF	chronic renal failure
C/S	cesarean section
CS	chest surgery
CSF	cerebrospinal fluid
CSR	central supply room
CT	computed tomography
CV	cardiovascular
CVA	cerebrovascular accident
CVD	cerebrovascular disease
D	dextrose
D & C	dilatation and curettage
DIP	drip infusion pyelography
DJD	degenerative joint disease
DM	diabetes mellitus
DNA	deoxyribonucleic acid
DOA	dead on arrival
DOB	date of birth

DOC	drug of choice
DPT	diphtheria, pertussis, tetanus
DR	delivery room
DS	dead air space
DSA	digital subtraction angiography
DU	dialysis unit
DUB	dysfunctional uterine bleeding
DW	distilled water
Dx	diagnosis
EC/IC	extracranial intracranial(bypass operation)
EDC	estimated date of confinement
EDH	epidural hematoma
EEG	electroencephalogram
EKG	electrocardiogram
EMG	electromyogram
ENBD	endoscopic nasobiliary drainage
ENT	ear, nose, and throat
EOM	extraocular movements
ER	emergency room
ERBD	endoscopic retrograde biliary drainage
ERCP	endoscopic retrograde cholagiopancreatography
EST	endoscopic sphincterotomy
ESWL	extracorporeal shock wave lithotripsy
EUA	examination under anesthesia
expl lap	exploratory laparotomy
EXT	extermity
F	female
FB	foreign body
FBS	fasting blood sugar
FDA	food and drug adminstration
FDG	fluorodeoxyglucose

FDS	fetal distress syndrome
FH	family history
FHS	fetal heart sound
FHT	fetal heart tones
FLUOR	fluroscopy
FS	frozen section
FSH	Follicle stimulating hormone
FTG	full thickness graft
FU	follow up
FUB	function uterine bleeding
FUO	fever of unknown origin
Ft	foot, feet
Fx	fracture
GB	gallbladder
GE	gastroenterology
GH	growth hormone
GI	gastrointestinal
gm.	gram
GS	general surgery
GTT	glucose tolerance test
gtt	drops
GU	genitourinary
GYN	gynecology
H	heigth
HAE	hepatic artery embolization
Hb	hemoglobin
HCG	human chorionic gonadotropin
HD	hemodialysis
HCl.	hydrochloric acid
HCVD	hypertensive cardiovascular disease
HF	heart failure

Hgb	hemoglobin
HIVD	herniation of intervertebral disc
HLA	haman lymphocyte antigen complex
HNP	herniation of nucleus pulposus
H & P	history and physical
HR	heart rate
h.s.	at bedtime
Hx	history
ICU	Intensive Care Unit
I & D	incision and drainage
IgA	immunoglobulin A
IM	intramuscular
inj	injection
int & ext	internal and external
intu	intussusception
I & O	intake and output
IP	inpatient
IPPB	intermittent positive pressure breathing
IS	intercostal space
IT	inhalation therapy
IU	international unit
IUD	intrauterine device
IV	intravenous
IVP	intravenous pyelogram
K	potassium
KJ	knee jark(knee reflex)
KUB	kidney, ureter, bladder
Ⓛ	left
L & A	light and accommodation
Lab	laboratory
Lat	lateral

LBBB	left bundle branch block
LFT	liver function test
LLQ	left lower quadrant
LOM	limitation of motion
LMP	last menstrual period
lt	left
LUQ	left upper quadrant
M	male
MD	medical doctor
mg.	milligram
MH	marital history
MI	myocardial infarction
MRFIT	multiple risk factor intervention trial
MRI	magnetic resonance imaging
MS	multiple sclerosis
Na	sodium
NB	newborn
NMR	nuclear magnetic resonance
NP	neuropsychiatric
NPN	nonprotein nitrogen
NPO	nothing by mouth(nothing per os)
NS	neuro surgery
NSR	normal sinus rhythm
N & V	nausea and vomiting
OB	obstetric
O.C.	oral contraceptive
OD	overdose
O.D.	right eye(oculus dextra)
OP	outpatient
OPD	out patient department
O.R.	operating room

O.S.	left eye(oculus sinistra)
O.U.	both eyes
Path	pathology
PBI	protein bound iodine
PCCU	Post coronary care unit
PCN	percutaneous nephrostomy
Peds	pediatrics
PET	positron emission tomography
PFT	pulmonary function test
PH	past history
PID	pelvic inflammatory disease
PKU	phenylketonuria
PLA	polylactic acid
PMR	paramedic run
PO	by mouth(per os)
PR	pulse rate
PROM	premature rupture of membranes
pro time	prothrombin time
prn	when needed
PS	plastic surgery
Psych	psychiatry
pt.	patient
PT	physical therapy
PTA	percutaneous transluminal angioplasty
PTBD	percutaneous transhepatic biliary drainage
PTC	percutaneous transhepatic cholangiography
PTCA	percutaneous transluminal coronary angioplasty
PU	peptic ulcer
Px	physical examination, prognosis
q	every
qd	every day

qh	every hour
qid	four times a day
qn	every night
qns	quantity not sufficient
Ⓡ	right
Ra	radium
R.A.	rheumatoid arthritis
RAO	right anterior oblique
RBC	red blood cell
REM	rapid eye movement
RF	renal failure
RHD	rheumatic heart disease
RGP	retrograde pyelography
R/O	rule out
ROS	review of systems
R.R.	recovery room
RUQ	right upper quadrant
Rx	prescription
S	single
SBS	small bowel series
s.c.	subcutaneous
SD	septal defect
SDH	subdural hematoma
SH	social history
sig	directions
SMR	submucous resection
SOB	shortness of breath
spec	specimen
stat	immediately
ST	skin test
STG	split thickness graft

subq	subcutaneous
SVC	superior vena cava
SWD	short wave diathermy
T	temperature
TA	traffic accident
T & A	tonsillectomy and adenoidectomy
tab	tablet
TB	tuberculosis
TIA	transient ischemic attack
tid	three times a day
TOF	tetralogy of fallot
TPR	temperature, pulse, respiration
TUR	transurethral resection
UA	urinalysis
UCHD	usual childhood diseases
UR	utilization review
URI	upper respiratory infection
URO	urology
UTI	urinary tract infection
VA	visual acuity
VD	veneral disease
VDRL	Veneral Disease Research Laboratory
VS	vital signs
Wass	Wasserman
WBC	white blood cell
WDWN	well developed, well nourished
WNL	within normal limits

15 Abbreviations Used in Department

GS	:	General Surgery	(일반외과)
IM	:	Internal Medicine	(내과)
NS	:	Neurosurgery	(신경외과)
OS	:	Orthopedic Surgery	(정형외과)
CS	:	Chest Surgery	(흉부외과)
CV	:	Cardiovascular	(심장내과)
ENT	:	Ears, Nose and Throat	(이비인후과)
DNT	:	Dentistry	(치과)
GI	:	Gastrointestinal	(소화기내과)
PS	:	Plastic Surgery	(성형외과)
PLM	:	Pulmonology	(순화기내과)
OBGY	:	Obstetrics and Gynecology	(산부인과)
PSY	:	Psychiatrics	(정신과)
DER	:	Dermatology	(피부과)
URO	:	Urology	(비뇨기과)
ONC	:	Oncology	(종양학과)
RM	:	Rehabilitation Medicine	(재활의학과)
NR	:	Neurology	(신경과)
OPH	:	Ophthalmology	(안과)
FM	:	Family Medicine	(가정의학과)
PED	:	Pediatrics	(소아과)
ANS	:	Anesthesiology	(마취과)
CP	:	Clinical Pathology	(임상병리과)
AP	:	Anatomy Pathology	(해부병리과)
DR	:	Diagnostic Radiology	(진단방사선과)
TR	:	Therapeutic Radiology	(치료방사선과)
NM	:	Nuclear Medicine	(핵의학과)
BME	:	Biomedical Engineering	(의공학과)

ER	:	Emergency Room	(응급실)
OR	:	Operating Room	(수술실)
CL	:	Cardiology Laboratory Room	(심장검사실)
EEG	:	Electroencephalogram	(뇌파검사실)
ESP	:	Endoscope Room	(내시경실)
ECG	:	Electrocardiogram	(심전도실)
IST	:	Isotope Room	(동위원소실)
PT	:	Physical Therapy Room	(물리치료실)
DEL	:	Delivery Room	(분만실)
ULS	:	Ultrasonography	(초음파검사실)
NB	:	New Born	(신생아실)
HED	:	Hemodialysis	(인공신장실)
END	:	Endocrinology	(내분비분과)
NPH	:	Nephrology	(신장분과)
ALG	:	Allergic Diseases	(알러지과)
HEM	:	Hematology	(혈액분과)
INF	:	Infectious Diseases	(감염분과)
RHM	:	Rheumatology	(류마티분과)
ICU	:	Intensive Care Unit	(중환자실)
CCU	:	Coronary Care Unit	(심중환자실)
CPL	:	Cardiopulmonary Laboratory	(심폐기능검사실)
WB	:	Well Baby Clinic	(육아상담실)
MRD	:	Medical Record Department	(의무기록실)
BD	:	Blood Bank(Blood depot)	(혈액은행)
HC	:	Health Check	(신체검사실)
HVO	:	Hyperbaric Oxygenator	(고압산소실)
OT	:	Occupational Therapy	(작업치료실)
AUM	:	Audiometry	(청력검사실)
BRO	:	Bronchoscopy	(기관지경검사실)

16 Medical Speciality

Speciality		Specialist
Dept. of Diagnostic Radiology	진단방사선과	
Radiology	방사선과학	Radiologist
Dept. of Radiologic Technology	방사선과	
Radiography	방사선사진술	Radiographer
Radiological Technologist	방사선사	
Neurology	신경과학	Neurologist
Obstetrics	산과학	Obstetrician
Gynecology	부인과학	Gynecologist
Urology	비뇨기과학	Urologist
Ophthalmology	안과학	Ophthalmologist
Orthopedics	정형외과학	Orthopedist
Pediatrics	소아과학	Pediatrician
Dermatology	피부과학	Dermatologist
Otorhinolaryngology	이비인후과학	Otorhinolaryngologist
Psychiatry	정신과학	Psychiatrist
Pathology	병리학	Pathologist
Oncology	종양학	Oncologist
Cardiology	심장학	Cardiologist
Endocrinology	내분비학	Endocrinologist
Geriatrics	노인학	Geriatrician

03

Digestive System

소화(digestion, peptization)란 섭취(ingestion)된 음식물의 영양소가 가수분해(hydrolysis)되어 소장의 점막벽을 통과할 수 있을 만큼의 작은 알맹이로 변화되는 과정이며, 흡수(absorption)는 영양물이 혈액이나 림프로 들어가는 것을 말한다.

소화기계 가운데서 소화선(alimentary gland)을 제외한 계통을 소화관(digestive tube, alimentary tract, alimentary canal)이라 하며, 음식물 섭취에서 배출까지 소화와 흡수에 관여하는 관(tube) 모양이나 주머니 모양의 계통(system)을 말한다.

※ Word roots of digestive system

word root	meaning	우리말	example
duodeno–	duodenum	샘창자(십이지장)	duodenography
gastro–	stomach	위장	gastrointestinal
dento–	tooth	치아	dentography
lipo–	fat	지방	lipoma
abdomino–	abdomen	배(복부)	abdomino centesis
chole–	bile, gall	쓸개즙(담즙)	cholecystography
pepso, pepsia–	digestion	소화	dyspepsia

cheilo-	lip	입술	dheilo-carcinoma
colo-	colon	잘록창자(결장, 대장)	colitis
entero-	intestine	내장, 소장	enteromalacia
esophago-	esophagus	식도	esophagography
gingivo-	gums	잇몸(치은)	gingivitis
hepato-	liver	간	hepatoma
jejuno-	jejunum	빈창자(공장)	jejunotomy
pancreato-	pancreas	이자(췌장)	pancreatomy
procto-	rectum and anus	곧창자(직장)과 항문	proctocele
recto-	rectum	곧창자(직장)	rectocele
laparo-	abominal wall	배벽(복벽)	laparoscope
viscero-	gut	내장	viscerography
glyco-	sugar	당	glycosuria
phago-	eat	먹다	phagocyte
pharyngo-	pharynx	인두	pharyngolarynx
omphalo-	navel	배꼽	omphalocele
myxo-	mucus	점액	myxoma
orexo-	appetite	식욕	orxia
oro-	mouth	입	oropharynx
appendico-	appendix	막창자꼬리(충수)	appendico-lithiasis
celio-	abdominal region	배(복부)	celiocentesis
ano-	anus	항문	anoplasty
bili-	bile	쓸개즙(담즙)	biliary tract
choledocho-	common bile duct	온쓸개관(총담관)	choledochography
glosso-	tongue	혀	glossolysis
ileo-	ileum	돌창자(회장)	ileocecal
labio-	lip	입술	labioplasty
lieno-	spleen	지라(비장)	lienography
linguo-	tongue	혀	linguopapillitis
meso-	middle	중간부	mesogastrium
pyloro-	pylorus	날문(유문)	pylorotomy

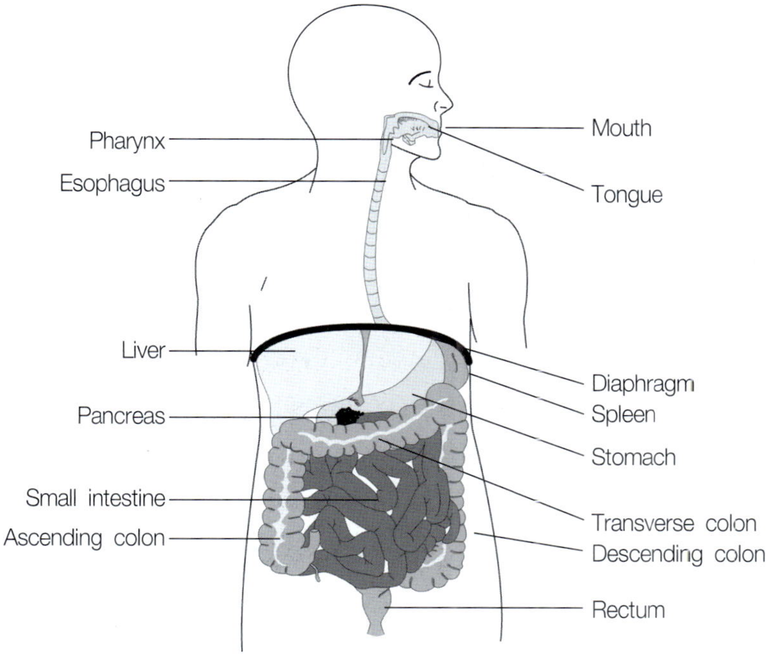

그림 3-1 Organ of digestion

sialo-	saliva	침(타액, 타액선)	sialography
ectasia-	dilatation	확장	gastrectasia

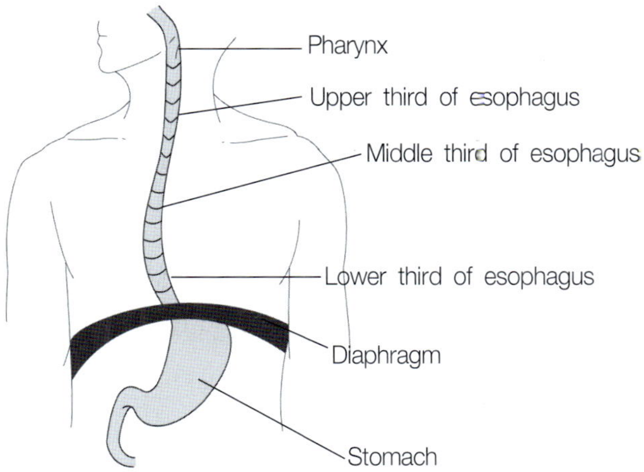

그림 3-2 Esophagus and stomach

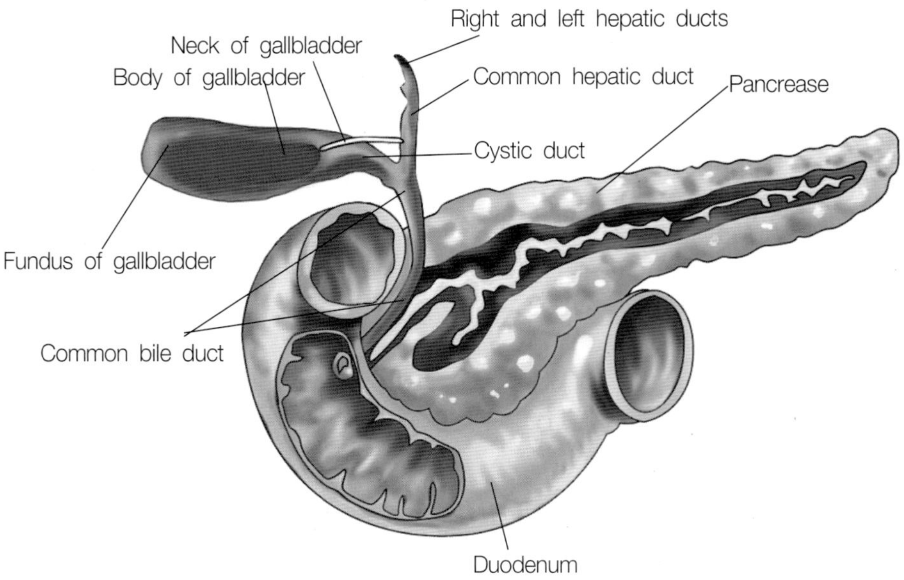

그림 3-3 Anatomy of gallbladder(duodenum, pancrease)

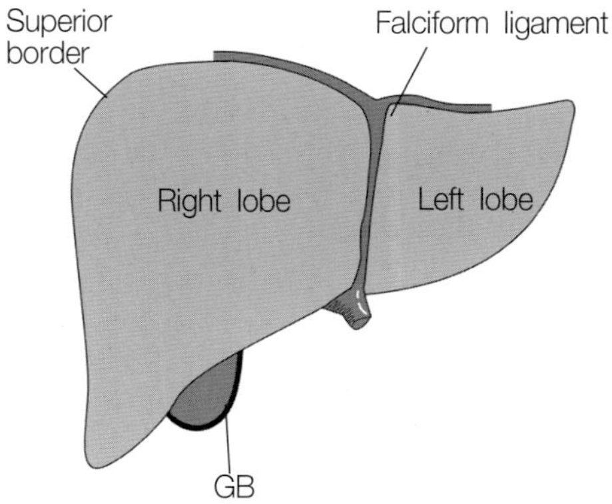

그림 3-4 Liver

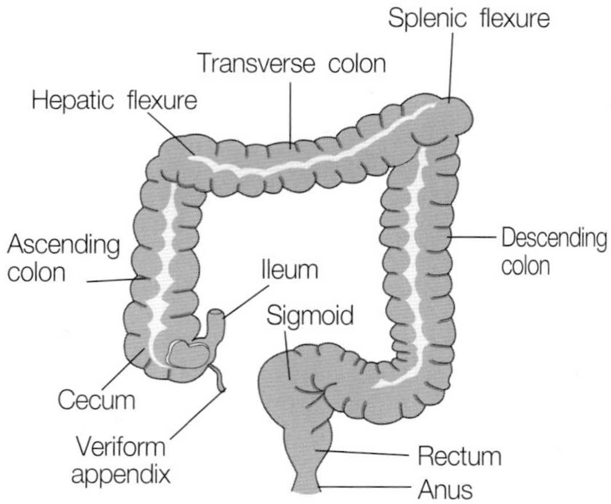

그림 3-5 Large intestine

1 Oral Cavity, 입안(구강)

입안에서의 소화과정은 음식물의 섭취(입, 혀, 이)와 저작(이, 혀)으로 시작되며, 이때 침 속의 프티알린(ptyalin)에 의해 전분의 일부가 분해된다.

(1) Anatomy and physiology

frenulum linguae, 혀주름띠, 설소대

혀의 정중부와 구강저 사이에 있는 주름으로서 주름이 짧은 경우를 혀유착증 또는 설소대 단축증(ankyloglossia)이라 하며, 적당한 시기에 설소대 절단술(frenotomy)을 시행할 수 있다.

palate, 입천장, 구개

입안의 상벽을 말하며, 앞부분의 2/3를 단단입천장(경구개 : hard palate), 뒷부분 1/3을 물렁입천장(연구개 : soft palate)라 한다. 물렁입천장에는 설인신경(glossopharyngeal nerve)과 미주신경(vagus nerve) 장애에 의한 물렁입천장 마비(uranoplegia, palatoplegia)가 발생하기도 한다.

tongue, 혀

입안바닥에 있는 근육성의 돌출물로서 음식물의 저작과 맛을 느끼며 섬세한 운동으로 언어구사에 관여한다.

uvula, 목젖, 구개수

gingiva(gum), 잇몸

tooth, 이(치아)

deciduous teeth(milk teeth), 젖니, 유치, 탈락치아

permanent teeth, 간니, 영구치

incisors(dens incisive, incisive tooth, cutting tooth), 앞니, 절치, 문치

위 아래턱 치열의 가장앞쪽 8개의 앞니

canine(cuspid, canine tooth, cuspid tooth), 송곳니, 견치

앞니 외측(옆쪽)의 상하 4개의 날카로운 치아

premolar(bicuspid), 작은어금니, 소구치

송곳니 뒤쪽의 상, 하 8개의 작은 어금니

molar(dentes molares, cheek tooth), 큰어금니, 대구치

작은어금니 뒤쪽의 상, 하 12개의 큰 어금니

(2) Symptomatic and disease terms

halitosis(bad breath) 입냄새, 구취

치아, 소화관 등의 질병에 의해 발생되는 입안의 악취로서 오랜 시간의 공복상태지속 시 발생되는 기아구취(fetor hunger)도 있다.

glossodynia, 혀통증, 설통

pain in the tongue

dentalgia(odontalgia), 치통

toothache, dental pain, 치아와 그 주위 조직의 통증 및 인접기관의 질환에 의한 통증

periodontosis, 치주병, 치주질환

periodontal disease. 치아주위조직에서 발생하는 만성병

taste blindness(ageusia), 미각결여, 무미각증, 미맹

맛을 느끼지 못하거나 다른 맛으로 느끼는 상태로서 미각기능의 장애로 발생한다.

cheilitis(chilitis), 입술염, 구순염

inflammation of the lip. 입술에 발생하는 염증의 총칭으로서 박탈성 입술염, 접촉 구순염 등이 있다.

stomatitis, 입안염, 구내염

잇몸과 혀 이외의 입안점막염증을 말하며, 카다르성(catarrhal stomatitis), 아프타성(aphthous stomatitis), 궤양성(ulcerative stomatitis), 괴저성(gangrenous stomatitis), 등이 있다.

gingivitis, 잇몸염, 치은염

inflammation of the gum. 잇몸에 국한된 염증을 말한다.

glossitis, 혀염, 설염

inflammation of the tongue

cleft(cheiloschisis, harelip), 입술갈림증, 구순열

입술의 횡적인 연결이 중단되어 갈라진 선천성 기형으로서 토순, 언청이 등으로 불리운다.

aglossia, 혀없음증, 무설증, 혀결손증

congenital absence of the tongue

cleft palate, 입천장갈림증, 구개파열, 구개열

ankyloglossia, 혀유착증, 설소대 단축증

tongue cancer, 혀암, 설암

(3) Therapeutic and operative terms

cheiloplasty, 입술성형술, 구순성형술

glossoplasty, 혀성형술, 설성형술

glossorrhaphy, 혀봉합술, 설봉합술

glossectomy, 혀절제술, 설절제술(partial, complete)

frenulotomy, 주름띠절단술, 설소대 절단술

anklyloglossia에 대한 수술

(4) Radiology

dental radiology, 치과 방사선과학

dental X-ray apparatus(dental X-ray machine, dental X-ray unit), 치과용 X선 장치

dental film, 치과용 필름

occlusal film, 교합 필름

denture, 의치, 틀니

panoramic radiography, 파노라마 촬영법

해부학적으로 중복되지 않게 펼쳐진 영상을 얻는 방법으로서 치과 촬영에 이용된다.

dental xeroradiography, 입안건조 방사선 촬영법

intraoral method, 입안(구강내) 촬영법

extraoral method, 입밖(구강외) 촬영법

2 Salivary Glands(glands of mouth), 침샘, 타액선

입안에 침(saliva)을 분비하는 선(gland)으로서 타액선(침샘, 구강선)이라 한다. 침샘의 분비는 교감신경(sympathetic nerve)과 부교감신경(parasympathetic nerve)이 이중적으로 지배하며 반사적으로 분비되는데, 침샘은 입안점막으로부터 약간 떨어진 곳에 위치하여 도관(duct)을 통해 분비물을 운반한다.

(1) Anatomy and physiology

Parotid gland and duct, 귀밑샘, 이하선

located below the ear. 침샘 중 가장 크며, 장액선(serous gland)으로 소화효소인 ptyalin(salivary amylase)을 가장 많이 함유하는 묽은 침을 분비한다.

Stensen's duct, 스텐센관

귀밑샘 분비관

Sublingual gland and duct, 혀밑샘, 설하선

located below the tongue. 혀밑의 입안점막 아래에 있으며, 혼합선(mixed gland)으로 점액이 함유된 침을 분비한다.

Rivinus's duct, 리비누스관

혀밑샘 분비관

Submandibular(submaxillary) gland and duct, 턱밑샘, 악하선

situated mainly below the mandible. 턱뼈각(하악각) 전내방에 위치하며 혼합선이다.

Wharton's duct, 와튼관

턱밑샘 분비관

(2) Symptomatic and disease terms

ptyalorrhea(ptyalism, hypersalivation), 침흐름증, 타액분비 과다증, 유연증

침샘 분비과다로 인한 병적 증상

sialostenosis, 침샘관협착, 타액관협착

sialoangiectasis, 침샘관확장, 타액관확장

aptyalism, 침없음증, 타액결핍증

deficiency or absence of the saliva

sialitis(sialoadenitis, sialadenitis), 침샘염, 타액선염

inflammation of a silivary gland

sialoangitis, 침샘관염, 타액관염

parotitis(parotiditis), 귀밑샘염, 이하선염

mumps(epidemic parotitis), 유행성 귀밑샘(이하선)염

항아리 손님 바이러스(mumps virus)의 감염으로 일어나는 급성전염병으로 볼거리라고 한다.

sialolith(ptyalolith, salivary stone), 침돌, 타석

타액선관에 생기는 결석을 말한다.

sialoma(sialadenoma), 침샘종, 타액선 종양

saliva stain, 침샘반, 타액반

담배 필터나 종이에 침으로 인해 형성된 반점으로서 유전관계 규명에 이용된다.

(3) Therapeutic and operative terms

sialoadenectomy, 침샘절제술, 타액선절제술

sialoadenotomy, 침샘절개술, 타액선절개술

sialodochoplasty, 침샘관성형술, 타액관성형술

(4) Radiology

sialography, 침샘조영술, 타액선조영술

침샘에 양성(수용성) 조영제를 주입하여 촬영하는 방법

sialogram, 침샘조영사진, 타액선조영상

filling phase view, 충만상

emptying phase view, 배출상

sialology, 타액학

3 Esophagus and Stomach

(1) Anatomy and physiology

esophagus, 식도

제6목뼈에서 인두(pharynx)에 연결되고, 기관(trachea)과 척주(vertabral column) 사이를 하행하여 제11등뼈 높이에서 위의들문부분과 연결되는 근육성 장기이다.

esophageal mucosa, 식도 점막

stomach(ventricula), 위

식도와 십이지장 사이에 있는 자루모양의 소화장기

cardia, 들문, 분문

위와 식도의 연결부위

fundus of stomach, 위바닥, 위저

들문에서 좌상방으로 팽대된 부위

boby of stomach, 위몸통, 위체

위바닥과 날문 사이의 넓은 부위

angular notch, 모패임, 각절흔

위몸통과 날문을 방사선 해부학적으로 구분하는 곳

pylorus, 날문, 유문

위가 끝나는 부분으로서 위와 샘창자의 연결부위

pyloric antrum, 날문방, 유문동

날문부 초입의 팽대 부위

pyloric canal, 날문관, 유문관

날문방의 연속으로 샘창자 연결부위

pyloric sphincter, 날문조임근, 유문괄약근

lesser curvature, 작은굽이, 소만

greater curvature, 큰굽이, 대만

gastric gland, 위샘, 위선

위액을 분비하는 샘

gastric juice, 위액

위샘에서 분비되는 소화액

mucous membrane, 점막

mucous fold(rugae), 점막주름

fold of mucous membrane

area gastricae, 위소구역, 위소구

위점막 표면의 미세한 망상 구조물

cascade stomach, 폭포위

duodenum, 샘창자, 십이지장

날문(pylorus)에서부터 작은창자의 시작부위

duodenal glands(Brunner's gland), 십창자선, 십이지장선, 브룬너선

(2) Symptomatic and disease terms

deglutition(swallowing) 삼킴, 연하

aphagia, 못삼킴증, 삼킴불능증

dysphagia, 삼킴곤란, 연하곤란, 연하장애

음식물 섭취시 통증이 있거나 잘 넘기지 못하는 상태

nausea, 욕지기, 구역, 오심

구토전의 불쾌감

vomiting, 구토

eructation(belching), 트림

regurgitation, 역류, 토출

비소화성 음식물이 역류되는 상태

hematemesis, 토혈, 혈액구토

vomiting of the blood from the stomach

dyspepsia(indigestion), 소화불량

hypoacidity(hypochylia, subacidity), 위산감소증

hyperacidity(hyperchylia), 위산과다증

pyrosis, 가슴쓰림, 작열감

산성의 트림을 동반한 식도, 위의 작열감

dumping syndrome, 덤핑 증후군, 낙하 증후군, 급속이동 증후군

esophagism(spasm of esophagus), 식도경련

국소적인 미주신경의 긴장이상으로 발생하는 증상

esophageal atresia(atresia of esophagus), 식도 폐색증

esophagostenosis(esophagus stricture), 식도협착증

esphageal perforation, 식도천공

esophageal diverticulum, 식도곁주머니, 식도게실

esophageal varices(esophageal varix), 식도정맥류

문맥계(portal system)의 혈류장애에 의한 문맥고혈압(portal hypertension)으로 발생되며 간으로 유입되지 못한 혈류가 식도 정맥류에 모이는 증상

esophageal hiatal hernia, 식도구멍, 식도열공 헤르니아

esophageal voice(esophageal speech), 식도 발성, 식도음성

후두적출환자에게 적용되는 발성연습

esophageal foreign body, 식도 이물

esophagitis, 식도염

esophageal cancer, 식도암

epigastric pain, 명치통증, 상복부 통증

gastrospasm, 위연축

상복부에 급격히 발생되는 심한 통증

gastroatonia(gastric atonia, gastric atony), 위무력증

stomach bubble, 위거품, 위포

위속에 있는 공기

gastroptosis, 위처짐, 위하수

downward displacement of the stomach

gastric dilatation(gastrectasis), 위확장

dilatation of stomach

gastric diverticulum, 위곁주머니, 위게실

gastric polyps, 폴립, 살버섯, 용종

융기성 병변으로서 선종형 폴립, 증식성 폴립 등이 있다.

gastrolith(gastric calculus, bezoar), 위돌, 위석

gastric hemorrhage(gastric bleeding), 위출혈

gastric perforation(perforation of stomach), 위천공

gastogenic diarrhea, 위성설사

위의 질환이나 기능장애에 의한 설사

gastric neurosis(gastrointestinal neurosis), 위신경증

gastric allergy, 위장 알러지

특정 음식에 설사나 복통을 일으키는 것

gastric anisakiasis, 위아니사키스증

아니사키스 유충이 위벽에 침입하여 발병한다.

gastritis, 위염

acute or chronic inflammation of the gastric mucosa

gastroduodenitis, 위샘창자염, 위십이지장염

gastric ulcer, 위궤양

위나 샘창자의 점막에 조직결손이 발생하는 질환이며 주로 위액 중에 포함된 염산(hydrochloric acid)과 펩신(pepsin)의 작용으로 발생한다.

peptic ulcer, 소화성 궤양

위궤양과 샘창자궤양을 말한다.

gastric cancer(gastric carcinoma, cancer of stomach), 위암

EGC(early gastric cancer), 조기위암

duodenitis(duodenal catarrh), 샘창자염, 십이지장염

duodenal ulcer(peptic duodenal ulcer), 샘창자궤양, 십이지장궤양

샘창자의 점막결손으로 발생한다.

(3) Therapeutic and operative terms

esophagoscopy, 식도내시경술

esophagectomy, 식도절제술

식도암(esophageal cancer)의 수술

esophagotomy, 식도절개술

이물질의 제거 등에 이용되는 방법

esophagogastrectomy, 식도위절제술

식도정맥류나 식도하부 등의 병변수술시 식도와 위의 상부를 절제하는 수술

esophagoplasty, 식도성형술

esophageal transection, 식도가로절단술, 식도이단술

식도정맥류(esophageal varix)에 대한 지혈 및 출혈방지를 위한 수술법

gastroscopy, 위내시경술

anastomosis, 연결술, 문합술

surgical creation of passage between two parts of organs

gastroduodenostomy, 위샘창자연결술, 위십이지장문합술

gastrocolostomy, 위잘록창자연결술, 위결장문합술

esophagogastrostomy, 식도위연결술, 식도위문합술

esophagojejunostomy, 식도빈창자연결술, 식도공장문합술

gastrostomy, 위창냄술, 위루형성술, 위루설치술

복벽을 통해 위벽을 뚫어 관을 삽입하는 수술

gastrectomy(gastric resection), 위절제술

excision of the whole or part of the stomach

gastric irrigation(gastric lavage, gastrolavage), 위세척

gastric analysis(examination of gastric juice), 위액검사법

vagotomy, 미주신경절단술

diverticulectomy, 곁주머니절제술, 게실절제술

duodenoscopy, 샘창자내시경술, 십이지장내시경술

샘창자팽대(십이지장구부 : duodenal bulb) 및 바터유두(Vater's papilla)부를 내시경으로 관찰하는 검사법

(4) Radiology

barium($BaSO_4$), 바리움

소화관 조영술에 사용되는 조영제

esophageal intubation, 식도내삽관

esophagography(esophagram, barium swallow), 식도조영술

video and cineradiography, 식도영화촬영술

Sengastaken-Blakemore tube(S-B tube), 식도정맥류파열로 인한 출혈시 지혈용 튜브

percutaneous transhepatic obliteration(PTO), 피부간경유(경피경간적) 식도정맥류 색전술

minimum hiatal hernia-Wolf's method

esophageal fluoroscopy, 식도투시관찰

esophageal spot filming, 식도투시중촬영

esophageal Pinch-Cock(narrowing), 식도협착부위

esophageal contraction, 식도수축

esophageal relaxation, 식도이완

filling defect, 충만결손상

outpouching, 낭상돌출상

depression(excavation), 오목, 함몰

diffuse spasm, 광범위 수축, 미만성 수축

Valsalva's maneuver(modified Valsalva), 발살바법

Holzknecht's space(RAO), 홀츠네크트강

sliding hiatal hernia, 미끄럼성(활주성) 헤르니아, 활탈형 헤르니아

short esophagus hernia, 짧은식도형 헤르니아

mucosal relief study, 점막법, 점막검사법

barium filling study, 바리움 충만 검사법

single contrast study, 단일조영 검사법

air-barium double contrast study, 이중조영술(공기+바리움)

compression study, 압박 검사법

polysogrphy, 중복촬영법

gastrofiberscopy with biopsy, 위내시경검사 및 조직생검

pathological multiple section study, determination of depth of invasion, pathological mapping, 병리조직학 소견

barium collection(barium fleck), 바리움 집합상(함요성 병변)

kissing artifact, 가공성 음영결손

effacement of mucosal fold, 점막추벽손실

peristalsis, 꿈틀운동, 연동운동

hyperperistalsis, 꿈틀운동(연동운동)증강

aperistalsis, 꿈틀운동없음, 무연동

elevated(protruded) lesions, 융기성 병변

erosion, 까짐, 짓무름, 미란

gastric fistulography, 위 샛길조영술, 위 누공조영술

Hampton's line, 햄프톤선

궤양성 윤곽돌출의 목(neck) 부분에 있는 선이나 띠 모양을 말한다.

mound, 동산음영

궤양 주위의 부종성 융기에 의한 동산 모양의 충만결손상

cartwheel sign, 수레바퀴 sign

궤양에서 나타나는 특수한 모양

hourglass deformity, 모래시계 sign

Bormann's classification, 위암의 분류

niche, 오목, 분화구 음영

궤양의 직접적인 소견

hypotonic duodenogrphy, 저긴장성 샘창자 조영술

upper gastrointestinal series(UGIS), 상부위창자관 조영술, 상부위장관 조영술

A-P projection(supine)

P-A projection(prone)

P-A both oblique projection(RAO, LAO)

both lateral projection

erect projection

double contrast 4 spot

compression 4 spot

Hampton's view(LPO)

Schatzki view(RPO)

gastrointestinal bleeding scintigraphy, 위장관출혈 신티그래피

gastric emptying time, 위배출기능 검사

gastroesophageal reflux scintigraphy, 위식도역류 신티그래피

gastric mucosa scintigraphy, 위점막 신티그래피

4 Small and Large Intestine

(1) Anatomy and physiology

Small intestine(small bowel), 작은창자, 소장

위의 날문(pylorus)에서 돌막창자 판막(회맹판 : ileo-cecal valve)까지 이어지는 작은 창자 이며 샘창자(십이지장 : duodenum), 빈창자(공장 : jejunum), 돌창자(회장 : ileum)로 구분한다.

intestinal villi, 장융모

pendular movement, 작은창자운동, 소장운동(진자운동)

segmental movement, 작은창자운동, 소장운동(분절운동)

vermiculation, 작은창자운동, 소장운동(꿈틀운동, 연동운동)

large intestine(large bowel), 큰창자, 대장

돌창자 끝부분에서 항문(anus)에 이르는 소화관이며 막창자(맹장 : cecum), 막창자꼬리(충수 : vermiform appendix), 오름잘록창자(상행결장 : ascending colon), 가로잘록창자(횡

행결장 : transverse colon), 내림잘록창자(하행결장 : descending colcn), 구불잘록창자(S자상 결장 : sigmoid colon), 곧창자(직장 : rectum) 등으로 구분된다.

haustrum colia(haustra), 잘록창자팽대, 결장팽기, 결장팽대

stool(feces), 분변, 대변

anal sphincter, 항문조임근, 항문괄약근

anal fold, 항문주름

peritoneum, 배막, 복막

배막(abdominal cavity)을 넓게 덮고 있는 장막이며 벽쪽복막(벽측복막 : parietal peritoneum)과 내장쪽복막(장측복막 : visceral peritoneum)으로 나눈다.

peritoneal cavity, 배막안, 복막강

벽쪽복막과 장쪽복막 사이를 말한다.

mesentry(mesenterium), 창자간막, 장간막

빈창자(공장 : jejunum) 이하의 작은창자를 고정시키는 복막의 주름

mesocolon, 잘록창자간막, 결장간막

잘록창자(결장 : colon)를 후복벽에 고정시키는 복막의 주름

greater omentum, lesser omentum, 큰그물막, 대망, 작은그물막, 소망

McBurney's point 맥버니점

충수의 정상 위치에 해당

hepatic flexure, 오른창자굽이, 우결장곡, 간만곡

splenic flexure, 왼창자굽이, 좌결장곡, 비만곡

(2) Symptomatic and disease terms

gurgle(borborygmus), 복명

장내의 가스나 액체의 이동시 울리는 소리

peritonitis, 배막염, 복막염

peritoneal cancer, 배막암, 복막암

peritoneal pregnancy(abdominal pregnancy), 배막임신, 복막임신

자궁외임신(extrauterine pregnancy)의 일종으로 수정란이 배막에 착상된 상태

peritoneal abscess, 배막농양, 복막농양

hernia, 헤르니아, 탈장

배벽이나 기타 부위에 결손이 생겨 복강 내의 장기나 조직이 벽쪽복막에 싸여진 상태로 원

래의 위치에서 체강을 이탈한 것을 말하며, 샅고랑(서혜)탈장(inguinal hernia), 넙다리(대퇴)탈장(femoral hernia), 배꼽(제대), 탈장(umbilical hernia), 배벽탈장(abdominal hernia, ventral hernia) 등이 있다.

small intestine cancer, 작은창자암, 소장암

intestinal ischemia, 허혈성 장질환

장의 혈류장애에 의한 질환

intestinal adhesion syndrome, 장유착증

intestinal stricture(intestinal stenosis), 장관협착

intestinal obstruction(ileus), 장폐색증, 이레우스

모든 소화관에서 발생할 수 있으며, 소장폐색과 대장폐색으로 구분한다.

mechanical intestinal obstruction(mechanical ileus), 기계적 장폐색

장관내부의 폐색, 장벽의 병변, 장관외부의 병변 등에 의해 발병한다.

functional intestinal obstruction(functional ileus), 기능적 장폐색

마비성장폐색(paralytic ileus)과 연축성장폐색(spastic ileus)이 있다.

enteritis(intestinal catarrh), 장염

작은창자와 큰창자의 염증을 말한다.

ulcerative colitis, 궤양성 큰창자염

intestinal tuberculosis(abdominal phthisis), 장결핵

intestinal parasites, 장내기생충

enterovirus, 장내 바이러스

enterobacteria, 장내세균

volvulus(axis rotation, twisting of bowel), 창자꼬임, 장염전

창자가 장간막을 축으로 하여 꼬이는 것을 말한다.

intussusception(invagination), 창자겹침증, 장중첩증

창자의 일부가 하부창자내로 말려들어가는 것을 말한다.

malrotation of intestine, 장회전이상

typoid fever(typhoid), 장티프스

Meckel's diverticulum, 멕켈게실

Crohn's disease, 크론씨병

작은창자 및 큰창자에 발생하는 만성의 진행성 염증질환

diverticular disease of colon, 큰창자 곁주머니, 대장게실증

colorectal polyp, 큰창자 폴립, 큰창자 살버섯, 대장용종
multiple polyposis, 다발성 폴립증
colonic cancer, 큰창자 암, 대장암
irritable bowel syndrome, 과민성 장증후군
appendicitis(typhlitis, cecitis), 막창자꼬리염, 충수염
colitis, 잘록창자염, 결장염
ulcerative colitis, 궤양성 잘록창자염
dysetery, 이질
diarrhea(enterorrhea), 설사
constipation(organic, functional), 변비, 기질적, 기능적 변비
dehydration, 탈수
fecal incontinence, 변실금
tenesmus(rectal, anal tenesmus), 뒤무직, 이급후증
melena(melaena), 멜레나, 혈변, 흑변
rectocele(proctocele), 곧창자 탈출증, 직장류, 직장탈
rectal hernia, 곧창자, 헤르니아
rectal prolapse, 곧창자탈출증, 직장탈출증
rectal constipation, 곧창자성 변비, 직장성 변비
rectal atresia, 곧창자폐쇄
rectal bleeding, 곧창자출혈
rectal fistular, 곧창자 샛길, 직장루
rectal palpation, 곧창자 촉진
rectal reflex, 곧창자반사
rectalgia, 곧창자통증, 직장통
rectal cancer, 곧창자암, 직장암
pruritus ani(anal pruritus), 항문소양증
perianal abscess(perirectal abscess), 항문주위고름집, 항문주위 농양
anal atresia(imperforate anus), 쇄항, 항문폐쇄
proctatresia, 직장(항문) 폐쇄증
anal stenosis, 항문 협착
anal fissure, 항문열창

anal fistula, 항문샛길, 항문루, 치루
hemorrhoids, 치핵, 치질
proctoptosis(prolapse ani), 항문탈출증, 탈항
anal cancer, 항문암

(3) Therapeutic and operative terms

small intestinal biopsy, 작은창자생검, 소장생검
appendectomy, 충수절제술, 막창자꼬리절제술
cecectomy, 막창자절제술, 맹장절제술
celiotomy(laparotomy), 개복술
ileocolostomy, 돌잘록창자연결술, 회결장문합술
colectomy, 결장절제술, 잘록창자절제술
colonic irrigation, 장세척
coloproctostomy, 잘록곧창자연결술, 결장직장문합술
rectal alimentation, 곧창자영양법, 직장영양법
rectal lavage, 곧창자세정, 직장세정
rectectomy(proctectomy), 곧창자절제술, 직장절제술
rectorectostomy, 곧창자연결술, 직장문합술
rectoscopy, 직장경검사법
proctostomy, 직장창냄술, 곧창자창냄술, 인공항문형성술, 직장조루술
colostomy, 잘록창자창냄술, 결장창냄술, 결장조루술
　　복벽을 통해 인공항문을 형성하는 방법
colofixation, 잘록창자고정술, 결장고정술
Duhamel's operation, 듀하멜 수술
　　선천성거대결장(mega colon)의 수술
Miles operation, 마일즈 수술
　　직장 및 항문 등의 광범위 절제수술
enterolysis, 창자박리술, 장유착박리술
hemorrhoidectomy, 치핵절제술, 치질절제술

(4) Radiology

gastrografin, 가스트로그래핀

소화관조영술에 사용되는 수용성 조영제

simple film(scout film), 단순사진, 스카웃 사진

조영제 투여전의 X선 사진

small bowel meal or series, 작은창자 기능검사, 소장기능검사

small bowel follow-throught(SBFT)

double contrast small bowel follow-through enteroclysis(small bowel enema), 고위 관장법

Miller-Abbott tube, 튜브삽입법에 의한 소장검사

barium enema(colon study), 큰창자조영술, 대장조영술

barium enema single contrast study, 단일 조영술

barium enema double contrast study, 이중 조영술

patient preparation, 환자전처치

cleansing enema, 장세척

barium enema technique, 큰창자(대장)조영검사법

AP(PA) projection(supine, prone)

P-A axial projection

A-P oblique projection(LPO and RPO position)

P-A oblique projection(LAO and RAO position)

right and left lateral decubitus projection

lateral projection

Chassard-Lapine projection

reduction of intussusception by barium enema, 바륨정복술

장중첩환자에게 치료적으로 이용되는 방법

defecography, 배변 조영술

직장항문각(anorectal angle)의 측정을 위한 검사

small bowel transit time, 작은창자(소장)통과시간

Stierlin's sign, 스티엘린 징후

장결핵, 크론씨병 등 염증성 병변에 의해서 회맹부가 수축된 상태

cobble stone appearance, 자갈모양의 점막변화

국한성 장염에서 보여지는 방사선학적 영상

skip sign, 건너뛰기 징후

장염에서 병변 사이에 정상부위가 끼어있는 상태의 방사선학적 영상

scattering image, 분산영상

악성림프종에 의한 흡수불량으로 인해 바륨 음영이 세분화된 상태

recurrent tumor, 재발성 종양

colon cut off sign, 결장절단 징후, 대장절단 징후

barium enema filling film, 큰창자(대장)조영 충만상

barium enema evacuation film, 큰창자(대장)조영배설상

Wangensteen-Rice maneuver, 쇄항진단방법

filling defect, 충만결손상

barium collection, 바리움집합상

luminal narrowing, 내강협착상

stiffening, 경직상

annular defect, 윤상충만결손상

overhanging edge, 큰창자암의 경계부위가 절벽처럼 묘출되는 것

apple core appearance, 큰창자암에서 종괴음영과 좁아진 내강이 마치 먹다 남은 사과심처럼 나타나는 영상

skip lesion, 병변의 불연속성 영상

lead pipe appearance, 궤양성 대장염의 치유기에 큰창자의 내강이 좁아지고 경직되어 나타나는 영상

radiation colitis, 방사선 큰창자염

simple abdomen(plain film of abdomen)

KUB(kidney, ureter, bladder)

radiopaque, 방사비투과성

radiolucent, 방사투과성

ascites, 복수

psoas muscle, 허리근, 요근

silent abdomen, 마비성 일레우스에 의한 복부의 소견

clean colon sign, 결핵성 큰창자염이나 궤양성큰창자염과 같이 염증이 있는 부위에 분변이 고이지 않는 영상

herring bone, 빈창자(공장) 내의 가스확장을 나타내는 청어가시 모양의 X선 소견

stepladder pattern, 확장된 작은창자음영이 포개져 나타나는 공기음영의 X선 소견

soft tissue mass shadow, 연부조직 종괴음영

double bubble, 쌍기포로서 샘창자(십이지장) 아래부분의 폐색을 나타내는 X선 소견

cecal ileus sign, 막창자(맹장) 내의 수면상을 나타내는 X선 소견

hemoperitoneum, 혈액복막, 혈액배막, 복강내 출혈

lamellated calculus, 층상결석으로 콜레스테롤이나 빌리루빈 그리고 탄산칼슘층이 번갈아 나타나는 X선 소견을 말한다.

stag-horn calculus, 사슴뿔 모양의 콩팥돌(신장결석)

5 Pancrease and Hepatobiliary System

(1) Anatomy and physiology

pancreas, 이자, 췌장

소화효소를 분비하는 외분비선(exocrine gland)과 혈당을 조절하는 내분비선(endocrine gland)으로 구성되며 이자머리(췌두 : head), 이자몸통(췌체 : body), 이자꼬리(췌미 : tail) 등으로 나눈다.

pancreatic duct, accessory pancreatic duct, 이자관, 덧이자관

island of Langerhans, 인슐린을 분비하며 alpha cell, beta cell, delta cell로 구분된다.

pancreatic juice, 이자액, 췌장액, 췌액

소화효소와 알카리성 수용액의 혼합액으로 이자관을 통해 샘창자로 개구된다.

insulin, 인슐린

세포막에서 세포 내로 포도당의 이동을 증가시키는 역할을 하며 결핍시 당뇨병(diabetes mellitus)을 초래한다.

glucagon, 글루카곤

단백질호르몬이며 주로 간에서 작용하며 혈당치가 감소될 때 자극되어 분비된다.

liver(hepar), 간

쓸개즙을 분비하는 소화선이며 간세포삭(hepatic cell cord)과 굴모양혈관(동양혈관 : sinusoid)이 주체이고 풍부한 혈액을 지니므로 암적갈색이다.

intra hepatic bile duct(IHBD), 간내쓸개관

extra hepatic bile duct(EHBD), 간외쓸개관

hepatic duct(ductus hepaticus), 간관

쓸개즙(bile)의 이동통로서 오른간엽(right hepatic lobe)의 소엽사이쓸개관(interlobular ductules)이 모여 오른간관(right hepatic duct)이 되고 왼간엽의 소엽사시쓸개관이 모여 왼간관(left hepatic duct)이 된다.

common hepatic duct(ductus hepaticus communis CHD), 온간관

gallbladder(biliary cyst, cholecyst, vesica fella), 쓸개

간에서 분비되는 쓸개즙을 저장, 농축시켰다가 식후 쓸개주머니관(cystic duct)을 통해 온쓸개관으로 배출시키는 역할을 하며 쓸개즙을 받아들이거나 배출시킬 때는 쓸개주머니관의 점막주름인 나선주름(spiral fold, Heister's valve)이 작용한다.

bile juice(bile, cystic bile, gallbladder bile), 쓸개즙,

간세포에서 생성되어 biliary tract으로 분비되고 콜레시스토키닌(cholecystokinin), 가스트린(gastrin), 글루카곤(glucagon), 세크레틴(secretin) 등의 호르몬과 미주신경(vagus nerve)의 자극에 의해 분비가 촉진되며 에스트로젠(estrogen)이나 간정맥의 폐쇄에 의해 억제된다.

common bile duct(choledochus, ductus choledochus, ductus biliaris CBD), 온쓸개관

Oddi's sphincter, 오디괄약근, 오디조임근

온쓸개관이 개구하는 major duodenal papilla에서 쓸개즙의 흐름을 조절하는 둥근 모양의 근으로서 팽대부조임근이라 한다.

ampulla of Vater(hepatopancreatic ampulla), 바터팽대부

담관과 췌관이 십이지장으로 개구되는 확장부위

liver cell(hepatic cell, hepatic parenchymal cell, hepatocyte), 간세포

간 고유의 기능을 담당하는 실질세포로서 간실질세포라고도 한다.

hepatic lobule(anatomic lobule of the liver), 간소엽

간의 형태학적, 기능적 구성의 최소단위로서 약 50만 개의 간소엽 덩어리로 되어 있다.

segment of liver(hepatic segment), 간구역

(2) Symptomatic and disease terms

pancreatitis(inflammation of pancrease), 이자염, 췌장염

pancreatic necrosis, 이자괴사, 췌장괴사

pancreatic cyst, 이자췌장낭종

pancreatic abscess, 이자췌장농양

pancreatic cancer, 이자췌장암

diabetes mellitus(DM), 당뇨병

이자의 랑게한씨섬(Langerhans islet)에 있는 β 세포에서 분비되는 인슐린(linsulin)의 결핍에 의해 발생되는 고혈당(hyperglycemia)질환으로서 당뇨(glucosuria), 다뇨(polyuria), 다음(polydipsia), 다식(polyphagia), 체중감소(weight loss) 등의 증상을 타나낸다.

hypoglycemia, 저혈당증, 혈당감소증

hyperglycemia, 과혈당증, 고혈당증

pancreatic insufficiency, 이자기능부전증

hepatic virus, 간염바이러스

hepatitis(inflammation of liver), 간염, 간장염

발생원인에 따라 바이러스감염(viral hepatitis)과 중독성감염(toxic hepatitis) 그리고 자가면역성감염(autoimmune hepatitis)이 있으며 진행경과에 따라 급성감염(acute hepatitis)과 만성간염(chronic hepatitis)으로 분류한다.

hepatitis interstitialis chronica, 만성간질성 간염

hepatitis A virus(HAV), A형 간염바이러스, 유행성감염바이러스

환자와의 접촉이나 음식물을 통해 경구적으로 전염(감염)되는 간염을 말한다(infectious hepatitis).

hepatitis B virus(HBV), B형 간염 바이러스, 혈청간염바이러스

비경구적감염으로서 환자의 혈청, 혈관주사, 오염된 주사기 등으로 전염되는 간염을 말한다(serum hepatitis).

non A non B type hepatitis, C형 간염

liver cirrhosis(cirrhotic liver, hepatic cirrhosis), 간경변증

간세포가 손상되어 섬유화되거나 간혈관의 변화와 간기능의 저하를 가져오는 질환을 말하며 일반적으로 B형 간염바이러스 감염이 오래도록 지속되는 경우 많이 발병한다.

fatty liver, 지방간

간에 지방이 과잉축적된 상태로서 비만, 당뇨병, 알코올의 과다섭취, 부신겉질(부신피질)

호르몬의 대량투여 등이 원인이 된다.

heaptic ascites, 간성복수

liver abscess(hepatic abscess), 간고름집, 간농양

liver failure(hepatic failure, hepatic insufficiency), 간부전

hypertrophy of the liver, 간비대

hepatomegaly, 간종대

hepatosplenomegaly, 간비종대증

hepatic stupor, 간성혼미

hepatic comma, 간성혼수

hepatic injure(liver dmage), 간손상

liver atrophia, 간위축증

liver disease(liver trouble), 간질환, 간장질환

간염, 간암, 간경변증, 간혈관종 등 간에서 발생하는 질환의 총칭

Distoma hepaticum(Distoma sinense), 간디스토마

fetor hepaticus, 간성구취

간경변 등 중증의 간질환 환자가 가지고 있는 특이한 구취

hepatic edema, 간성부종

간경변, 간암, 간문맥계 이상 등에서 나타나는 간질환성 부종

jaundice(icterus), 황달

혈액속에 빌리루빈(bilirubin)이 과도하게 축적되어 피부와 눈의 공막이 노랗게 변하는것이며 병명이 아니라 하나의 증상이다. 황달에는 쓸개관의 폐쇄로 인한 폐쇄성 황달(obstructive jaundice), 적혈구의 파괴증가로 인한 용혈성 황달(hemolytic jaundice), 감염이나 간암 등에 의한 간성황달(hepatic jaundice) 등이 있다.

hepatomalacia, 간연화증

hepatic hemangioma, 간혈관종

hepatoma(hepato cellular carcinoma : HCC), 간세포암

원발성 악성(malignant)종양 중 가장 많으며 만성 B형 간염에서 오는 간경변과 관계가 깊다.

hepatoblastoma, 간모세포종

cholangitis, 쓸개관염, 담관염, 담도염

간내간관 및 간외간관, 온쓸개관 등의 염증을 말한다.

gall stone(cholelith, biliary calculus), 쓸개돌, 담석

cholesterol gallstone, 콜레스테롤성 쓸개돌(담석)

bilirubinate gallstone, 빌리루빈성 쓸개돌(담석)

cholangioma(bile duct cancer, bile duct adenoma), 쓸개관암, 담관암

cholecystits(inflammation of gallbladder), 쓸개염, 담낭염

hydrocholecystis(hydropsy of gallbladder), 물쓸개염, 담낭수종

gallbladder cancer(carcinoma of the gallbladder), 쓸개암 담낭암

biliary stricture(biliary stenosis), 쓸개관협착, 담도협착

biliary obstruction, 쓸개관폐쇄증, 담도폐쇄증

(3) Therapeutic and operative terms

bile test(examination of bile), 쓸개즙검사, 담즙 검사

liver function test(LFT), 간기능 검사

liver biopsy, 간생검, 간조직 생검

hepatorrhaphy, 간봉합술

hepatopexy, 간고정술

hepatic lobectomy, 간엽절제술

hepatotectomy, 간절제술

hepaticocholangiojejunostomy, 간쓸개관빈창자연결술, 간담관공장문합술

hepaticoduodenostomy, 간샘창자연결술, 간십이지장문합술

cholecystotomy, 쓸개절개술, 담낭절개술

cholecystostomy, 쓸개창냄술, 담낭조루술, 담낭누공형성술

choledochoduodenostomy, 온쓸개관샘창자연결술, 총담관 십이지장문합술

sphincteroplasty(Oddi), 오디괄약근 성형술

laparoscopy, 복강경검사

liver supporting therapy, 간보호요법

pancreatectomy 이자절제술, 췌장절제술

(4) Radiology

hepatic catheterization, 간내도관삽입술

hepatogram, 간조영상

hepatolienography, 간비장조영술

hepatic scintigraphy(hepatic scintiscanning), 간신티그래피

동위원소(radioactive isotope RI)를 체내에 주사하여 신틸레이션 카메라(scintillation camera)로 영상화하여 진단하는 방법

celiac arteriography, 복강동맥조영술

hepatic arteriography(selective hepatic arteriography), 간동맥조영술

transcatheter arterial embolization(TAE), 간동맥색전술

transcatheter arterial chemoembolization(TACE), 간동맥색전술, 경도자동맥화학색전술

transjugular intrahepatic portosystemic shunt(TIPS), 경경정맥간내문정맥단락술

cholecystogram, 쓸개(담낭)조영상

cholecystography, 쓸개(담낭)조영술

oral cholecystography, 경구쓸개조영술, 경구적 담낭조영술

fatty meal study, 지방식, 지방식후 담낭기능검사

cholangiogram, 쓸개관조영상, 담관조영상

cholangiography, 쓸개관조영술, 담관조영술, 담도조영술

cholecystocholangiography, 쓸개쓸개관조영술, 담낭담관조영술

intravenous cholangiography(IVC), 정맥쓸개관조영술, 경정맥성 담도조영술

percutaneous transhepatic cholangiography(PTC), 피부간경유쓸개관조영술, 경피경간담도조영술

endoscopic retrograde cholangiopancreatography(ERCP), 내시경적 역행성 췌담관조영술

operative cholangiography(OPC), 수술중쓸개관조영술

postoperative cholangiography(T-tube cholangiography), 수술 후 쓸개관조영술, T자관담관조영술

endoscopic sphincterotomy(EST), 내시경적 유두조임근 절개술

유두조임근과 연부조직 그리고 샘창자벽 내의 온쓸개관(CBD)을 전기소작(electrocautery)을 이용하여 절개하는 방법

percutaneous transhepatic biliary drainage(PTBD), 피부간경유쓸개관배액술, 경피경간 담도배액술

endoscopic retrograde biliary drainage(ERBD), 내시경쓸개 배액술, 내시경적 담도배액술

endoscopic nasobiliary drainage(ENBD), 내시경코쓸개관배액술, 내시경적 경비담도배액술

extracorporeal shock wave lithotripsy(ESWL), 체외 충격파 쇄석술

biliary tract series

P–A projection

P–A oblique projection(LAO position)

right lateral decubitus(CR horizontal)

erect P–A projection

liver scintigraphy, 간신티그래피

hepatobiliary scintigraphy, 간쓸개관 신티그래피

hemangioma scintigraphy, 혈관종 신티그래피

spleen scintigraphy, 지라 신티그래피

T tube, T자관

drainage catheter, 배액카테터, 배액도관

internal drainage, 내류법

external drainage, 외류법

04

Urinary System

비뇨기계는 소변을 만드는 콩팥(kidney)과 이를 운반하는 요관(ureter) 그리고 방광(urinary bladder)으로 구성되며 항상성유지를 위해 인체내부환경의 Na^{+}, K^{+}, Ca^{++} 등과 같은 무기질이온과 수분(water), 염분(salt), 산(acid)의 농도를 조절하고, 요소(urea)를 포함한 여러 가지의 대사산물을 배출시킨다.

※ Word roots of urinary system

word root	meaning	우리말	example
cysto-	bladder, sac	방광, 주머니	cystography
nephro-	kidney	콩팥, 신장	nephron
pyelo-	renal pelvis	콩팥깔대기, 신우, 신반	pyelography
uretero-	ureter	요관	ureterography
uro-	urine	소변	urography
reno-	kidney	콩팥, 신장	renography
vesico-	bladder	방광	vesicocele
urethro-	urethra	요도	urethrography

syphilo–	syphilis	매독	syphiloma
adreno–	adrenal	부신	adrenopathy
mega–(megalo)	great size	거대	megacolon
noct–	night	밤	nocturia
oligo–	little, few	과소	oligouria
poly–	many, much	과잉	polyuria

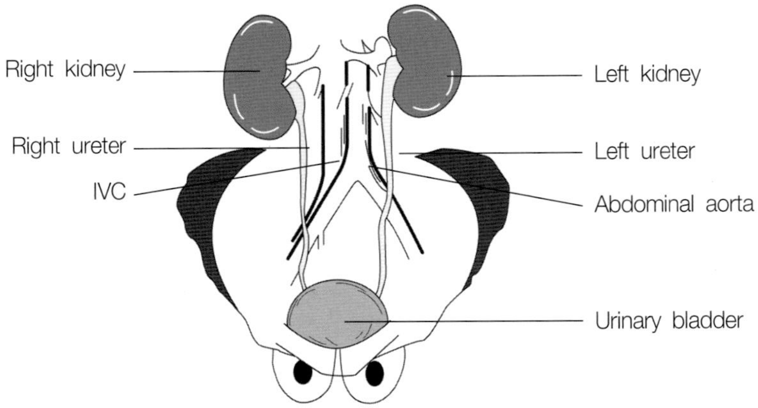

그림 4-1 Urinary system

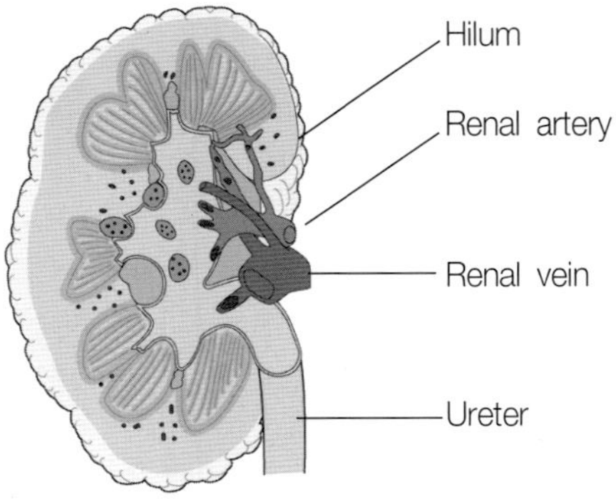

그림 4-2 Medial concave border of kidney

1 Anatomy and Physiology

retroperitoneal organ, 후복막기관, 후복막장기

kidney, 콩팥, 신장

제11등뼈에서 제3허리뼈 사이에 위치하고 있으며 일반적으로 오른콩팥이 간의 우엽에 눌려 왼콩팥보다 약간 아래에 위치한다. 콩팥은 섬유성피막(renal capsule)으로 덮여 있고, 안쪽으로는 콩팥동맥(renal artery)과 콩팥정맥(renal vein) 그리고 요관(ureter)이 지나는 콩팥문(hilum)이 있으며 크게 겉질, 속질, 깔대기의 3부분으로 구분한다.

cortex(cortical substance), 겉질, 피질, 신피질

콩팥의 바깥 부위(outer region)를 말하며, 콩팥소체(말피기소체)가 밀집되어 있는 부분이다.

medulla(medullary substance), 속질, 수질, 신수질

콩팥의 안쪽 부위(inner region)를 말하며 콩팥세관의 집합부위이다.

calyx(renal calyces), 콩팥잔, 신배

속질 내의 삼각형 모양인 콩팥피라미드, 신추체(renal pyramid)가 모여 콩팥잔(신배)을 이루며 작은콩팥잔(소신배 : minor calyx)이 여러 개 합해지면 큰콩팥잔(대신배 : major calyx)이 되어 콩팥깔대기(신우)로 이어진다.

pelvis(renal pelvis), 콩팥깔대기, 신우, 신반

콩팥실질(renal parenchyma)에서 만들어진 소변은 집합관(collection duct)을 통해 콩팥유두(renal papilla)에서 콩팥잔으로 배출되며 콩팥깔대기가 여러 개 합쳐져 요관으로 소변을 보내기까지 일정시간 저류시키는 곳을 말한다.

hilum(hirus, renal hilum), 콩팥문, 신문

요관, 콩팥동맥, 콩팥정맥, 신경, 림프 등이 출입하는 곳을 말한다.

renal corpuscle(Malpighian corpuscle), 콩팥소체, 말피기소체

콩팥실질에 존재하여 콩팥단위를 형성하는 지름 약 200 μm 정도의 소체를 말하며 모세혈관의 다발인 토리(사구체)와 그것을 싸고 있는 보우만 주머니로 이루어져 있다.

renal tubule(urinary tubules), 콩팥세뇨관

콩팥소체를 나와서 콩팥유두에 이어지기까지의 부분으로서 몸쪽세관(proximal tubule), 헨레고리(Henle's loop), 먼쪽세관(distal tubule), 집합관(collecting duct), 유두관(papillary duct) 등으로 구성된다.

nephron, 네프론, 신원, 신단위

소변의 생성과 배설의 기본단위이며 콩팥소체와 세관을 합친 것을 말하며 한쪽 콩팥에 약 100만 개 이상의 네프론이 존재한다.

glomerulus(glomeruli), 토리, 사구체, 신사구체

들토리(수입)세동맥(수입관 : vas afferens)이 날토리(수출)세동맥(수출관 : vas efferens)으로 이행되는 부분의 모세혈관 덩어리이며 토리(사구체)모세혈관이라 한다.

glomerular capsule(Bowman's capsule), 토리주머니, 사구체낭, 보우먼낭

토리(사구체)를 싸고 있는 주머니

glomerular filtration, 토리여과, 사구체여과, 신사구체여과

glomerular filtration ratio(GFR), 토리 여과율, 사구체 여과율

renal segment, 콩팥구역, 신구역, 신장구역

renal blood flow(RBF), 콩팥혈류량

ureter, 요관

콩팥깔대기에서 방광까지 소변을 이동시키는 평활근성 관이며 복부의 후복막강 아래로 내려가 방광으로 들어가며 요관콩팥깔대기이행부(ureteropelvic junction), 요관이 온엉덩동맥(총장골동맥)을 지나는 부위(소골반 입구), 요관 방광접합부(ureterovesical junction) 등의 생리적 협착부위가 있다.

urinary bladder(vesica urinaria), 방광

요관으로부터 받은 소변을 일정용량 저장했다가 배출시키는 장기이며 남성의 경우에는 방광뒷쪽에 직장이 있고 여성은 자궁과 질이 인접해 있다.

trigone(trigone of bladder), 방광삼각, 방광삼각부

male urethra, 남성요도

남성의 요도는 20 cm 정도의 크기로 비뇨기계의 역할과 생식기계의 역할을 하며 벽내부(intramural portion), 전립샘부분(prostatic portion), 막부분(membranous portion), 해면부분(cavernous portion) 등으로 구분된다.

female urethra, 여성요도

여성의 요도는 남성에 비해 매우 짧으며 주행도 단순하다.

urea(carbamide), 요소

uric acid(UA), 요산

무미, 무취의 백색결정으로 에탄올에는 녹지 않고 물에 약간 녹는 성질이 있으며 육식동물의 소변 속에 존재한다.

urine, 소변, 오줌, 뇨

정상인의 신선한 소변은 우로크롬(urochrome) 때문에 담황색 혹은 호박색(amber)을 띠고 있으며 pH 6~6.5 정도의 약산성을 나타낸다.

2 Symptomatic and Disease Terms

solitary kidney(agenesis), 단독콩팥

renal hypoplasia, 콩팥형성부전

horseshoe kidney, 말굽모양콩팥, 마제신

kidney biopsy(renal biopsy), 콩팥생검

glomerulonephritis, 토리콩팥염, 사구체신염

chronic glomerulonephritis(CGN), 만성토리콩팥염, 만성사구체신염

pyelonephritis, 깔대기콩팥염, 신우신염

콩팥실질 및 콩팥깔대기의 염증을 말하며 만성깔대기콩팥염(chronic pyelonephritis)과 급성깔대기콩팥염(acute pyelonephritis)이 있다.

pyelitis, 깔대기염, 신우염

renal edema, 콩팥부종, 신성부종

renal hypertension, 콩팥고혈압, 신성고혈압, 2차성 고혈압

renal injury, 콩팥손상, 신손상, 신외상

renal ischemia, 콩팥허혈, 신허혈

renal calculus(kidney stone, nephrolith), 콩팥돌, 신결석, 신석

staghorn calculus, 녹각결석, 녹각모양결석

renal cortical necrosis, 콩팥겉질괴사, 신피질괴사

renal medullary necrosis, 콩팥속질괴사, 신수질괴사

renal tuberculosis(nephrotuberculosis), 콩팥결핵, 신결핵

nephrosclerosis(sclerotic kidney), 콩팥굳음증, 신경화증

신혈관계의 이상으로 인한 혈행장애로 발병하며 네프론(nephron)의 위축 및 탈락 등이 일어난다.

arterial nephrosclerosis, 동맥성 콩팥굳음증, 동맥성 신경화증

arteriolar nephrosclerosis, 세동맥성 콩팥굳음증, 세동맥성 신경화증

malignant nephrosclerosis, 악성 콩팥굳음증, 악성 신경화증

nephroptosis(floation kidney), 콩팥처짐증, 신하수, 신장하수증

hydronephrosis, 물콩팥증, 수신증

nephromegaly, 콩팥비대증, 신비대증

renal abscess, 콩팥고름집, 신농양

nephritis, 콩팥염, 신장염

renal failure(renal insufficiency), 콩팥기능상실, 신부전

acute renal failure(ARF), 급성콩팥기능상실, 급성신부전증

단시일내에 요독증을 나타내는 것을 말한다.

chronic renal failure(CRF), 만성콩팥기능상실, 만성신부전증

오랜기간에 걸친 만성적 콩팥질환에 의해 콩팥이 체액의 항성을 상실하여 요독증을 나타나는 것을 말한다.

nephrotic syndrome, 콩팥증후군, 신증후군

renal tumor, 콩팥종양, 신종양

renal cyst, 콩팥물혹, 신낭종

renal cell carcioma, 콩팥세포암, 신세포암

renal pelvis carcinoma, 콩팥깔대기암, 신우암

Wilms tumor(nephroblastoma), 빌림스 종양, 콩팥모세포종

유아와 소아기 배(복부)종양 중 가장 흔한 종양으로서 5세 이전에 주로 발견된다.

ureteral stenosis(ureteral stricture), 요관협착

hydroureter, 물요관증, 수뇨관증

urinary stone(urolithiasis), 요로돌증, 요로결석증

ureteral stone(ureterolith, ureteral calculi), 요관돌, 요관결석

ureter malformation, 요관기형, 요관이상

duplication, 요관(콩팥깔대기)중복

vesical hematuria(vesical bleeding), 방광성혈뇨

intravesical press, 방광내압

vesical diverticulum(bladder diverticulum), 방광곁주머니, 방광게실

cystolithiasis(vesicolithiasis, bladder stone), 방공돌, 방광결석

vesical tuberculosis(tuberculosis of urinary bladder), 방광결핵

vesicoureteral reflux(VUR), 방광요관역류

cystocele(cystoptosis, vaginal cystocele), 방광탈출증, 방광류

vesical fistula(bladder fistula), 방광샛길, 방광루

vesicorectal fistula, 방광곧창자샛길, 방광직장루

vesicovaginal fistula(VV fistula), 방광질샛길, 방광질루

bladder neurosis, 방광신경증

cystitis(inflammation of urinary bladder), 방광염

bladder cancer(cystocarcinoma), 방광암

bladder tumor(vesical tumor), 방광종양

bladder rupture(vesical rupture), 방광파열

vesical atony, 방광무긴장증, 방광이완증

vesical hernia, 방광탈출증

urethral stricture(urethral stenosis), 요도협착

urethritis, 요도염

urethritis gonorrhoica, 임균성요도염

urethral injury, 요도손상

urethral diverticulum, 요도곁주머니, 요도게실

urinary fistular, 요로샛길, 요루, 요도누공

urethral hematuria, 요도성 혈뇨

urethral obstruction, 요도폐쇄

urethral rupture, 요도파열

urethrovaginal fistula, 요도질누공

urinary incontinence(aconuresis), 요실금, 오줌새기증

소변이 불수의적으로 누출되는 현상으로서 복압이나 움직임과 관계없이 누출되는 경우를 진성요실금(true incontinence)이라 한다.

uremia(urinemia), 요독증

신부전으로 인한 체액의 조성이나 체액량을 조절하는 신기능의 이상을 말한다.

urination(micturination), 배뇨, 방뇨

hematuria(blood in urine), 혈뇨

albuminuria, 단백뇨증

anuria(daily urine volume 〈 100 cc), 무뇨

oliguria(daily urine volum 〈 500 cc), 핍뇨

polyuria(daily urine volum 〈 2500 cc), 다뇨

stranguria, 배뇨곤란, 통뇨

dysuria(difficult urination), 배뇨곤란

urinary frequency, 빈뇨

1회 소변의 양은 증가하지 않고 소변을 자주 보는 것을 말한다.

urinary tenesmus, 요후증

urinary disturbance(dysuria), 배뇨장애, 배뇨곤란증

enuresis, 야뇨증, 유뇨증

urinary tract infection(UTI), 요로감염증

urinary stasis, 요정체, 요통과장애

3 Therapeutic and Operative Terms

kidney donor, 콩팥제공자, 신공여자

kidney(renal) transplantation, 콩팥이식, 신이식, 신장이식술

dialysis, 투석, 혈액투석

혈액투석(hemodialysis : HD)과 복막투석(peritoneal dialysis : PD)이 있다.

renal function test, 콩팥기능검사, 신기능 검사

tubular function test, 요세관검사, 신세뇨관 검사

nephropexy, 콩팥고정술, 신고정술

renal capsulotomy, 콩팥피막절개술, 신피막절개술

partial nephrectomy, 콩팥부분절개술, 신부분절개술

nephrectomy, 콩팥절제술, 신절제술

nephrotomy, 콩팥절개술, 신절개술

nephrolithotomy, 콩팥절개돌제거술, 신절석술

nephrorrhaphy, 콩팥봉합술, 신봉합술

nephrocystanastomosis, 콩팥방광연결술, 신방광문합술

nephropyeloplasty, 신우신성형술, 콩팥깔대기성형술, 신우형성술

nephrostomy, 콩팥창냄술, 신루설치술(조성술)
nephroureterectomy, 콩팥요관절제술, 신요관절제술
ureterotomy, 요관절개술, 요관루 조성술
ureterectomy, 요관절제술
ureteropyeloplasty, 요관깔대기성형술, 요관신우성형술
ureterocystostomy, 요관방광연결술, 요관방광문합술
ureterolithotomy, 요관결석제거술, 요관돌제거술, 요관절석술
ureterorrhaphy, 요관봉합술
ureterostomy, 요관창냄술, 요관루조성술, 요관조루술
ureteroureteral anastomosis, 요관요관연결술, 요관요관문합술
ureterovesicoplasty, 요관방광성형술, 요관방광형성술
bladder flap urethroplasty, 방광판요도성형술
bladder bowel training, 배뇨배변훈련
puncture(bladder punctuation), 방광천자술
vesicosigmoidostomy, 방광구불창자연결술, 방광 S자상결장문합술
vesicotomy(cystotomy), 방광절개술
vesicolithotomy(cystolithotomy), 방광결석제거술, 방광결석절개술
cystoscopy, 방광경검사
urethroplasty, 요도성형술
urethrorrhaphy, 요도봉합술
urethrostomy, 요도창냄술, 요도루 설치술
urethrotomia(urethrotomy), 요도절개술
urinalysis(urine analysis), 요분석검사

4 Radiology

KUB(Kidney, Ureter, Bladder), 콩팥, 요관, 방광 촬영
excretory urography, 배설성 요로조영술
pyelogram, 깔대기조영상, 신우조영상, 신우조영사진

pyelography, 깔대기조영술, 신우조영술

intravenous pyelography(IVP), 정맥 깔대기조영술, 경정맥성 신우조영술

retrograde pyelography(RGP), 역행성 깔대기조영술, 역행성 신우조영술

nephrotomography, 콩팥단층촬영

drip infusion pyelography(DIP), 점적깔대기조영술, 점적신우조영술

rapid sequential pyelography(RSP), 신속깔대기조영술, 신속(연속) 신우조영술

percutaneous nephrostomy(PCN), 낭포천자법

antegrade pyelography(AGP), 하행성깔대기조영술, 하행성신우조영술, 전행성신우조영술

percutaneous nephrolithotomy, 피부경유콩팥절석술, 경피적 신절석술

renography, 레노그래피, 콩팥기능 검사

방사성 동위원소를 이용한 콩팥기능 검사

dynamic renal scintigraphy, 동적콩팥 신티그래피

GH renal scintigraphy, GH 콩팥신티그래피

DMSA renal scintigraphy, DMSA 콩팥신티그래피

radionuclide cystography 방광신티그래피

ureterography, 요관조영술

ureteropyelography, 요관깔대기조영술

cystography, 방광조영술

retrograde cystography, 역행성방광조영술

voiding cystourethrography(VCUG), 배설성 방광요도조영술

urethrography, 요도조영술

retrograde urethrography(RGU), 역행성 요도조영술

metallic bead chain cystourethrography, 금속성 구슬을 이용한 방광요도조영술

urethrocystography, 요도방광조영술

urethral catheterization, 요관카테터삽입술

urinary tract series

urinary tract A–P and P–A scout

urinary tract A–P and P–A after injection

urinary tract RAO, LAO, RPO, LPO

urinary tract upright(A–P, P–A)

pediatric urography

05

Male Reproductive System

남성생식기는 정액의 본질적 요소인 정자(sperm)를 생산하고 남성호르몬인 테스토스테론을 분비하는 고환(testis)과 부속기관으로 구성된다.

※ Word roots of male reproductive system

word root	meaning	우리말	example
spermato-	sperm	정충, 정자	spermatocyte
urethro-	urethra	요도	urethrography
orchido-	testicle	고환	orchidopexy
crypto-	hidden	잠복	cryptorchism
phimosis-	muzzling	포경	phimosis

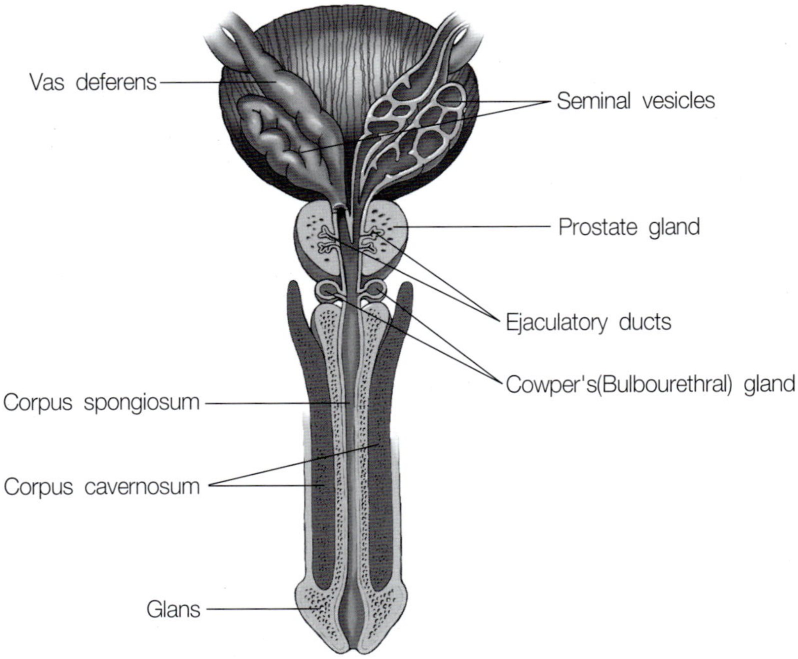

그림 5-1 Male reproductive organs(penis)

1 Anatomy and Physiology

scrotum, 음낭

복벽의 일부가 돌출되어 형성된 것으로서 고환, 부고환, 정관의 일부, 정삭 등을 싸고있는 주머니이며 음낭중격(scrotal septum)에 의해 좌, 우 음낭으로 나누어진다.

testis(testicle), 고환, 정소

음낭 안에 있는 좌, 우 한쌍의 남성생식선으로서 발생은 콩팥부근이나 점차 음낭으로 하강한다. 주요 기능으로는 테스토스테론 등 남성호르몬의 생성, 분비와 정자발생의 기능이 있다.

epididymis(epididymides), 부고환, 부정소

고환의 후상연에서 후하연까지 부착된 가늘고 긴 구조물로서 고환에서 정관까지의 정자수송과 정자의 성숙 및 저장의 기능을 하는 것으로 알려져 있다.

septula of testis, 고환중격

lobules of testis, 고환소엽

convoluted seminiferous tubules, 곱슬정세관, 곡정세관

straight seminiferous tubules, 곧은정세관, 직정세관

seminiferous tubules, 정세관

spermatogenic cell, 정자발생세포

Leydig cell(interstitial cell), 사이질세포, 간질세포

정세관 사이에 있는 세포로서 남성호르몬인 테스토스테론을 생산한다.

spermatogonia, 정조세포

spermatocytes, 정모세포

spermatids, 정자세포

Sertoli's cell(supporting cell), 버팀세포, 지주세포

정자생산세포의 지주와 영양에 관여한다.

spermatogenesis, 정자발생

sperm(spermatozoa), 정자, 정충

정자세포가 변형된 것으로서 길이는 0.05 mm(50 μ) 정도이고 서양배 모양의 머리(head), 막대 모양의 목(neck), 실 모양의 꼬리(tail)로 구성되며 활발한 운동을 한다.

semen, 정액

정자와 전립샘, 정낭, 망울요도샘(요도구선) 등에서 분비되는 분비물이 합쳐진 것

vas deferens(ductus deferens, spermatic duct), 정관, 수정관

부고환에서 연속된 관으로서 성숙된 정자를 전립선부 요도까지 방출하는 역할을 한다.

spermatic cord(spermatic funiculus), 정삭

정관이 고환상단에서 혈관, 신경, 근육 등을 동반하여 형성한 볼펜굵기 정도의 구조물

seminal vesicle(vesicula seminalis), 정낭

방광바닥의 후벽에 붙어 있는 1쌍의 남성생식기의 하나로서 사정시 정액의 한 성분인 정낭액을 분비하는데 이는 정자의 영양과 반응성에 관계한다.

ejaculation(seminal emission), 사정

교감신경계의 흥분에 의해 정액이 요도로부터 사출되는 현상

ejaculatory duct, 사정관

정관의 말단부와 정낭의 배출관이 합쳐져 이루어진 정액의 배출경로

urethra, 요도

방광 내의 안쪽요도구멍(내요도구 : internal urethral orifice)에서 바깥요도구멍(외요도구 : external urethral orifice)까지를 말하며 남성요도의 경우 비뇨기계의 역할과 생식기의 역할을 수행한다.

prostate(prostate gland), 전립샘, 전립선, 섭호선, 전위선

방광 아래에 붙어 골반강의 가장 아래 부분에 위치하는 실질기관으로서 유백색의 장액성 액체를 분비하는데 이는 정자의 운동을 촉진하고 산성인 질 내의 분비물과 소변의 유해작용으로부터 정자를 보호해 준다.

Cowper's gland(glandular bulbourethralis), 쿠퍼샘, 요도망울샘, 요도구선

전립샘 아래, 요도 뒤쪽에 있는 1쌍의 선으로서 여성의 바르톨린선(Bartholin's gland)에 해당하며 무색투명한 액체를 분비한다.

penis, 음경

남성의 성기로 원통형의 발기기관이며 1쌍의 음경해면체(corpora cavernosa)와 1개의 요도해면체(corpus spongiosum)로 구성된다.

glans penis, 음경귀두

spongy portion of urethra(spongy urethra), 요도해면체부

corpus cavernosum urethrae, 요도해면체

corpus cavernosum penis, 음경해면체

2 Symptomatic and Disease Terms

anorchism, 무고환증

cryptorchism, 잠복고환, 잠재고환, 정류고환증

torsion of testicle(strangulation of testicle), 고환꼬임, 고환염전증

dislocation of testicle(ectopic testicle), 고환전위증

testicular gumma(syphilis of testis), 고환매독

tuberculosis of testicle(tuberculous orchitis), 고환결핵

testicular insufficiency, 고환기능부족증, 고환기능부전증

testicular atrophy, 고환위축

testitis(orchitis, didymitis), 고환염, 정소염

orchiepididymitis, 고환부고환염

testicular tumor, 고환종양

testicular femization, 고환여성화

hydrocele(hydrocele of testicle), 음낭수종

고환주위나 정관을 따라 액체가 축적된 상태를 말한다.

inguinal hernia, 샅굴헤르니아, 서혜부탈장

vesiculitis(seminal vesiculitis), 정낭염

prostatic calculus(tuberculosis of prostate), 전립샘결핵

prostatomegaly, 전립샘비대증

benign prostatic hypertrophy(BPH), 양성전립샘비대증

전립샘의 비대로 인해 배뇨장애 등을 일으키는 질환으로서 노인에게 주로 나타나며 전립샘증(prostatism)의 대표적 질환이다.

prostatitis, 전립샘염

prostatic cancer(prostatic carcinoma), 전립샘암

phimosis, 포경, 우멍거지

penitis, 음경염

penis erectus, 음경발기

priapism, 음경지속발기증, 음경강직증

음경해면체에 고인 혈액이 외상이나 약물주입, 신경장애 등의 여러 원인에 의해 빠져나가지 못해 발병한다.

balanitis, 귀두염

impotence(astysia), 발기불능, 발기부전

anejaculation, 사정불능증

azoospermia, 무정자증

oligozoospermia(hypospermia), 정자과소증

일반적으로 정액 1 ml 속에 정자가 30,000개 이하이면 불임(infertilitas)의 원인이 된다.

polyspermia(polyspermism), 정액과다증

정액의 양이 항상 5 ml 이상이면 정액과다증이라 하며 이로서 정자의 농도가 희석되고 운동능력이 억제되어 불임의 원인이 될 수 있다.

reproductive impotence(impotentia generandi), 생식불능

spermatorrhea, 정액흘림, 정액루

유정(몽정)의 일종으로 성적흥분과 관계없이 정액이 배설되는 것

semenuria(seminuria), 정액뇨, 정액뇨증

hemospermia(hematospermia), 혈정액증

venereal disease(sexually transmitted disease : VD, STD), 성병

hard chancre(indurated chancre), 굳은궤양, 경성하감

매독감염시 나타나는 피부 궤양성 변화로서 남성의 경우 귀두나 음경체에 주로 나타난다.

soft chancre(genital chancre), 무른궤양, 연성하감

비매독성 피부궤양으로서 성병의 일종이다.

syphilis, 매독

gonorrhea(blennorrhagia), 임질

nongonococcal urethritis, 비임균성 요도염

genital herpes, 성기헤르페스, 음부포진

human immunodeficiency viral infectious disease(HIV infectious disease), 인간면역결핍 바이러스 감염증

acquired immunodeficiency syndrome(AIDS), 후천성 면역결핍증

genital warts, 생식기 사마귀

balanoposthitis, 귀두포피염

trichomoniasis, 트리코모나스증

venereal disease prevention, 성병예방

hypogonadism, 생식샘저하증, 성선기능저하증

hypergonadism, 생식샘과다증, 성선기능항진증

3 Therapeutic and Operative Terms

testis graft, 고환이식술

testicular biopsy, 고환생검

orchidopexy(orchiopexy), 고환고정술, 정소고정술

orchiectomy(orchidectomy), 고환절제술

epididymectomy, 부고환절제술

epididymovasectomy, 부고환 정관절제술

prostatic massage, 전립샘마사지, 전립선마사지

전립선염의 진단 및 치료시 항문으로 손가락을 삽입하여 시행한다.

prostatomyomectomy, 전립샘근종절개술, 전립선근종절제술

prostatotomy, 전립샘절개술, 전립선절개술

prostatectomy(resection of prostate gland), 전립샘절제술, 전립선절제술

prostatolithotomy, 전립샘결석제거술, 전립선절석술

vasotomy, 정관절개술

vasoligation, 정관결찰법

vasovasostomy, 정관정관이음술, 정관문합술

circumcision, 포경수술, 음경꺼풀절제술, 윤절술

urethroscopy(urethroscopia), 요도경검사

urethrectomy, 요도절제술

urethroplasty, 요도성형술

urethrotomy, 요도절개술

urethrorrhaphy, 요도봉합술

semen analysis, 정액분석

semen donor, 정액제공자

sperm bank(sperm cell bank), 정자은행

artificial insemination, 인공수정

4 Radiology

urethral catheterization, 요도카테터 삽입술

urethrogram, 요도조영상, 요도조영사진

urethrography, 요도조영술

retrograde urethrography, 역행성 요도조영술

urethrocystography, 요도방광조영술

epididymography, 부고환 조영술

seminal vesiculogram, 정낭조영술, 정낭조영사진

seminal vesiculography, 정낭조영술

정낭에 미세도관을 이용하여 조영제를 주입하고 해부학적 이상유무 및 병리학적검사를 위해 실시하는 남성불임 검사방법

prostatography, 전립샘 조영술

cavernosography, 해면체 조영술

penis의 erectile dysfunction 검사를 위해 해면체에 조영제를 주입하고 촬영하는 방법

testicular scintigraphy, 고환신티그래피

06

Female Reproductive System

여성생식기계는 골반 내 구조물인 난소, 난관채, 난관, 자궁, 자궁경부, 질 등과 골반외 구조물인 치구, 대음순, 소음순, 질구, 바르틀린선, 음핵, 처녀막 등으로 구성된다.

※ Word roots of female reproductive system

word root	meaning	우리말	example
hystero−	uterus	자궁	hysterosalpingography
oo−	ovum, egg	난자	oocyte
oophro−	ovary	난소	oophoroplasty
salpingo−	fallopian tube	난관	salpingorrhaphy
meno−	menses, month	월경	menorrhagia
colpo−	vagina	질	colpocele
ectopic− (heterotopic)	displaced	이소성의	ectopic pregnancy
thele−	nipple, papilla	젖꼭지, 유두	theleplasty
toco−	labor(labour)	분만	tocophobia

(toko)			
cervico–	neck	목, 경부	cervicovaginitis
amnio–	amnion	양막	amniography
metro– (metra)	uterus	자궁	metrocele
areola–	surrounding nipple (dark area)	젖꽃판, 유륜	areolamammae
cyesis–	pregnancy	임신	cyesis
episio–	vulva	음문, 외음	episioplasty
gravid–	pregnant	임신의	gravida
nulli–	none, null	없음	nullipara (nulliparous woman)
omphalo–	umbilicus	배꼽	omphaloma
ovario–	ovary	난소	ovariocentesis
version–	change of direction	회전술(태아의)	cephalic version
emesis–	vomiting	구토	emesis gravidarum

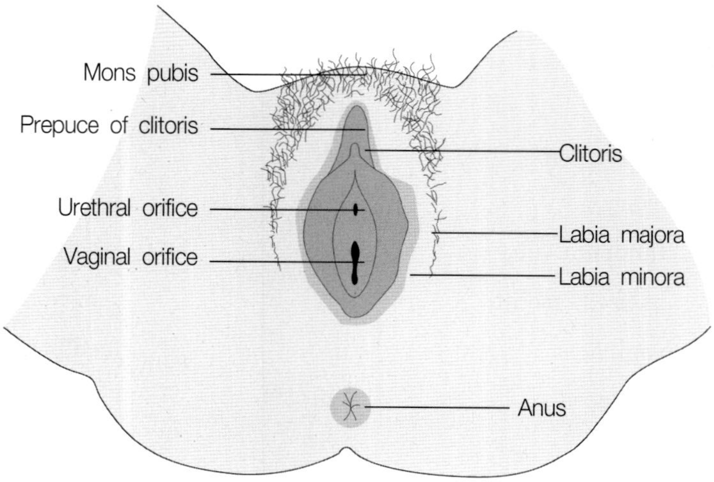

그림 6-1 Anatomy of vulva

1 Anatomy and Physiology

ovary(ovarium), 난소

남성의 고환에 해당하는 여성의 성선(genital gland)으로서 난자의 발육 및 배출 그리고 호르몬을 생산한다.

follicle cell(ovarian follicle), 소포세포, 난포세포, 여포세프

primary follicle(primordial follicle), 일차난포, 원시난포

vesicular ovarian follicle(Graafian follicle), 성숙난포, 그라프난포, 삼차난포

follicular antrum, 난포방, 난포강

follicular fluid, 난포액

ovarian hormone, 난소호르몬

estrogen(follicle hormone), 여성호르몬, 난포호르몬, 에스트로젠

난포의 성숙과 함께 난포에서 분비되는 호르몬으로서 여성의 2차 성징을 발현시켜 자궁, 유선, 질 등의 성장을 촉진하고 자궁내막을 증식시킨다.

follicle stimulating hormone(FSH), 난포자극 호르몬

뇌하수체에서 분비되며 난포를 성장시킨다.

corpus luteum(yellow body of ovary), 황체

배란 후 난포벽 및 난포강 내에 증식된 황체세포에 의하 육안적으로 황색으로 보이는 조직으로서 수정이 되면 커져서 수개월간 존재하나 수정이 되지 않으면 퇴행되고 위축된다.

luteinizing hormone(LH), 황체형성호르몬

luteotropic hormone(LTH)(prolactin), 황체자극호르몬

progesterone, 프로게스테론

황체에서 분비되는 스테로이드 호르몬(steroid hormone)으로서 배란을 억제하고 수정란을 착상시켜 임신을 유지하고 자궁의 수축을 억제하는 작용을 한다.

corpus albicans, 백체

황체가 퇴화되어 회백색의 결합조직으로 변형된 것

oogenesis(ovogenesis), 난자발생, 난자형성

oogonia, 난조세포

primary oocytes, 1차 난모세포

secondary oocyte, 2차 난모세포

ova(ovum, egg), 난자, 난

유성생식을 하는 암컷의 생식세포(female reproductive cell)

ovarian cycle, 난소주기

여성에 있어 난자의 성숙과 배란이 주기적으로 이루어지는 것을 말하며 평균 28일이다.

follicular phase, 여포기

난소주기 1일부터 난포발육이 시작되어 포상난포가 형성되는 14일까지의 기간을 여포기라 하며 배란에 의해 여포기가 끝나게 된다.

ovulation, 배란

난소에서 수정이 가능한 난자를 방출하는 것을 말하며 28일형의 월경주기를 가진 여성의 경우 월경시작 후 14일째에 배란이 이루어진다.

fimbriae(ovarian fimbria), 자궁관술, 난관채

oviducts(fallopian tube, uterine tube, salpinx), 자궁관, 난관

난소로부터 배출된 난자가 자궁으로 이동하는 통로로서 자궁관팽대(ampulla), 자궁관잘룩(isthmus), 깔대기(infundibulum)가 있으며 자궁관팽대에서 수정이 이루어진다.

ampulla of uterine tube, 자궁관팽대부, 난관팽대부

uterus(womb), 자궁

골반의 중앙부에 위치하며 자궁관에서 수정된 수정난이 발육되는 곳으로서 앞쪽으로는 방광이 위치하고 뒤쪽에는 곧창자가 있다.

uterine fundus(fundus uteri), 자궁바닥, 자궁저

corpus uteri(body), 자궁몸통, 자궁체

uterine ligament, 자궁인대

uterine cavity, 자궁안, 자궁강

uterine cervix(cervix uteri), 자궁목, 자궁경부

uterocervical canal(cervical canal), 자궁목관, 자궁경관

isthmus uteri, 자궁잘룩, 자궁협부

rectouterine pouch(Douglas pouch, cul-de-sac) 곧창자자궁오목, 직장자궁와

uterine wall(paries uteri), 자궁벽

endometrium, 자궁내막

자궁내막은 점막(mucosa)으로 되어 있으며 많은 분비선이 있다.

myometrium(muscular layer of uterus), 자궁근육층, 자궁근층

perimetrium(external layer), 자궁바깥막, 자궁외막

복막의 연속으로서 자궁의 표면을 덮고 있다.

menstruation(menses), 월경

menstrual cycle, 월경주기

menstrual phase, 월경기

최대로 비후된 자궁내막의 표층이 탈락되어 배출되는 시기로서 배란 후 14일에 시작하여 3~4일간 지속된다.

postmenstrual phase(preovulatory phase), 월경후기, 배란전기

월경주기에서 월경후부터 배란전까지의 기간을 말한다.

ovulatory phase(ovulation phase), 배란기

난소의 성숙난포(ripe follicle)가 파열(rupture)하여 난자(ovum)가 난소 밖으로 배출되는 시기로서 사람의 경우 월경개시 후 14일째 일어난다.

postovulatory phase(premenstrual phase), 배란후기, 월경전기

vagina, 질

곧창자 앞쪽에 위치하며 여성의 성기로서 정액의 통로이며 산도의 역할을 한다.

external female genital organs(vulua), 여성의 바깥생식기관, 여성외부생식기, 외음

labia majora, 대음순

좌, 우에서 외음부의 외곽을 형성하는 피부융기로서 음고가 있다.

labia minora, 소음순

대음순 내측에 있는 피부주름으로서 음모가 없으며 내면은 점막상이다.

vestibule, 질어귀, 질전정

greater vestibular glands(Bortholin's glands), 대정전선

질(vagina) 아래에 위치하며 성적흥분이 있는 동안 윤활성 점액을 분비한다.

mons pubis, 불두덩, 치구, 음부

clitoris, 음핵, 클리토리스

혈관분포가 풍부하며 남성의 음경(penis)에 상동하는 기관으로서 발기성 조직이다.

hymen, 처녀막

처녀의 질구에 있는 반월상의 점막주름

urinary meatus(urethral orifice), 요도구멍

음핵(clitoris)과 질(vagina) 사이에 위치한다.

breast(mamma), 유방, 젖

mammary gland (milk line), 젖샘, 유선

nipple(mammary papilla), 젖꼭지, 유두

lactiferous ducts(mammary ducts), 젖샘관, 유관

mammary fold, 젖샘주름, 유선주름

mammary areola, 젖꽃판, 유륜, 젖무리

mammary lymphatic plexus, 젖샘림프얼기, 유선림프총

milk, 젖, 우유

mamma masculina, 남자유방

upper inner quadrant(UIQ), 유방의 상부내측 $\frac{1}{4}$

upper outer quadrant(UOQ), 유방의 상부외측 $\frac{1}{4}$

lower inner quadrant(LIQ), 유방의 하부내측 $\frac{1}{4}$

lower outer quadrant(LOQ), 유방의 하부외측 $\frac{1}{4}$

2 Symptomatic and Disease Terms

thyroid tumor of ovary, 난소갑상샘종

난소기형종에서 갑상선 호르몬이 분비되는 경우이다.

ovarian teratoma, 난소기형종

ovarian deficiency symptom, 난소결손증상

내분비 기능이 있는 난소를 적출하는 경우 발한, 두근거림(심계항진 : palpitation), 초조감, 불면증 등을 나타낸다.

ovarian hyperstimulation syndrome, 난소과잉자극증후군

성선자극호르몬(gonadotropic hormone) 요법을 시행할 경우 난소 자극작용이 강력한 제제를 사용하면 난소가 비정상적으로 커지며 혈성복수, 탈수, 복통 등의 증상을 보인다.

ovarian insufficiency, 난소기능부전증

ovarian hypofunction, 난소기능저하증

ovarian hyperfunction, 난소기능항진증

ovarian cyst(ovarian cystoma), 난소낭종

ovarian tumor, 난소종양

fibroma of ovary, 난소섬유종

sarcoma of ovary, 난소육종

난소에 존재하는 결합조직성 악성종양이다.

oophoritis(ovaritis), 난소염

ovarian cancer, 난소암

난소암에는 원발성난소암(primary ovarian cancer)과 전이성난소암(metastatic ovarian carcinoma)이 있다.

ovarian abscess, 난소고름집, 난소농양

ovarian hemorrhage, 난소출혈

ovarian dysmenorrhea, 난소성 월경곤란증

ovarian folliculoma, 난소난포종

ovarian myoma, 난소근종

ovarian pregnancy, 난소임신

ovarioabdominal pregnancy, 난소복강임신

oophorosalpingitis, 난소자궁관염, 난소난관염

hematosalpinx(hemosalpinx), 자궁관혈종, 난관혈종

disorder of tubal patency, 자궁관통과장애, 난관통과장애

tubal obstruction(salpingemphraxis), 자궁관폐쇄증, 난관폐쇄증

tubal stenosis, 자궁관 협착증, 난관협착증

salpingitis, 자궁관염, 난관염

perisalpingitis, 자궁관주위염, 난관주위염

carcinoma of fallopian tube, 자궁관암, 난관암

tubal pregnancy(tubal gestation, salpingocyesis), 자궁관임신, 난관임신

ampullary tubal pregnancy, 자궁관팽대부임신, 난관팽대부임신

tubal abortion(abortus tubarius), 자궁관유산, 난관유산

malformation of uterus(deformity of uterus), 자궁기형

displacement of uterus(malposition of uterus), 자궁전위, 자궁위치이상

pathologic uterus anteflexion, 병적 자궁전굴증

hysteroptosis, 자궁처짐, 자궁하수증

자궁이 질 내로 지나치게 늘어져 있는 상태이며 자궁탈(hysterocele)로 이어지는 경우가 있다.

retroflexion of uterus(retroflexed uterus), 자궁뒤굽이, 자궁후굴증
prolapse of uterus(hysterocele), 자궁탈출증

자궁의 일부 또는 전부가 질 입구를 지나 하강한 상태로서 다산의 경험이 있는 여성에게 많다.

cervical canal stenosis, 자궁목관협착증, 자궁경관협착증
cervical atresia, 자궁목관폐쇄증, 자궁경관폐쇄증
hypoplasia uteri(hypoplasia of uterus), 자궁발육부전증
subinvolution(subinvolution of uterus), 자궁복구부전

산욕기(puerperium)에 자궁의 수축이 되지 않아 정상의 형태로 완전히 회복되지 않는 것

cervical pregnancy, 자궁목임신, 자궁경관임신
ectopic pregnancy(ectopic gestation), 자궁외 임신

수정란이 자궁체부 내강에 착상(implantation) 되지 않고 난관, 난소, 자궁경부, 복강 등에 착상되는 것

fetal death(intrauterine fetal death), 자궁내 태아사망
uterine rupture(hysterorrhexis), 자궁파열

분만중이거나 임신 중에 발생하는 자궁근층(myometrium)의 열상을 말한다.

uterine bleeding(metrorrhagia), 자궁출혈

월경과 관계없이 불규칙한 출혈을 말한다.

uterine hematoma(hematometra), 자궁혈종

자궁 내에 비정상적으로 혈액이 저류된 상태

metritis(mesometritis), 자궁근층염

자궁내막염(endometritis)이 근층에까지 침범된 상태

intrauterine infection, 자궁내감염

자궁내감염 질환에는 매독, 풍진(german measles, rubella), 헤르페스바이러스(herpes-virus) 등이 있다.

endometritis(uterine croup)

자궁내막의 감염증을 말하며 분만, 유산, 인공임신중절, 성교에 의한 임균의 감염, 자궁내 피임장치 등이 원인이 된다.

endometriosis(heterotopic endometriosis), 자궁내막증식증
internal endometriosis, 자궁근층내 자궁내막증

자궁근층(mesometrium) 속에 발생한 자궁내막증

uterine myoma(hysteromyoma), 자궁근종

자궁의 근육내 평활근(smooth muscle) 성분에 의해 생기는 양성종양으로서 월경과다, 월경통, 불규칙한 출혈 등이 나타난다.

cervicitis, 자궁경관염

연쇄상구균 등에 의한 자궁경부의 급, 만성 염증

uterine cancer(hysterocarcinoma), 자궁암

cervical cancer(cervical carcinoma), 자궁경부암, 자궁목암

편평상피암(squamous cell carcinoma)인 자궁질부암과 선암(adenocarcinoma)인 경관암으로 분류되며 중년여성에게 호발한다.

endometrial cancer(endometrial carcinoma), 자궁내막암

자궁체부 내막에 발생하는 자궁체부암을 말한다.

pelvic inflammatory disease(PID), 골반내염증

골반내 기관의 염증을 말하며 난관염, 난소염, 자궁내막주위염(endoparametritis) 등이 있다.

dysfunctional uterine bleeding(DUB), 기능장해성 자궁출혈uterine atresia, 자궁폐쇄증

uterine contraction, 자궁수축

uterine infarction, 자궁경색증

uterorectal fistular, 자궁곧창자샛길, 자궁직장루

uterovaginal fistular, 자궁질샛길, 자궁질루

uterovesical fistular, 자궁방광샛길, 자궁방광루

absence of vagina(defectus vaginae), 질결여증, 질결손증

vaginal atresia, 질폐쇄증

vaginismus(vaginism, colpospasm), 질경련

vaginal dilatation, 질확장

vaginal hernia, 질헤르니아

vaginal prolapse, 질탈출증

vaginal proctocele, 질내곧창자탈, 질내직장탈

vaginal polyp, 질폴립

vaginal bleeding, 질출혈

vaginal discharge(vaginal secretion), 질분비물

vaginal laceration, 질열상

vaginitis, 질염

vaginal ulcer, 질궤양

leukorrhea, 백색질분비물, 백대하

menarche(first menstruation), 초경, 첫월경

amenorrhea, 무월경

dysmenorrhea(menstrual pain), 월경 곤란

premenstrual tension(premenstrual syndrome), 월경전 긴장증, 월경증후군

menstrual disorder, 월경이상

menstrual eruption(menstrual herpes), 월경진, 월경성포진

월경과 관계있는 피부질환으로서 월경성 포진이라고도 한다.

menorrhagia(hypermenorrhea), 월경과다

oligomenorrhea, 과소월경

polymenorrhea, 빈발월경

menopause(cessation of menstruation), 폐경, 폐경기

vulvitis, 음문염, 외음염

대음순, 소음순, 음핵, 질구, 회음 등에 발생하는 염증

vulvar cancer(carcinoma of vulva), 음문암, 외음암

erogenous zone(erotogenic zone), 성감대

sexual intercourse(coitus), 성교

disturbance of sexual intercourse, 성교곤란증

frigiditas sexualis, 무성욕증, 성교냉감증

dyspareunia, 성교불쾌증, 이상성감증

psychogenic dyspareunia, 심인성 이상성감증

infertility, 불임증

libido(Libido, sexuality, sex urge), 성욕, 성충동

sexual cycle, 성주기

sex hormone, 성호르몬

남, 여의 성분화(sexual differentiation)와 2차 성징에 관여하는 호르몬의 총칭

sexual charactor, 성징

primary sex charactor, 1차 성징

secondary sex charactor, 2차 성징

sex reversal(sex transformation), 성전환

sexually transmitted disease(STD), 성행위 감염증, 성병

mastitis(mastadenitis), 유선염

breast tumor, 유방종양

mammary carcinoma(breast cancer), 유암, 유방암

male breast cancer, 남성유방암

breast ptosis, 유방처짐, 유방하수

mammalgia(painful breast), 유방통

mammary abscess, 유방고름집, 유방농양

mammillitis, 유두염, 젖꼭지염

mammitis, 유방염, 젖샘염

mammose, 거대유방

amastia, 유방없음증, 무유방증

trauma of breast, 유방외상

3 Therapeutic and Operative Terms

ovarian function test, 난소기능검사

oophorectomy(ovariectomy), 난소절제술, 난소적출술

ovariotomy, 난소절개술

ovarian graft, 난소이식

ovariocentesis, 난소천자

ovariosalpingectomy, 난소자궁관절제술, 난소난관절제술

tubal function test, 난관기능검사

tubal ligation, 난관결찰술

영구피임 방법으로서 난관의 일부를 묶어 정자의 통과를 막는다.

tubal anastomosis, 자궁관연결술, 난관문합술

tuboplasty, 자궁관성형술, 난관성형술, 난관박리술

tubal stenosis, 자궁관협착증, 난관협착증

tubal obstruction(salpingemphraxis), 자궁관폐쇄, 난관폐쇄

disorder of tubal patency, 자궁관통과장애, 난관통과장애

laparoscopy(peritoneoscopy), 복강경검사법

salpingopexy, 자궁관고정술, 난관고정술

salpingectomy, 자궁관절제술, 난관절제술

uteroscope(hysteroscope, vaginal speculum), 자궁경

hysteroscopy, 자궁경 검사법

dilatation of cervical canal, 자궁목확장술, 자궁경관확장술

intra uterine device(IUD), 자궁내 피임장치

suction or vaccum curettage, 흡인(진공) 소파술(긁어냄)

uterine curettage, 자궁소파술(긁어냄)

hysterectomy(removal of uterus), 자궁적출술

panhysterectomy(total hysterectomy), 전자궁절제술

subtotal hysterectomy, 부분적자궁절제술

radical hysterectomy(Wertheim's operation), 자궁근치적출술

cesarean hysterectomy, 제왕자궁절제술

vaginal hysterectomy, 질식자궁절제술

abdominal hysterectomy, 복식자궁절제술

uteropexy(hysteropexy), 자궁고정술

uteroplasty, 자궁성형술, 자궁형성술

hysterocystopexy(uterovesicofixation), 자궁방광고정

hysterogastrorrhaphy, 자궁복벽봉합술

hysterolaparotomy, 복식자궁절개술, 제왕절개술

hysteromyomectomy, 자궁근종절제술

hysterorrhaphy, 자궁봉합술

hysterosalpingectomy, 자궁자궁관절제술, 자궁난관절제술

hysterotomy, 자궁절개술

vaginal irrigation, 질세척

vaginal surgery, 질식수술

vaginapexy, 질고정술

vaginectomy, 질절제술

vaginoplasty, 질성형술

vaginotomy, 질절개술

laparotomy, 개복술, 배벽절개술

laparoscopy, 복강경검사법

laparohysterectomy, 배자궁절제술, 복식자궁절제술

laparohysterooophorectomy, 배자궁난소절제술, 복식자궁난소절제술

laparomyomectomy, 배근종절제술, 복식근종절제술

laparosalpingectomy, 배자궁관절제술, 복식난관절제술

laparosalpingotomy, 배자궁관절개술, 복식난관절개술

perineorrhaphy, 회음봉합술

breast massage, 유방마사지

mastopexy, 유방고정술

mammaplasty, 유방성형술

mastectomy(mammectomy), 유방절제술

simple mastectomy, 단순유방절제술

partial mastectomy, 부분유방절제술

radical mastectomy, 근치유방적출술

modified radical mastectomy, 변형근치유방적출술

extended radical mastectomy, 확대유방근치절제술

mammary amputation, 유방절제술

4 The Obstetrical and Fetal Period

insemination, 수정, 정액주입

fertilization, 수정

　남성과 여성의 생식세포(gamete)가 새로운 개체인 접합자(zygote)를 탄생시키기 위해 결합하는 과정

external fertilization(invitro fertilization), 체외수정

fertilized egg(fertilized ovum), 수정란

　난자와 정자의 핵이 결합된 난자

basal body temperature(BBT), 기초체온

implantation, 착상

pregnancy(gestation, gravidity), 임신

gravida(pregnant women), 임부, 임산부

multigravida, 경임부

두 번 이상 임신한 경험이 있는 임신부

multipara, 경산부

두 번 이상 출산경험이 있는 여성

primipara, 초산부

nullipara, 미경산부

parturient, 분만 중인 여성

pregnancy test(pregnancy reaction), 임신반응, 임신테스트

striae of pregnancy, 임신선

sex chromatin body(sex chromosome), 성염색체

사람의 염색체는 44개의 상염색체(autosome)와 2개의 성염색체로 되어 있다.

sex chromosome test, 성염색체 검사

sex determination, 성결정

여자는 XX 성염색체(46, XX)를 지니며 남자는 XY 성염색체(46, XY)를 지니고 있다. 수정란(fertilized egg)이 46, XY 염색체가 되면 남자로, 46, XX가 되면 여자로 성이 결정된다.

placenta, 태반

태아와 모체 사이의 영양공급, 호흡작용, 배설작용, 항체(antibody) 이행작용, 호르몬의 산출, 효소의 산출 작용 등을 수행하는 조직

placenta diffusa, 산재태반

placenta adherent, 유착태반

placenta previa, 전치태반

임신 및 분만시 태반이 자궁 내구 상부에 위치하는 것

placenta dysfunction syndrome(PDS), 태반기능부전 증후군

분만예정일 초과나 임신중독증 등에서 나타나는 것으로서 태반의 가스교환 및 물질교환이 불충분하고 태반에 영양과 산소 공급이 부족된 상태

placenta increta, 감입태반

placental reflexa, 굴곡태반

placental barrier, 태반장벽

placental infarction, 태반경색

placental infection, 태반감염

placentitis, 태반염

placentopathy, 태반병증

abruption of placent, 태반조기박리

placenta hormone, 태반호르몬

embryo transfer, 태아이식

fetus(foetus), 태아

태생 제8주기까지를 태아(embryo)라 하고 8주 이후부터 태아(fetus)라 하며 분만직후를 신생아(neonate)라 한다.

fetal circulation, 태아순환

fetal alcohol syndrome(FAS), 태아성 알코올 증후군

알코올 중독 모체로부터 출생한 기형아

fatal heart sound, 태아 심음

fetal movement, 태동

prenatal training, 태교

presentation(presentation of fetus), 태위, 태아위치

cephalic presentation, 두위

두정위(vertex presentation), 안면위(face presentation), 전액위(brow presentation) 등이 있다.

breech or pelvic presentation, 둔위, 골반위

완전둔위(complete breech presentation), 족위(footing presentation), 슬위(knee presentation) 등이 있다.

transverse lie or shoulder presentation, 횡위, 견갑위

attitude of fetus, 태아 자세

intrauterine diagnosis, 태아 진단

intrauterine growth retardation(IUGR), 태아 발육지연

amnion, 양막

amniotic fold, 양막주름

amniotic fluid(amnion water), 양수, 양막액

자궁 내의 양막강(amniotic cavity)을 채우는 액체

polyhydramnios(hydramnion), 양수과다증

oligohydramnios(oligoamnion), 양수과소증

amniotic diagnosis, 양수검사

amniocentesis, 양수천자

amniotic adhesion, 양막유착

amniotic amputation, 양막절단

umbilicus(omphalos), 배꼽, 제

umbilical cord, 탯줄, 제대

태아의 배꼽(anulus umbilicalis)과 태반을 연결하는 구조물

coiling of umbilical cord, 제대권락

탯줄이 태아의 목이나 신체를 감싸는 상태

umbilical hernia, 배꼽 탈장, 배꼽 헤르니아

prolapse of umbilical cord, 배꼽 탈출

umbilical cord pulsation, 배꼽박동

estimated date of delivery(EDC), 분만예정일

parturition(delivery, lobor), 분만, 출산

induction of labor, 유도분만

forcep delivery, 집게분만, 겸자분만

vacuum delivery, 흡입분만

cesarean section(CS, c-section), 제왕절개술

episiotomy, 회음절개술

xerotocia (dry lobor), 건성분만

tocomonitor(fetal monitor), 분만 감시장치

birth injury(birth trauma), 분만손상, 분만외상

birth palsy(birth paralysis), 분만마비

출산시 손상에 의한 신생아의 말초신경마비

baby's first bath, 산욕

산도를 지날 때 오염된 분비물을 제거할 목적으로 하는 목욕

intrapartum hemorrhage, 분만출혈

postpartum hemorrhage(PPH), 분만 후 출혈

meconium, 태변

infant eczema, 태독

colostrum(foremilk), 초유

mature milk, 성숙유

stillbirth(birth of a dead fetus), 사산

dystocia(difficult labor), 난산

immature infant, 미숙아

premature infant, 조산아

malformed child(deformed child), 기형아

abortion(embryotocia, miscarriage), 유산, 낙태

임신 20주 이하 또는 체중 500 g 이하의 태아가 질 밖으로 배출되는 것

spontaneous abortion, 자연유산

induced abortion, 유발유산, 인공유산

imminent abortion, 절박유산

inevitable abortion, 불가피유산

incomplete abortion, 불완전유산

missed abortion, 계류유산

임신초기에 태아가 사망하여 수주간 자궁에 부착되어 머무는 상태

habitual abortion, 습관성 유산

연속 3회 이상 자연유산되는 경우

criminal abortion, 범죄유산

hyperemesis(serious vomiting of pregnancy), 입덧, 임신오조

toxemia of pregnancy(gestosis), 임신중독증

구토(vomiting), 부종(edema), 단백뇨(proteinuria), 고혈압(hypertension)를 증상으로 하는 모체의 질환

eclampsia, 자간증

임신기, 분만기, 산욕기에 나타나는 경련(convulsion)과 혼수(coma)를 주 증상으로 하는 후기 임신 중독증

preeclampsia, 자간전증

자간증의 전구증상(prodromal symptom)을 말한다.

anemia, 빈혈

herpes gestation, 임신포진

mole(grape-like mole), 기태, 포도상기태

이상임신의 일종으로서 태아막(fetal membrane)의 성분인 맥락막(choroid membrane)이 비정상적으로 증식되어 자궁에 존재하는 것

puerperium(puerperal period), 산후기, 산욕기

자궁, 질, 회음 등의 생식기가 분만 전 상태로 회복되는 기간으로서 6~8주 정도이다.

puerperal infection, 산후감염, 산욕감염

puerperal mastitis, 산후성유선염, 산욕성유선염

puerperal fever, 산후열, 산욕열

postpartum psychosis, 산후정신병

breast milk(human milk), 모유

breast feeding, 모유영양

artificial feeding, 인공영양

feeding reflex, 포유반사

breast milk jaundice(milk jaundice), 모유황달

lactation, 유즙분비

birth control(conception control), 산아제한, 수태조절

5 Radiology

radiographic "10 day rule" phase

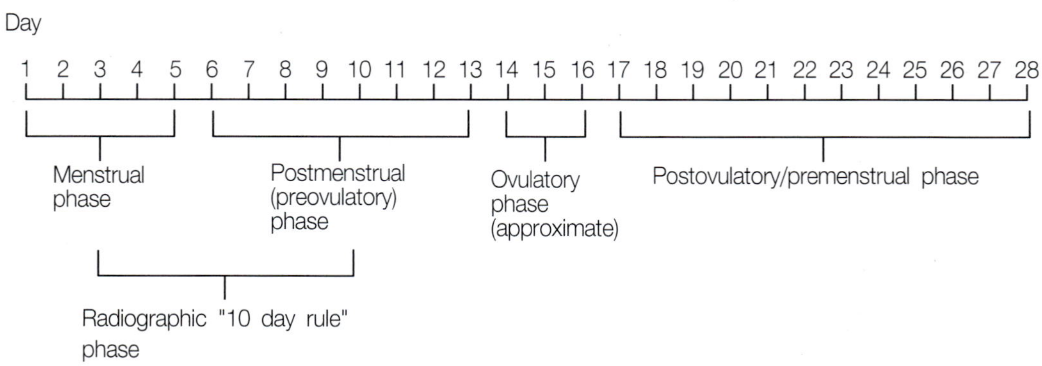

uterography, 자궁조영술

hysterosalpingography(HSG), 자궁자궁관조영술, 자궁난관조영술

uterosalpingography, 자궁자궁관조영술, 자궁난관조영술

pelvic pneumography, 골반내기복조영술

hysterosalpingo scintigraphy, 자궁관신티그래피, 난관신티그래피

vaginography, 질조영술

placentography, 태반조영술

amniography, 양수조영술

fetography, 태아촬영술

pelvimetry, 골반계측법

Colcher-Sussman method, Thom's method, Ball's method 등이 있으나 현재는 잘 쓰이지 않는다.

Crown-rump length(CRL), 머리마루-엉덩이 길이

초음파에 의한 임신주수 검사

biparietal diameter(BPD), 두정골 사이 직경 검사

mammoductography, 유선조영술

Hook needle localition, 정위촬영술

breast xeroradiography, 유방 건조 X선 촬영술

mammography, 유방촬영술

mammography position(projection)

craniocaudal(cephalocaudal) projection, 위아래방향촬영술, 상하방향촬영술

mediolateral oblique projection, 내외사방향촬영술

eklund modified compression technique⇒eklund, 변형압박촬영술

30° oblique projection, 30° 사방향촬영술

reverse(lateromedial) oblique projection, 반대(외내)사방향 촬영술

Cleopatra(oblique lateral) projection, 클레오파트라 촬영술

craniocaudal(exaggerated medial) projection, 내측강조 상하방향 촬영술

craniocaudal(exaggerated lateral) projection, 외측강조 상하방향 촬영술

clevage(valley, doubel breast) method, 분할(골짜기), 양측(유방압박)촬영술

roll(turn) method, 상하방향비틀림촬영술

90° mediolateral(lateromedial) projection, 90° 내외(외내) 방향촬영술

tangential projection, 접선방향 촬영술

axilla-post mastectomy, 유방 절제술후 액와부촬영술

magnification method, 확대촬영방법

07

Respiratory System

세포의 대사작용에는 산소가 소모되고 CO_2가 발생하는데 세포가 생존하고 항상성이 유지되려면 계속적으로 산소가 공급되고 CO_2는 배출되어야 한다.

이러한 기능은 순환기계의 도움으로 호흡기계에서 이루어진다.

※ Word roots of female respiratory system

word root	meaning	우리달	example
laryngo-	larynx	후두	laryngography
rhino-	nose	코	rhinoplasty
thoraco-	thorax	가슴, 흉부	thoracotomy
pneumo-	air, lung	공기, 폐	pneumonia
naso-	nose	코	nasopharynx
pleuro-	pleura, side	가슴막, 흉막	pleurocentesis
tracheo-	trachea	기관	tracheography
actino-	ray, radius	광선, 방사선	actinography
hydro-	water	물, 수소	hydrothorax
-pnea	breathing	호흡	apnea

pyo-	pus	농, 화농	pyothorax
staxis	hemorrhage	출혈	gastrostaxis
steno-	narrow	협착	stenosis
stetho-	chest	가슴, 흉부	stethoscope

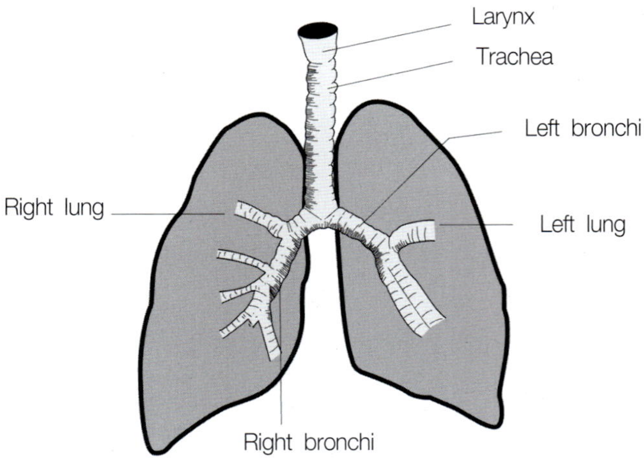

그림 7-1 Larynx, trachea, bronchi and lungs

1 Anatomy and Physiology

nasal spine(anterior nasal spine), 코가시, 비극, 전비극

nose, 코

호흡기의 일부이며 동시에 냄새를 맡는 감각기관으로서 내부가 점막으로 되어 있다.

external nose, 바깥코, 외비

nasal cavity, 코 안, 비강

코 안은 코중격에 의해 좌·우로 나뉜다.

nasal septum, 코중격, 비중격

nasal septal cartilage, 코중격 연골

nasal mucosa, 코점막, 비점막

superior(middle, inferior) nasal conchae, 상, 중, 하 코선반, 상, 중, 하 비갑개

superior(middle, inferior) nasal meatus, 상, 중, 하, 콧길, 상, 중, 하 비도

paranasal sinuses(PNS), 코곁굴, 부비동, 부비강

코안 주위에 안면골 속에 형성된 공동(cavity)으로 점막은 코안점막과 연결되어 있다.

nasolacrimal duct(nasolacrimal canal), 코눈물뼈관, 비루각

frontal sinus, 이마굴, 전두동

이마뼈에 위치하며 중격에 의해 좌, 우로 나뉘고 중콧길(중비도)에 개구한다.

ethmoid sinus, 벌집굴, 사골동

코안측벽의 상부와 안와내벽 사이에 있으며 3~15개의 벌집뼈벌집(사골봉소 : ethmoid cell)로 되어 있다.

maxillary sinus, 위턱굴, 상악동

위턱뼈몸통 속에 위치하며 가장 큰 코곁굴로서 중콧길이 개구한다.

sphenoidal sinus, 나비굴, 접형골동, 접형동

나비뼈몸통 내부에 위치하며 시각신경관(시신경관 : optic canal), 해면정맥굴(해면정맥동 : cavernous sinus), 속목동맥 등이 인접해 있고 상벽에는 터키안(Turkish saddle)이 있다.

tonsil(tonsilla), 편도, 편도선

palatine tonsil, 목구멍편도, 구개편도

pharyngeal tonsil, 인두편도

pharynx(throat), 인두

호흡을 위한 기도와 음식물이 통과하는 통로로서의 두 가지 기능을 하며 후두에 연결된다.

nasopharynx(epipharynx), 코인두, 비강인두, 상인두

oropharynx, 입인두, 구인두, 구강인두

laryngopharynx, 후두인두

adenoid, 아데노이드, 선양조직

hyoid bone, 목뿔뼈, 설골

larynx, 후두

인두, 후두부 전하방에 연결되는 기도로서 발성장치(organ of voice)를 가지고 있다.

laryngeal prominence(Adam's apple), 후두융기

laryngeal cartilage, 후두연골

thyroid cartilage, 방패연골, 갑상연골

cricoid cartilage, 반지연골, 윤상연골

epiglottic cartilage, 후두덮개연골, 후두개 연골

vocal process, 성대돌기

vocal cord, 성대

false vocal cord, 거짓성대, 가성대

true vocal cord, 성대, 진성대

laryngeal cavity, 후두안, 후두강

laryngeal vestibule, 후두안뜰, 후두전정

laryngeal ventricle, 후두실

epiglottis, 후두덮개, 후두개

탄력 연골로 되어 있어 음식물이 기도로 넘어가지 않도록 작용한다.

trachea, 기관

반지연골 하연(제6목뼈)에서 기관갈림부(제5등뼈)에 이르는 원주상의 관으로서 식도의 앞을 하행한다.

tracheal cartilage, 기관연골

tracheal bifurcation(tracheal carina), 기관갈림부, 기관분기부

bronchus(bronchi, bronchia), 기관지

기관이 기관분기부에서 왼쪽과 오른쪽으로 나뉘어 허파문에 이르는 기도부분을 말한다.

main bronchus, 으뜸기관지, 주기관지

lobar bronchi, 엽기관지

segmental bronchi, 구역기관지

bronchioles, 세기관지

bronchus interlobular, 소엽 세기관지

terminal bronchiole, 종말 세기관지

respiratory bronchiole, 호흡성 세기관지

alveolar ducts, 폐포관, 허파꽈리관

alveolar sac, 꽈리주머니, 폐포낭

alveoli(alveolus, pulmonary alveolus), 폐포낭

확산현상(diffusion phenomenon)에 의해 폐포의 공기와 폐포 모세혈관의 혈액 사이에 산소와 이산화탄소의 가스교환이 일어나는 곳이다.

lung, 폐, 허파

산소를 체내에 흡수하고 이산화탄소를 배출하는 기능을 하며 그 기전은 환기(ventilation), 가스교환(gas exchange), 폐순환(pulmonary circulation)에 의해 이루어진다. 우폐는 상, 중, 하엽(superior, middle, inferior lobe)으로 되어 있고 좌폐는 상, 하엽으로 되어 있다.

lung apex, 폐꼭대기, 폐첨

빗장뼈(clavicle) 상단 2~3 cm 정도의 뾰죽한 부분

lung base, 허파바닥, 폐바닥, 폐저

interlobar fissure, 엽사이틈새, 엽간열

horizontal fissure(minor fissure), 수평틈새, 수평열, 소엽간열

위엽과 중간엽의 경계를 이루는 홈을 말하며 오른폐에만 존재한다.

oblique fissure(major fissure), 빗틈새, 사열, 대엽간열

위엽(중간엽)과 아래엽의 경계를 이루는 홈을 말하며 온폐에는 빗틈새만 존재한다.

lung surface, 폐 표면

폐 표면은 갈비면(늑골면 : costal surface), 가로막면(횡격면 : diaphragmatic surface), 안쪽면(종격면 : medial or mediastinal surface)의 3면으로 되어 있다.

hilus of lung(hilus pulmonis), 허파문, 폐문

폐문을 출입하는 기관과 혈관의 관계는 앞에서부터 폐정맥(vena pulmonalis), 허파동맥(arterior pulmonalis), 기관지(bronchus)의 순서이다.

hilus lympnodes(hilar lymph nodes), 허파문림프절, 폐문 림프절

root of lung, 허파뿌리, 폐근

폐문을 출입하는 맥관과 신경군이 결합조직으로 쌓인 상태

pulmonary segment(bronchopulmonary segment), 허파구역, 폐구역, 기관지 허파구역

−right lung−

apical segment, 꼭대기구역, 폐첨구	superior lobe
posterior segment, 뒤구역, 후상엽구	
anterior segment, 앞구역, 전상엽구	
lateral segment, 가쪽구역, 외측중엽구	middle lobe
medial segment, 안쪽구역, 내측중엽구	

superior segment, 위 구역, 상-하엽구	inferior lobe
medial basal segment, 안쪽바닥구역, 내측폐저구	
anterior basal segment, 앞바닥구역, 전폐저구	
lateral basal segment, 가쪽바닥구역, 외측폐저구	
posterior basal segment, 뒤바닥구역, 후측폐저구	

-left lung-

apicoposterior segment, 꼭대기뒤구역, 폐첨후구	superior lobe
anterior segment, 앞구역, 전상엽구	
superior lingular segment, 위혀구역, 상설구	
inferior lingular segment, 아래혀구역, 하설구	
superior segment, 위구역, 상-하엽구	inferior lobe
medial basal segment, 안쪽바닥구역, 내측폐저구	
anterior basal segment, 앞바닥구역, 전폐저구	
lateral basal segment, 가쪽바닥구역, 외측폐저구	
posterior basal segment, 뒤바닥구역, 후측폐저구	

lung area(lung field), 폐영역, 폐야

pleura, 가슴막, 흉막, 늑막

폐의 표면과 가슴벽의 내면을 덮고 있는 두 겹의 장막을 말한다.

visceral pleura, 내장쪽가슴막, 내장측흉막

parietal pleura, 벽쪽가슴막, 벽측흉막

plerual cavity(cavum pleurae), 가슴막안, 흉막강

costal pleura, 갈비가슴막, 늑골흉막

diaphragmatic pleura, 가로막가슴막, 횡격흉막

mediastinal pleura, 세로칸가슴막, 종격흉막

costomediastinal recess, 갈비세로칸오목, 늑골종격오목, 늑골종격동

costodiaphragmatic recess, 갈비가로막오목, 늑골횡격오목, 늑골횡격동

costophrenic angle, 갈비가로막각, 늑골횡격막각

diaphragm, 가로막, 횡격막

mediastinum, 세로칸, 종격

왼쪽 및 오른쪽 가슴막공간(pleural cavity)사이를 말한다. 세로칸에는 가슴샘(thymus), 심장막공간(pericardial cavity), 심장(heart), 기관(trachea), 큰동맥 및 큰정맥 등이 위치한다.

organization of respiratory system, 호흡기계의 구성

호흡기계는 폐와 기도(air pathway)로 또는 기능별로 전도영역과 호흡영역으로 구분된다.

conducting zone, 전도영역

공기의 통로로서의 역할을 하는 곳이며 상기도에서부터 종말세기관지(terminal bronchiole)까지를 말한다.

anatomical dead space, 해부학적사강, 무효공간

가스교환이 일어나지 않고 공기 통로로서만 이용되는 곳으로서 전도영역을 말한다.

inspiration, 들숨, 흡식

가슴우리를 확장시키면 폐도 같이 확장되므로 폐포내압(intrapulmonary pressure)이 대기압(760 mmHg) 보다 낮아져 폐내로 공기가 유입된다.

expiration, 날숨, 호식

가슴우리의 크기가 작아지므로 폐내압력이 증가하며 폐 내의 공기가 밖으로 유출된다.

lung volume, 폐용적

tidal volume, 일호흡용적

안정시 일회 호흡동안 들이마시거나 내쉬는 공기의 양으로서 정상 성인의 경우 약 500 ml 정도이다.

inspiratory reserve volume(IRV), 흡식예비용적

일회 호흡량을 흡식한후 최대한 더 흡식할 수 있는 공기의 양을 말하며 2,500~3,500 ml 정도이다.

residual volume(RV), 잔기용적

최대로 호식한 후 폐 내에 잔류된 공기의 양으로서 약 1,200 ml 정도이다.

lung capacity, 폐용량

inspiratory capacity(IC), 흡식용량

일호흡 용적과 흡식예비용적을 합한 것이며 정상호식 상태에서 최대로 흡식할 수 있는 공기의 양으로서 약 3,600 ml 정도이다.

functional residual capacity(FRC), 기능적 잔기용량

호식예비용적과 잔기용적의 합을 말하며 정상호식 후 폐 내에 잔류하는 공기의 양으로서 약 2,400 ml 정도이다.

vital capacity(vitaling capacity)(VC), 폐활량

최대흡기상태에서 최대호기상태까지 배출된 폐내의 공기양을 말하며 약 4,800 ml 정도이다.

total lung capacity(TLC), 총폐용량

폐활량과 잔기용적의 합으로서 최대의 흡식으로 폐내에서 수용할 수 있는 공기의 양을 말하며 약 6,000 ml 정도이다.

partial pressure, 분압, 가스분압

alveolar-blood gas exchange, 가스교환

respiration(breath, breathing), 호흡

respiratory quotient(R.Q), 호흡율, 호흡상

단위시간에 배출되는 이산화탄소의 양과 들이마시는 산소량의 비

respiratory index(RI), 호흡지수

2 Symptomatic and Disease Terms

stethoscope, 청진기

auscultation(stethoscopy), 청진, 청진법

일반적으로 심음(cardiac sound), 폐의 호흡음(breath sound)과 마찰음(friction sound), 혈관의 잡음 등을 청진한다.

percussion, 타진

직접타진법(direct percussion)과 간접타진법(indirect percussion)이 있으며 일반적으로 폐의 타진, 심장타진, 복부타진 등이 이루어진다.

anosmia(anosphrasis), 무후각증, 후각결여

epistaxis(nasal bleeding, nasal hemorrhage), 코피, 비출혈

rhinorrhea, 콧물, 비루

aphasia, 언어실어증, 실어증

뇌출혈(cerebral hemorrhage), 뇌혈전(cerebral thrombosis), 뇌졸중(cerebral stroke),

뇌종양(brain tumor), 외상(trauma) 등에 의해 발병한다.

dysphonia, 발성장애, 음성장애

dysphasia, 삼킴곤란, 연하곤란, 삼키기곤란

hoarseness, 쉰소리, 쉰목소리, 목쉰것, 사성, 애성

eupnea(normal respiration), 정상호흡

respiration regulation, 호흡조절

dyspnea(respiratory distress), 호흡곤란

paroxysmal nocturnal dyspnea(PND), 발작성 야간 호흡곤란

respiratory distress syndrome(RDS), 호흡곤란 증후군

tachypnea(abnormally rapid breathing), 빠른호흡, 빈호흡

1회 호흡시 환기량은 정상이나 호흡수가 증가하는 것으로서 24회/min 이상인 경우를 말한다.

Cheyne-Stokes respiration, 체인-스토크스 호흡, 교대성 무호흡

호흡정지 상태가 5~30초 정도 계속된 후 얕고 빠른 호흡이 시작되며 이러한 변화를 반복하는 이상호흡으로서 주기성 호흡(periodic respiration)의 일종이다.

일반적으로 뇌종양, 뇌손상, 뇌졸중, 심부전 등에서 나타난다.

thoracic respiration(costal respiration), 가슴호흡, 흉식호흡

abdominal respiration(diaphragmatic respiration), 배호흡, 복식호흡

asphyxia(suffocation), 질식, 가사상태

respiratory acidosis, 호흡성 산증

respiratory alkalosis, 호흡성 알카리증

respiratory anosmia, 호흡성 무후각증

respiratory arrythmia, 호흡성 부정맥

respiratory disturbance, 호흡장애

respiratory failure, 호흡부전

respiratory insufficiency, 호흡기능부전

respiratory stenosis, 기도협착

respiratory obstruction, 기도폐쇄, 호흡기도 폐쇄

respiratory paralysis, 호흡마비

respiratory resistance, 호흡저항

respiratory tic, 호흡성 경련

adult respiratory distress syndrome(ARDS), 성인성 호흡곤란 증후군

transient respiratory distress of the newborn(TRDN), 신생아 일과성 호흡장애

일과성 호흡(transient tachypnea) 또는 습윤폐질환(wet-lung disease)이라고도 한다.

idiopathic respiratory distress syndrome(IRDS), 특발성 호흡곤란 증후군

respiratory arrest(respiratory standstill), 호흡정지

artificial respiration(artificial ventilation), 인공호흡

hypoxia, 저산소증, 산소저압

hypercapnia(hypercarbia), 탄산과잉증, 과탄산 혈증

혈액 중에 이산화탄소가 과잉으로 존재하는 상태

hyperventilation(hyperaeration), 과다환기, 과호흡

hemoptysis(spitting blood), 객혈

hiccough(hiccup, singulatation), 딸꾹질

stridor(wheeze), 그렁거림, 천음, 천명, 협착음, 협착호흡음

asthma, 천식

발작성 호흡곤란(paroxysmal dyspnea), 천명(wheeze), 기침(cough), 기관지 경련(bronchospasm) 등이 주증상인 질환으로서 여러 원인에 의해 발병한다.

snoring, 코골기, 코곪

coryza(common cold), 코감기

rhinitis, 코염증, 비염

코안(nasal cavity)의 점막에 생기는 염증으로서 급성비염(acute rhinitis), 만성비후성비염(chronic hypertrophic rhinitis), 위축성비염(atrophic rhinitis), 알러지성비염(allergic rhinitis) 등이 있다.

nasal diphtheria, 코디프테리아, 비디프테리아

whooping cough(pertussis), 백일해, 백일기침

stricture of nasolacrimal duct, 코눈물뼈관폐색, 비루관폐색

droplet infection, 비말감염

rhinolith(nasal calculus), 코돌, 비석, 비석증

rhinogenous optic neuritis, 비성시신경염

nasal polyp, 코폴립, 비용종

nasal septal perforation, 코중격천공, 비중격천공

nasal septal deviation(deviated nasal septum), 코중격 만곡증, 비중격 만곡증

hypertrophy of tonsil, 편도비대증

tonsillitis(amygdalitis, antiaditis), 편도염

일반적으로 인두점막의 염증을 말한다.

adenoid cystic carcinoma, 샘낭암종, 선양낭성암종

adenoid tumor, 아데노이드종양, 선양종양

adenoid vegetation, 아데노이드증식증

adenoiditis, 아테노이드염, 인두편도염

adenoid hypertrophy(enlargement of adenoidal tissue), 아데노이드비대증, 선양조직비대증

nasopharyngeal cancer(epipharyngeal carcinoma), 코인두암, 비인강암

nosopharyngeal fibroma, 코인두섬유종, 비인두섬유종

sinusitis(paranasal sinusitis), 굴염, 동염, 부비동염

frontal sinusitis, 이마굴염, 전두동염

ethmoidal sinusitis, 벌집굴염, 사골동염

maxillary sinusitis, 위턱굴염, 상악동염

sphenoidal sinusitis, 나비굴염, 접형동염

pansinusitis, 온코곁굴염, 범부비동염

smell disturbance, 후각장애

vocal cord paralysis(phonetic paralysis), 성대마비

edema of vocal cord, 성대부종

chorditis, 성대염

epiglottitis, 후두덮개염, 후두개염

pharyngeal tuberculosis, 인두결핵

pharyngeal diphtheria, 인두디프테리아

pharyngalgia(pain in pharynx), 인두통

pharyngitis(inflammation of pharynx), 인두염

pharyngeal cancer(cancer of pharynx), 인두암

상인두암(epipharynx carcinoma), 중인두암(cancer of mesopharynx), 하인두암(hypopharyngeal cancer) 등이 있다.

laryngalgia(pain in larynx), 후두통

laryngeal spasm(glottic spasm), 후두경련

laryngeal paralysis, 후두마비

laryngomalacia, 후두연화증

laryngeal edema, 후두부종

laryngeal tuberculosis, 후두결핵

laryngeal diphtheria, 후두디프테리아

laryngeal abscess, 후두고름집, 후두농양

laryngeal asthma, 후두천식

laryngeal cough, 후두성기침

laryngeal croup, 후두크루프

질식성 호흡곤란, 후두경련 등을 특징으로 하는 호흡기 질환을 말한다.

laryngeal cyst, 후두낭포

laryngeal diverticulum, 후두게실

laryngeal foreign body, 후두이물

laryngeal stenosis, 후두협착

laryngotracheitis, 후두기관염

laryngotracheobronchitis, 후두기관기관지염

laryngitis(inflamation of larynx), 후두염

laryngeal cancer(laryngeal carcinoma), 후두암

tracheal diverticulum(respiratory diverticulum), 기관곁주머니, 기관게실

carina reflex, 용골반사, 기관분기부 반사

기도의 기관 분기부는 자극에 예민하며 자극에 의한 기침반사(cough reflex)가 있다.

trocheoesophageal fistular, 기관식도샛길, 기관식도루

이물이나 식도암 등이 원인이 되어 기관과 식도가 관통되어 있는 상태

endotracheal tube(endotracheal catheter), 기관내 튜브

tracheitis(inflammation of trachea), 기관염

tracheal foreign body, 기관내 이물

tracheal collapse, 기관 허탈

tracheal stenosis(tracheostenosis), 기관지 협착증

tracheobronchial diphtheria, 기관기관지 디프테리아

tracheobronchial ployp, 기관기관지 폴립

bronchospasm(bronchial spasm), 기관지경련

bronchial fistula, 기관지샛길, 기관지루

호흡시 기관지에서 공기가 누출되는 상태로서 자연기흉이나 농흉(empyema)을 일으킨다.

bronchoesophageal fistula, 기관지식도샛길, 기관지 식도누공, 기관지식도루

bronchial asthma, 기관지천식

bronchogenic cyst, 기관지성 낭종, 기관지낭

bronchial catarrh, 기관지 카타르

기관지 점막의 삼출성염증(exudative inflammation)을 말한다.

bronchopulmonary dysplasia(BPD), 기관지 폐이형성증

bronchial stenosis, 기관지 협착증

bronchial obstruction, 기관지폐쇄

bronchiectasis(bronchodilatation), 기관지확장증

기관지벽이 손상되어 기관지가 늘어나고 염증이 반복해서 생기는 것을 말하며 특발성 기관지 확장증(idiopathic bronchiectasis)과 속발성 기관지 확장증(secondary bronchiectasis)이 있다.

bronchoconstriction, 기관지수축

bronchial allergy, 기관지알러지

bronchomalacia, 기관지연화증

bronchial hemorrhage, 기관지출혈

bronchial pneumonia(bronchopneumonia), 기관지폐염

bronchiolitis, 세기관지염

bronchiostenosis, 세기관지협착증

bronchitis, 기관지염

세균이나 바이러스에 의해 발병하는 경우가 많으며 급성기관지염(acute bronchitis) 과만성기관지염(chronic bronchitis)이 있다.

bronchial cancer(bronchogenic carcinoma), 기관지암

bronchial adenoma, 기관지선종

bronchial tumor, 기관지종양

hemoptysis(spitting blood), 객혈

가슴의 외상이나 기관지협착증, 폐암, 폐결핵 등의 원인으로 기관이나 기관지 또는 폐에서 피를 토하는 것을 말하며 선홍색이며 거품과 담이 섞여 나오는 경우가 많다.

sputum(expectoration), 가래, 담, 객담

bloody sputum(blood-stained sputum), 혈담

기관지 외상, 이물, 염증, 종양, 경색 등의 원인으로 인해 가래에 혈액이 섞여 나오는 경우를 말한다.

pulmonary paragonimiasis(pulmonary distomiasis), 폐흡충증, 폐디스토마

pneumobacillus, 폐염간균

격증형 폐염(fulminant pneumonia)의 원인균을 말한다.

pneumococcus, 폐염 쌍구균

대엽성 폐염(lobar pneumonia)과 각종 화농성 질환의 원인균을 말한다.

pulmonary mycosis, 폐진균증

곰팡이균(fungus)에 의해 발병하는 폐, 기관지의 염증성 질환

pulmonary candidiasis, 폐칸디다증

vesicular breathing sound(vesicular murmur), 폐포음

pulmonary congestion(congested lung), 폐울혈

pulmonory gangrene, 폐괴저

pulmonary abscess(lung abscess), 폐고름집, 폐농양

pulmonary suppuration(suppurative disease of lung), 폐화농증

폐괴저와 폐농양을 구별없이 폐화농증이라 하며 염증에 의해 폐조직에 괴사와 농양 그리고 공동이 형성되는 경우를 말한다.

closed chest injury(closed thoracic injury), 폐쇄성 흉부손상

cor pulmonale(pulmonary heart disease), 폐성심, 폐성심질환

폐질환에 의한 심장의 질환으로서 주로 폐색성 폐질환에 원인이 있으며 폐고혈압에 의해 오른심실 비대나 오른심실 부전이 일어난다.

pulmonary infarction(pulmonary infarct), 폐경색

혈전(thrombus)이나 이물 등이 폐혈관을 폐색시켜 조직에 출혈성괴사(hemorrhagic necrosis)를 일으키는 것을 말한다.

pulmonary embolism, 폐색전증, 폐동맥색전증

disturbance of pulmonary function, 폐기능 장애

폐기능의 장애에는 폐색성 환기장애(obstructive ventilation disturbance), 제한성 환기장애(diffusion disturbance), 환류장애(perfusion disturbance), 호흡조절장애(respiratory control disturbance) 등이 있다.

pulmonary sequestration, 폐분리증

태생기에 폐의 일부가 정상 폐로부터 분리되어 전신순환으로부터 동맥공급을 받는 것이며 내엽성 분리증(interlobar sequestration)과 외엽성 분리증(extralobar sequestration)이 있다.

pulmonary infiltration, 폐침윤

unilateral pulmonary hypoplasia, 편측성 폐형성 부전증

pulmonary fibrosis(pulmonary cirrhosis), 폐섬유증, 폐경변증

폐포사이의 간질성조직(interstitial tissue)이 증식되어 섬유성 결합조직이 증가되는 상태

pulmonary hypertension, 폐고혈압

폐질환으로 인하여 폐동맥의 혈관저항이 높아져 발생한다.

chronic obstructive pulmonary disease(COPD), 만성폐쇄폐질환, 만성폐색성폐질환

만성폐쇄 폐질환에는 기관지 천식, 폐기종, 만성기관지염, 기관지 확장증 등이 있다.

pneumoconiosis(coniosis), 폐먼지증, 진폐증, 폐진증

일반적으로 먼지의 흡입으로 인한 폐의 섬유증식성 변화를 말하며 규폐증(silicosis), 석면증(asbestosis), 활석폐(talcosis), 베릴륨폐(berylliosis) 등이 있다.

pulmonary edema, 폐수종, 폐부종

pneumothorax, 공기가슴증, 기흉

흉막강 내에 공기가 들어 있어 내장측 흉막(visceral pleura)을 내측으로 전위시키는 질환을 말하며 외상성 기흉(traumatic pneumothorax), 자연기흉(spontaneous pneumothorax), 인공기흉(artificial pneumothorax) 등이 있다.

plumonary emphysema, 폐공기증, 폐기종

종말세기관지(terminal bronchiole) 이하의 공기공간이 파괴되면서 병적으로 확장된 상태로서 폐허탈과는 반대의 개념이다.

pulmonary atelectasis(pulmonary collapse), 무기폐, 폐확장부전, 폐허탈

기관지 폐쇄, 기관지 확장증, 폐섬유화 병변 등에 의해서 폐포 내의 공기가 없어지고 폐의 용적이 줄어든 상태로서 흡수성 허탈(obstructive), 피동적 허탈(passive), 압박성 허탈(compressive), 반흔성 허탈(cicatrical) 등이 있다.

pneumonia, 폐렴, 허파염

폐포나 폐간질에 발생되는 염증성 질환으로서 세균성 폐염(bacterial pneumonia), 바이러스성 폐염(viral pneumonia), 진균성 폐염(mycotic pneumonia) 등이 있다.

pulmonary tuberculosis, 폐결핵

결핵균(mycobacterium tuberculosis)에 의한 폐의 감염을 말한다.

primary pulmonary tuberculosis, 일차 폐결핵, 초감염 결핵

일반적으로 소아에 발병하는 것을 말하며 상엽의 전구역과 중엽의 내구역 등에 호발한다.

postprimary tuberculosis(reinfection tuberculosis), 이차 폐결핵, 재감염 결핵

cavitary tuberculosis, 공동성 폐결핵

miliary tuberculosis, 좁쌀결핵, 속립결핵

tuberculous bronchiectasis, 결핵성기관지확장증

tuberculous bronchostenosis, 결핵성기관지협착증

tuberculous emphysema, 결핵성폐공기증, 결핵성폐기종

tuberculoma, 결핵종

lung cancer(pulmonary carcinoma), 폐암

bronchogenic lung cancer, 기관지 원성 폐암

primary lung carcinoma, 폐원발성육종

metastatic malignant pulmonary neoplasm, 전이성 폐악성암

pulmonary hamartoma, 폐과오종

pleuritic thickening(pleural callosity), 가슴막비후, 흉막 비후

pleural shock, 가슴막 쇼크

pleural rub, 가슴막마찰음

intrapleural artificial pneumothorax, 가슴막 내 인공공기증

extrapleural artificial pneumothorax, 가슴막 외 인공공기증

pleurisy(pleuritis), 가슴막염, 흉막염, 늑막염

pleuritis traumatica, 외상성 가슴막염

pleuritis tuberculosa, 결핵성 가슴막염

pleural tumor, 가슴막암, 늑막암

pleural effusion fluid, 가슴막삼출액, 흉수, 흉막삼출액

가슴막강(pleural spaces)에 액체가 고인 상태를 말하며 삼출성 흉수(exudative pleura-leffusion)와 누출성 흉수(diapedetic pleural effusion)로 나눈다.

hemothorax, 혈액가슴, 혈흉

가슴우리 내의 혈관손상이나 외상, 동맥류 파열 등에 의해 가슴막강 내에 혈액이 고인 상태를 말한다.

pyothorax, 고름가슴증, 농흉

pleural bleeding, 가슴막출혈

pleurodynia(pleuralgia), 가슴막동통
pneumomediastinum, 세로칸공기종, 종격동기종, 기종격동
mediastinitis, 세로칸염, 종격동염
mediastinal cyst, 세로칸낭종(물혹), 종격동낭종
thymic cyst, 가슴샘낭종(물혹), 흉선낭종
thymoma, 가슴샘종양, 흉선종

3 Therapeutic and Operative Terms

nasal irrigation, 코세척, 비세척
rhinoplasty(corrective rhinoplasty), 코성형술, 비성형술, 조비술
septectomy, 사이막절제술, 중격절제술, 비중격 절제술
turbinotomy(conchotomy), 코선반절개술, 비갑개절개술
nasogastric suction, 코위흡인, 경비위흡인
nasogastric intubation, 코위삽관, 경비위삽관법
nasogastric tube, 코위관, 코위영양관, 비강영양관
nasotracheal aspiration, 코기관흡인, 경비기관흡인법
nasotracheal intubation, 코기관삽관, 경비기관내삽관법
pharyngectomy, 인두절제술
pharyngolaryngectomy, 인후두절제술
pharyngoplasty, 인두성형술
cordectomy, 성대절제술
laryngeal catheterization, 후두카테터삽입술
laryngoscopy, 후두경검사법
laryngectomy, 후두절제술, 후두적출술
laryngoplasty, 후두성형술, 후두형성술
laryngoscopic resuscitation, 후두경소생법
laryngotracheoscopy, 후두기관경 검사법
laryngotracheotomy, 후두기관 절개술

tonsillectomy(tonsillotomy), 편도적출술, 편도절제술

adenoidectomy, 아데노이드절제술, 선양조직절제술

endotracheal intubation(tracheal intubation), 기관내 튜브

endotracheal tube(endotracheal catheter), 기관내삽관법

endotracheal anesthesia(transtracheal anesthesia), 기관내마취법

tracheoplasty, 기관형성술, 기관성형술

tracheorrhaphy, 기관봉합술

tracheostomy(tracheotomy), 기관절개술

bronchoscopy, 기관지경검사법

bronchial brush biopsy, 기관지 브러쉬 생검

bronchial drainage, 기관지배액

bronchial catheterization, 기관지내 카테터삽입술

bronchial intubation, 기관지내 삽관술

bronchoplasty, 기관지성형술

bronchotomy, 기관지절개술

pulmonary segmentectomy(resection of pulmonary segment), 폐구역 절제술, 허파구역절제술

pulmonary lobectomy(resection of pulmonary lobe), 폐엽절제술, 허파엽절제술

pulmonectomy(lung resection), 폐절제술, 허파절제술

lung biopsy, 폐생검, 허파생검

pulmonary function test, 폐기능 검사

tuberculin test, 튜버클린반응 검사

Schick test, 쉬크테스트

디프테리아를 진단하기 위한 검사법을 말한다.

4 Radiology

PNS series(paranasal sinuses), 코곁굴 촬영, 부비동 촬영

Water's position(parietoacanthial projection)

Caldwell position(PA projection)

lateral position

basilar position(submentovertex(SMV) projection)

parietoacanthial transoral projection(open–mouth Water's)

PA axial projection

PA projection

Schuller's method(verticosubmental projection)

Pirie's method(axial transoral position)

Rhese's method(PA oblique position)

palatography, 입천장조영술, 구개조영술

nasopharyngography, 코인두조영술, 비인두조영술

pharyngography, 인두조영술

laryngopharyngography, 후두인두조영술

laryngography, 후두조영술

respiratory and stress maneuver

quiet inspiration

normal expiratory phonation

true Valsalva maneuver

modified Valsalva maneuver

pharynx and larynx A–P, lateral projection

trachea A–P projection

trachea and superior mediastinum lateral projection

trachea and pulmonary apex transshoulder projection(Twining's method)

tracheography, 기관조영술

bronchogram, 기관지조영상

bronchography, 기관지조영술

bronchial arteriography, 기관지동맥조영술

lung biopsy(percutaneous lung biopsy), 폐생검

lung field, 폐야

lung tomography(general lung tomography), 폐단층촬영

lung computed tomography(lung CT), 폐전산화단층촬영술

high resolution computed tomography(HRCT), 고해상 전산화단층촬영

고해상 전산화단층촬영은 slice thickness를 얇게 하여 폐의 미세구조를 정확히 묘출해 나는 방법으로서 간질성 폐질환 및 소결절의 평가에 유리하다.

lung magnetic resonance imaging(lung MRI), 폐 자기공명영상

pulmonary scintigraphy, 폐 신티그래피

pulmonary meniscus sign, 폐 초승달 징후

lung marking, 혀파음영, 폐문리, 폐무늬, 폐문양

X선 사진에 나타나는 폐야의 폐문부에서 말초로 향하는 불규칙한 선상의 그림자로서 폐동맥과 폐정맥의 주행을 의미한다.

일반적으로 나뭇가지 모양으로 나타나며 개인차가 크고 촬영조건에 따라 많은 변화를 보이는데 이러한 폐문리의 추구여부가 진단에 영향을 준다.

hair line(haarline), 모발선

정상의 엽간틈새(interlobar fissures)는 단순 촬영에서 머리카락처럼 가늘게 나타난다.

Silhouette sign, 실루엣 징후

폐, 가슴막, 세로칸 등에 종양이나 흉수 또는 염증성 병변이 있는 경우 방사 비투과성 음영으로 나타나게 되는데 주변에 대혈관이나 심장, 횡격막 등 연부조직이나 액체성 구조물이 있어 겹치게 되면 구조물의 윤곽이 손실되어 경계가 구별되지 않아 이를 실루엣 양성징후(silhouette sign positive)라 하고 구별이 가능한 경우를 실루엣 음성징후(silhouette sign negative)라 한다.

acinar shadow, 폐세엽음영

consolidation, 폐고형질화음영

air bronchogram, 공기 기관지 조영상, 공기 기관지 조영 음영

air alveologram, 공기폐포 조영상, 공기 폐포 조영음영

alveolar pattern, 폐포성 패턴

interstitial pattern, 간질성 패턴

nodular pattern, 결절형 패턴

mixed pattern, 혼합형 패턴

dirty chest(dirty lung), 지저분한 폐

Kerley's line(Kerley's A, B, C lines), 커레이선

A선은 폐문으로부터 말초로 향하는 미세한 선으로서 간질성 폐부종(interstitial pulmonary edema)에 의해 나타난다.

B선은 가장 흔하게 보이는 것으로서 세엽간 부종(interlobar septal edema)에 의해 나타난다.

C선은 폐저부에 나타나며 여러 음영이 망상(거미줄 모양)으로 나타난다.

hilum overlay sign, 폐문중첩 징후

hilum convergence sign, 폐문집합 징후

linear atelectasis(band-like atelectasis), 선상무기폐

extrapleural sign, 가슴막외징후

가슴막 보다 외측흉벽에 발생한 병변이 폐야 내로 돌출된 음영을 말한다.

ground-glass opacity, 젖빛유리모양, 간유리양상

젖빛 유리 모양의 음영증가 소견, 석면증(asbestosis) 등에서 나타나며 작은 알맹이 모양의 음영이 보인다.

honeycomb lung(honeycombing lung), 벌집모양허파, 봉소상 폐, 벌집모양 폐

진행형 광범위(미만성 : diffuse) 간질성 폐질환의 말기에 나타나는 음영을 말한다.

increased radiopacity, 회백음영 증가 소견

senile lung(aging lung), 노인성 폐, 노령화 폐

고령환자의 흉부 X선 사진에서 폐가 팽창되어 보이는 것을 말한다(노인성 폐기종).

bulla, belb, cyst, 기포, 소기포, 기낭포

폐기종에서 특징적으로 나타나는 원형이나 타원형의 공기 공간

bullous emphysema, 기포성 폐기종

air-fluid level, 공기액체층, 수면상

Ghon(Ghon focus), 곤병소

일차결핵(초감염 결핵)에서 나타나는 폐의 병소를 말한다.

primary complex, 일차 결핵복합

일차결핵에서 폐의 병소와 국소림프절염을 말한다.

open-healing cavity, 개방성 치유공동

snowstorm, 눈보라 현상

좁쌀결핵(miliary tuberculosis)의 X선 소견

air trapping, 공기 갇힘 현상, 공기포착

cranialization, 폐포 혈관분포의 두측화

caudalization, 폐포 혈관분포의 미측화

mediastinal-chest ratio, 세로칸 가슴우리비율, 종격동 흉곽비율

cardiothoracic ratio(CT ratio), 심가슴우리비, 심흉곽비

inverted S sign, 역 S자 징후, 태극징후

폐암에 의한 폐허탈에서 폐문부 종괴음영과 그에 인접해 있는 허탈된 폐음영이 결합되어 나타나는 X선 소견

supraclavicular companion shadow, 빗장뼈상부 동반음영

solitary pulmonary nodule, 고립성 폐결절음영

asymmetricity, 비대칭 소견

linear densities, 선상음영

reticular pattern, 그물모양음영, 망상음영

dense homogeneous density, 균등하고 농후한 음영

subphrenic air-fluid level(pneumoperitoneum), 기복, 가로막밑공기, 횡격막하공기

simple chest series, 흉부단순촬영

chest PA projection(erect, seating)

chest AP projection(erect, seating, supine)

chest AP or PA portable technique

chest lateral projection(erect)

central ray is horizontal

chest LAO, RAO PA oblique projection

chest LPO, RPO AP oblique projection

pulmonary apex PA AP projection

pulmonary apex AP axial projection

lung AP lordotic projection(Lindblom's method)

lung PA lordotic projection(Fleischner's method)

lung and pleura lateral decubitus projection(AP, PA)

(for fluid level and pneumothoraces)

lung and pleura ventral decubitus position(for fluid level)

lung and pleura dorsal decubitus position(for fluid level)

pulmonary fluoroscopy, 폐야의 투시 검사법

lung perfusion scintigraphy, 폐관류 신티그래피

폐혈관계질환, 폐색성 폐질환(COPD) 등을 검사하는 핵 의학적 검사

lung ventilation scintigraphy, 폐환기 신티그래피

만성기관지염, 폐기종, 폐염 등을 진단하기 위한 핵의학적 검사

lung aerosol scintigraphy, 폐 연무흡입 신티그래피

lung perfusion-inhalation scintigraphy, 폐관류-흡입 신티그래피

lung inhalation-technegas scintigraphy, 폐흡입-테크가스 신티그래피

08

Circulatory System

혈액과 림프액 등 체액(body fluid)이 흐르는 경로를 말하며 체순환(전신순환), 폐순환(소순환), 림프순환 등이 있다.

※ Word roots of circulatory system

word root	meaning	우리말	example
anomalo−	irregular	이상, 불규칙	anomalous
cardio−	heart	심장	cardiovascular
angio−	vessel	혈관	angiography
vaso−	vessel	혈관	vasospasm
hemato−(hemo)	blood	혈액	hematoma
arterio−	artery	동맥	arteriosclerosis
phlebo−	vein	정맥	phlebostenosis
veno−	vein	정맥	venography
spleno−	spleen	지라, 비장	splenoportography

thrombo–	thrombus	혈전	thromboembolism
athero–	gruel	죽모양, 죽상	atherosclerosis
sero–	serum	혈청	serodiagnosis
sclero–	hard	경화	sclerosis
atrio–	atrium	방, 심방	atrioventricular
brady–	slow	지체, 완만	bradycardia
cyano–	blue	청색	cyanosis
idio–	self	개체, 자아	idiopathy
lymphaden–	lymph gland	림프선	lymphadenoma
lymphangio–	lymph vascular	림프관	lymphangiography
pulmo–	lung	폐와 관계된	pulmonary angiography
reticulo–	net	망, 망상의	reticulocyte
–rrhage–	bleeding	출혈, 누출	hemorrhage
sidero–	iron	철	siderosis
sphygmo–	pulse	맥박	sphygmography
tachy–	rapid	빠른	tachycardia

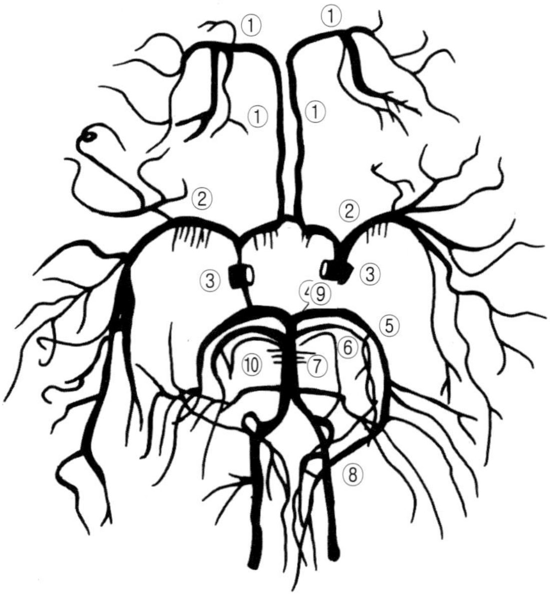

① 앞대뇌동맥(전대뇌동맥:Ant. cerebral artery)
② 중간대뇌동맥(중대뇌동맥:Mid. cerebral artery)
③ 속목동맥(내경동맥:Internal carotid artery)
④ 뒤교통동맥(후교통동맥:Post. communicating artery)
⑤ 뒤대뇌동맥(후대뇌동맥:Post. cerebral artery)
⑥ 위소뇌동맥(상소뇌동맥:Sup. cerebellar artery)
⑦ 앞아래소뇌동맥(전하소뇌동맥:Ant. inf. cerebellar artery)
⑧ 척추동맥(추골동맥:Vertebral artery)
⑨ 앞교통동맥(전교통동맥:Ant. communicating artery)
⑩ 바닥동맥(뇌저동맥:Basilar artery)

그림 8-1 Willis' circle(cerebral arterial)

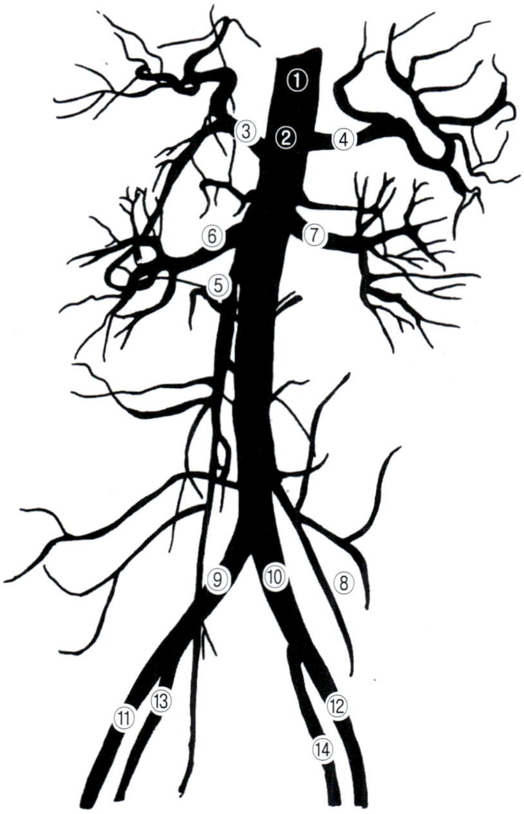

① 배대동맥(복부대동맥:Abdominal aorta)
② 복강동맥(Celiac artery)
③ 온간동맥(총간동맥:Common hepatic artery)
④ 지라동맥(비동맥:Splenic artery)
⑤ 위창자간막동맥(상장간막동맥:Superior mesenteric artery)
⑥ 오른콩팥동댁(우신동맥:Rt. renal artery)
⑦ 왼콩팥동맥(좌신동맥:Lt. renal artery)
⑧ 아래장간막동맥(하장간막동맥:Inferior mesenteric artery)
⑨ 오른온엉덩동맥(우총장골동맥:Rt. common iliac artery)
⑩ 왼온엉덩동댁(좌총장골동맥:Lt. common iliac artery)
⑪ 오른바깥엉덩동맥(우외장골동맥:Rt. external iliac artery)
⑫ 왼바깥엉덩동맥(좌외장골동맥:Lt. external iliac artery)
⑬ 오른속엉덩동맥(우내장골동맥:Rt. internal iliac artery)
⑭ 왼속엉덩동댁(좌내장골동맥:Lt. internal iliac artery)

그림 8-2 Abdominal aorta

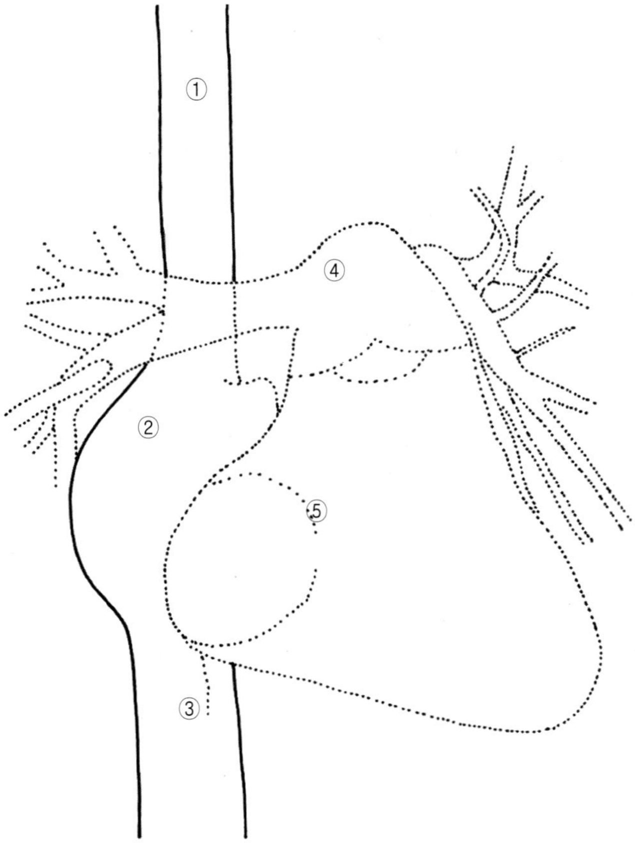

① 위대정맥(상대정맥:Superior vena cava)
② 오른심방(우심방:Rt. atrium)
③ 아래대정맥(하대정맥:Inferior vena cava)
④ 폐동맥(주폐동맥:Main pulmonary artery)
⑤ 오른심실(우심실:Rt. ventricle)

그림 8-3 SVC & IVC

Ⅰ. Blood

1 Hematologic Terms

blood, 혈액

혈액은 세포 성분인 혈구와 액체 성분인 혈장으로 이루어지며 심장의 박동을 기본으로 혈관을 순환하면서 간질액 사이에 물질을 교환하는 매개체이다.

hemopoiesis, 조혈, 혈구생성

bone marrow(medulla osium), 골수

태아부터 일생동안 조혈기능을 하는 조직으로서 적색골수(red bone marrow)와 황색골수(yellow bone marrow)가 있다.

extramedullary erythropoiesis, 골수외 조혈

골수의 파괴나 기타 질병으로 인하여 골수가 섬유소화되어 혈구를 생성하지 못하는 경우 골수 외의 장기에서 혈구 생성이 이루어지는 경우를 말하며 지라(spleen), 간(liver), 림프절(lymph node) 등이 있다.

blood cell(hematocyte, blood corpuscle), 혈구

혈액의 성분인 적혈구, 백혈구, 혈소판을 말하며 주로 골수에서 생성된다.

red blood cell(erythrocyte RBC), 적혈구

일반세포와는 달리 핵이 없으며 혈액 속에서 약 120일간 생존하면서 산소 및 이산화탄소를 운반한다.

erythroblast, 적아구, 적모구

정상 성인 및 태생 후기의 골수에 있는 유약세포로서 적혈구의 모세포이다.

hemoglobin(blood pigment Hb), 혈색소, 헤모글로빈

적혈구 속에 있는 햄 단백질(heme protein)로서 색소부분인 heme(iron protoporphyrin)과 단백질 부분인 globin으로 이루어진다.

즉 heme 4 분자와 globin 한 분자로 구성되며 정상성인의 hemoglobin량은 혈액 100 ml 당 15 g이며 1 g의 hemoglobin은 1.34 ml의 산소와 결합할 수 있는 능력이 있다.

oxyhemoglobin(HbO_2), 산화헤모글로빈

deoxyhemoglobin(reduced hemoglobin), 환원헤모글로빈

methemoglobin, 메트헤모글로빈, 혈색소변형물

hemosiderin, 헤모시데린, 혈철소

oxygen dissociation curve, 산소해리곡선

hemoglobin과 산소의 결합능력은 산소의 분압변동에 따라 달라지는데 이러한 변동을 추적하여 작성된 곡선을 말한다.

arterial oxygen tension(PaO_2), 동맥혈산소분압

PO_2, 산소분압

PCO_2, 탄산가스분압

O_2 capacity of hemoglobin, 헤모글로빈의 산소함유능

O_2 saturation percent of hemoglobin, 헤모글로빈의 산소포화도

carbon monoxide poisoning, 일산화탄소중독

일산화탄소(CO)는 hemoglobin과의 친화성이 산소보다 약 210배 이상 높아 산소와 헤모글로빈이 결합($Hb+O_2 \rightleftharpoons HbO_2$)하지 못하게 할 뿐 아니라 일산화탄소와 결합($Hb+CO \rightleftharpoons HbCO$)하여 조직에서의 산소해리 작용을 못하게 하는데 이를 일산화탄소의 이중작용이라 한다.

white blood cell(leucocyte)(WBC), 백혈구

일반 체세포와 같이 핵을 가지며 과립 백혈구(granulocyte)와 무과립 백혈구(agranulocyte)가 있다.

과립성 백혈구에는 호중구(neutrophil)와 호염기구(basophil) 그리고 호산구(eosinopil)가 있으며 무과립 백혈구에는 림프구(lymphocyte)와 단핵구(monocyte)가 있다.

thrombocyte(platelet), 혈소판

plasma(blood plasma), 혈장

비중 1.024 정도의 혈액을 구성하는 액체성분

plasma osmotic pressure, 혈장삼투압

정상적인 혈장의 삼투압 농도는 1 L 당 290 mOsm이다.

plasma protein, 혈장단백질

혈장단백질에는 알부민(albumin), 글로부린(globulin), 섬유소원(fibrinogen), 각종효소(enzyme) 등이 있다.

hematocrit(hematocrit value)(Hct, Ht), 헤마토그릿, 적혈구 용적율

전체 혈액량에 대한 혈구량의 백분율을 나타낸 것을 말하며 측정법에는 원심법(Wintrobe s method) 등이 있다.

serum(blood serum), 혈청

혈액이 응고할 때 응혈에서 분리되는 맑은 담황색 액체를 말한다.

serum albumin, 혈청 알부민

혈장의 중요한 단백질로서 빌리루빈, 요산, 칼슘 등의 운반작용을 한다.

thrombus, 혈전

병적인 상태에서 심장이나 혈관 내에 응고된 혈액의 덩어리를 말하며 동맥혈전(arterial thrombus), 정맥혈전(venous thrombus), 심장혈전(cardiac thrombus) 등이 있다.

heparin, 헤파린

혈관내벽 등에 존재하면서 강력한 혈액항응고 작용을 하는 프로테오글리칸(proteoglycan, mucoprotein)을 말하며 혈전색전증의 치료나 수혈, 혈액투석, 각종 혈관조영술, 중재적 방사선 시술 등에 사용된다.

hemolysis(hematolysis), 용혈

적혈구가 파괴되는 것을 말하며 적혈구막 밖으로 hemoglobin이 빠져나가는 현상이다.

hemostasis(blood stanching), 지혈

혈관벽이 파괴되어 혈액이 유출되는 경우 혈관이 수축되어 내경을 좁히고 혈액이 응고되어 지혈하게 된다.

blood stasis, 울혈

blood coagulation(blood clotting, hemopexis), 혈액응고

blood derivatives, 혈액제제

혈액제제란 저장혈액, 혈장, 혈청, 알부민, 감마글로불린(γ-globulin) 등을 말한다.

blood supply, 혈액공급

blood type(blood group), 혈액형

ABO형, Rh형 등이 있다.

hematoncometry, 혈액량 측정

hematophage(hemophage), 식혈세포

blood cerebrospinal fluid barrier, 혈액뇌척수액 장벽

blood brain barrier, 혈액뇌장벽, 혈액뇌관문

blood gas barrier, 혈액가스장벽

blood chemistry, 혈액화학

blood bicarbonate, 혈액중탄산염

blood circulation, 혈액순환

blood clot, 혈괴, 피떡

blood clot test, 혈액응고시험

blood transfusion, 수혈

blood component therapy, 혈액성분요법

blood concentration, 혈중농도

blood count, 혈구계산

blood culture, 혈구배양

blood cytolysate, 적혈구 용해물

blood dilution, 혈액희석, 혈액묽힘

blood recipient, 수혈자

blood donation(blood donor), 공혈, 공혈자

blood flow rate(blood flow volume), 혈류량

blood flow velocity, 혈류속도

blood forming organ, 조혈기관

blood group incompatibility, 혈액형 부적합

blood loss, 실혈

blood perfusion, 혈액관류

blood protein, 혈액단백

blood sample, 혈액샘플, 혈액표본

blood sedimentation test, 혈침검사

blood spot(blood spots), 혈반

blood stained, 피묻은, 피섞인

blood urea nitrogen(BUN), 혈액, 뇨, 질소

2 Symptomatic and Disease Terms

hemotoxin(blood poison), 혈액독

blood picture(hemogram), 혈액상, 혈구상

blood gas analysis, 혈액가스분석

동맥혈 내의 산소분압과 이산화탄소분압 및 pH 등을 분석하는 것

blood transfusion reaction, 수혈부작용

serotherapy, 혈청요법

examination of blood stains, 혈흔검사

serum injection, 혈청주사

hematogeneous infection, 혈행성 감염

hematogeneous metastasis, 혈행성 전이

hemocytoblastoma, 혈구 아세포종

hematoma, 혈종

hematozemia, 실혈

bloody sputum(blood-stained sputum), 혈담

bloody vomiting, 혈성구토

hematuria(erythrocyturia, sanguine urine), 혈뇨증

소변에 비정상적으로 적혈구가 들어있는 상태이며 육안적 혈뇨(macroscopic hematuria)와 현미경적 혈뇨(microscopic hematuria)가 있다.

bloody stool(hemorrhagic stool, melena), 혈변

hemoglobinurea(hematinuria), 혈색소요증

hemoglobinemia, 혈색소혈증

hypochromia(hypochromic erythrocyte), 혈색소감소증

blood sugar(blood glucose), 혈당

혈액 중의 포도당(glucose in blood)을 말한다.

hypoglycemia(hypoglycemosis), 저혈당증, 혈당감소증

anemia, 빈혈

혈액성 질환의 하나이며 창백(paleness), 현기증(dizziness), 심계항진(palpitation) 등이 나타나며 골수기능부전에 의한 재생불량성 빈혈(anaplastic anemia)과 적혈구 파괴항진에 의한 용혈성 빈혈(hemolytic anemia)이 있다.

plethora, 다혈증

적혈구(RBC)가 증가하는 현상을 말한다.

blood coagulation anomaly, 혈액응고이상

multiple myeloma, 다발성 골수종

purpura(peliosis), 자반증, 자반병

출혈에 의한 진피(cutis)나 피하조직(subcutis)의 자주빛 피진(eruption)을 말하며 여러 가지 원인에 의해 발생한다.

hemophilia, 혈우병, 혈우증

가벼운 외상이나 비외상성으로 심한 지연성 출혈이 계속되는 경우이며 혈우병 A, B, C형이 있다.

thrombocytemia, 혈소판 혈병

thromboasthenia(Glantzmann's disease), 혈소판 무력증

혈소판의 기능 이상에 의한 피하출혈, 코피 등의 선천성 출혈성 질환을 말한다.

thrombocytopenia(thrombopenia), 혈소판 감소증

thrombocytosis, 혈소판증가증, 혈소판증다증

thrombocytopenic purpura(thrombopenic purpura), 혈소판 감소성 자반병

platelet plug(white thrombus), 혈소판 혈전

erythremia(erythrocythemia), 적혈병

혈액 속에 적혈구 수가 무제한으로 늘어나는 질환을 말한다.

oligocythemia(erythropenia), 적혈구감소증, 혈구감소증

erythrocytosis(ploycythemia), 적혈구 증가증

leukocyte transfusion(leucocyte transfusion), 백혈구 수혈

leukopenia(leucopenia), 백혈구 감소증

leukocytosis(leucocytosis), 백혈구 증가증

leukemia(leucemia, leuchemia), 백혈병

백혈구를 생산하는 전구세포들의 악성종양, 즉 백혈구가 악성 종양성 증식을 유발한 질환을 말하며 골수성 백혈병(myeloid leukemia), 림프성 백혈구(lymphatic leukemia), 단구성 백혈구(monocytic leukemia) 등이 있다.

leukemic retinopathy, 백혈병성 망막증

bone marrow transplantation, 골수이식

bone marrow puncture and biopsy, 골수천자와 생검

Ⅱ. Lymphatic System

1 Anatomy and Physiology

lymph(lympha, lymphe), 림프, 림프액, 임파

림프관(lymphatic vessel)에 있는 조직액으로서 혈장과 비슷한 화학적 조성을 나타낸다.

lymph node(lymph gland), 림프절, 림프선

림프구를 생산하며 림프액을 여과시키는 역할을 하는 결절성의 소체로서 림프관을 따라 곳곳에 존재한다.

thoracic duct, 흉관

spleen, 지라, 비장

lymphatic vessel(lymph vessel), 림프관

림프액이 흐르는 관을 말하며 림프액의 흐름은 혈액과는 달리 한 방향으로만 흐르게 된다.

afferent lymphatic vessel(vas afferens), 수입림프관림프액을 림프절에 보내는 관

efferent lymphatic vessel(vas efferens), 수출림프관

lymphatic sinus, 림프강, 림프동

lymph circulation, 림프순환

lymphocyte, 림프구, 림프세포

림프조직 속에 들어있는 백혈구의 일종으로서 림프아세포(lymphoblast)가 성숙한 것이다.

lymphocytopoiesis(lymphogenesis), 림프구 생성

T-cell(thymus derived lymphocyte), T세포

가슴샘(흉선)에서 생성되는 세포로서 면역기능에 관여한다.

2 Symptomatic and Disease Terms

lymphocytopenia(lymphopenia), 림프구 감소증

lymphocytosis, 림프구 증가증

injury to lymphatic vessel, 림프관 손상

lymphangiectasis(lymphangiectasia), 림프관 확장증

lymphangitis, 림프관염

Hodgkin's disease of lymphocyte depletion, 림프구 소실형 호지킨스병

lymphorrhea, 림프루

외상이나 림프관강(lymph vessel cavity)의 파열로 인하여 림프액이 누출되는 현상

lympatic anemia, 림프성 빈혈

lymphedema, 림프부종

lymphocytic leukemia(lymphatic leukemia), 림프성 백혈병

tuberculosis of lymph node, 림프절 결핵

lymphogeneous metastasis, 림프행성전이

lymphatic abscess, 림프성 농양

lymphoepithelioma(lymphepithelioma), 림프상피성종양

lymphangiofibroma, 림프관 섬유종

lymphatic tumors(tumor of lymph gland), 림프선 종양

malignant lymphoma, 악성림프종

bubo(inflammatory swelling of lymphatic gland), 가래톳

3 Therapeutic and Operative Terms

lymphadenotomy, 림프선 절개술

lymphadenectomy, 림프선 절제술

biopsy of lymph nodes, 림프절 생검

lymphangioplasty, 림프관 성형술

lymphangiotomy, 림프관절단술

lymphoidectomy, 림프절 절제술

4 Radiology

lymphadenogram, 림프절 조영상

lymphadenography, 림프절 조영술

lymphangiogram, 림프관 조영상

lymphangiography, 림프관 조영술

lymphography, 림프절 조영술

Ⅲ. Heart

1 Anatomy and Physiology

heart(cor), 심장, 염통

순환계(혈관계)의 중심장기로서 두 개의 방(atrium)과 두 개의 실(ventricle)로 이루어져 있다.

heart wall, 심장벽

심장의 벽은 심장속막(endocardium), 심장근육(myocardium), 심장바깥막(epicardium)의 3층으로구성된다.

pericardium, 심장막, 심막, 심낭

심장(심근)을 싸는 두 겹의 주머니로서 바깥쪽은 두꺼운 섬유성 심장막(fibrous pericardium), 안쪽은 장막성심막(serous pericardium)으로 되어있다.

parietal pericardium, 벽측심막, 벽측심낭

visceral pericardium(epicardium), 장측심막, 장측심낭

pericardial space(pericardial cavity), 심장막안, 심막강, 심낭강

pericardial fluid, 심장막액, 심막액

cardiac muscle(myocardium), 심장근육, 심근

심장벽의 근육층을 말하며 골격근과 같이 가로무늬근(striated muscle)이다.

생리학적으로는 불수의근(involuntary muscle)이며 자동능(automaticity)을 지니므로 중추로부터 신경이 차단되어도 자동으로 수축된다.

external structures of heart, 심장의 외부구조

심장 위쪽의 넓은 부분은 심장바닥(base), 아래쪽을 심장꼭대기(apex)이라 하며 전면을 복장갈비면(흉늑면 : sternocostal surface), 하면을 가로막면(diaphragmatic surface)이라 한다.

coronary groove, 방실사이고랑, 관상구

심방과 심실의 경계를 이루며 혈관을 수용한다.

left and right auricles, 왼, 오른심방귀, 좌, 우심이

좌, 우심방에 있는 귀바퀴 모양의 돌출물

internal structures of heart, 심장의 내부구조

right atrium, 오른심방, 우심방

정맥을 받아들이며 상벽에는 위대정맥(SVC), 후하벽에는 아래대정맥(IVC)이 개구한다.

left atrium, 왼심방, 좌심방

가스교환을 마친 동맥혈을 운반하는 4개의 폐정맥을 받아들이는 곳이다.

interatrial septum, 심방사이막, 심방중격, 방간중격

right ventricle, 오른심실, 우심실

오른심방으로부터 받아들인 혈액을 폐동맥으로 분출시킨다.

left ventricle, 왼심실, 좌심실

왼심방에서 보내온 동맥혈을 전신으로 분출시켜 체순환이 이루어지도록 하며 심실벽의 두께는 오른심실 보다 약 3배 정도 두껍다.

interventricular septum, 심실사이막, 심실중격, 실간중격

valves of heart, 심장판막

atrioventricular valve, 방실판막

삼첨판과 이첨판을 방실판막이라 한다.

left atrioventricular valve(mitral, bicuspid), 좌방실판막, 승모판, 이첨판

right atrioventricular valve(tricuspid valve), 우방실판막, 삼첨판

오른심방과 오른심실 사이의 판막

semilunar valve, 반월판

심실의 대동맥구멍(aortic orifice)과 폐동맥구멍(pulmonary orifice)에 있으며 대동맥판과 폐동맥판을 반월판이라 한다.

aortic valve, 대동맥판

왼심실의 대동맥구멍(상행대동맥의 기시부)에 위치하며 대동맥으로 분출된 혈액이 왼심실로 역류할 수 없게 한다.

pulmonary valve, 폐동맥판

오른심실의 폐동맥구멍(폐동맥간의 기시부)에 위치하여 폐동맥으로 분출된 혈액이 오른심실로 역류할 수 없게 한다.

impulse conducting system, 자극전도계, 자극전도로

sinoatrial node(S-A node), 굴심방결절, 동심방결절, 동방결절

심근흥분성의 주도적인 역할을 하는 곳이며 박동조율기(향도잡이 : pacemaker, physiologic pacemaker)라 한다.

atrioventricular node(A-V node), 방실결절

굴심방결절에서 발생된 자극은 좌, 우 심방을 수축시키며 방실결절에 전달된다.

atrioventricular bundle(A-V bundle, His bundle) 방실다발, 방실속

자극전도섬유속을 말한다.

Purkinje's fiber, 프르키네섬유

방실다발 이하의 자극전도 섬유가 심근에 분포된 가지를 말한다.

atrioventricular delay(A-V delay), 방실지연

Starling's law of heart, 스타아링의 심장법칙

심근의 수축력은 일정한 범위 내에서 심근섬유의 길이에 비례한다는 법칙

all or none principle, 실무율

문턱값(역치:threshold) 이하의 자극에는 반응을 하지 않으나 역치 이상의 자극에서는 최대의 동일한 반응을 나타내는 법칙

electrocardiogram(ECG, EKG), 심전도

심장주기동안 심근수축에 의해 발생되는 활동전압을 신체표면에서 포착하여 그래프로 나타낸 것을 말한다.

stroke volume(SV), 일박출량

심박동시마다 심실에서 약 70 ml의 혈액이 대동맥으로 분출되는 것

heart rate(HR), 심박동수

동방결절에서 1분 동안 생성되는 흥분횟수는 약 100회이나 미주신경(vagus nerve)의 흥분성이 교감신경(sympathetic nerve)보다 우세하여 70회로 감소한다.

cardiac output(CO), 심박출량

일분동안 심장에서 박출되는 혈액의 총량은 약 5 L로서 아래와 같이 정의한다.

심박출량(CO) = 심박동수(HR) × 일박출량(SV)

cardiac index, 심장지수, 심박출계수, 심계수

cardiac cycle, 심장주기

심방의 수축 시작부터 다음 심방 수축 개시까지를 말하며 안정시 약 0.8초이다.

heart sound(cardiac sound), 심음

cardiodiaphragmatic angle, 심장가로막각, 심장횡격막각

cardioinhibitory nerve, 심장억제신경

cardiothoracic ratio(CT ratio), 심장가슴비, 심흉곽비, 심흉비

blood pressure(BP), 혈압

maximum blood pressure(systolic blood pressure), 최고혈압, 수축기혈압

심장의 수축시에 대동맥으로 혈액이 박출되어 동맥 내의 압력이 급격하게 증가하여 최고치에 이르는 시기

minimum blood pressure(diastolic blood pressure), 최저혈압, 이완기혈압

2 Symptomatic and Disease Terms

palpitation(polycardia), 두근거림, 심계항진, 동계

강력하고 불규칙한 심장의 박동을 환자 자신이 흉벽(chest wall)에서 느끼는 것을 말하며 긴장이나 약물투여 등에서 나타날 수 있다.

arrhythmia, 부정맥

tachycardia, 빈맥

angina pectoris(stenocardia, cardiac angina), 협심증

급성 관상동맥(coronary artery)부전에 의한 일시적인 흉통발작을 말하며 노작성협심증(exertional angina), 안정시 협심증(angina pectoris decubitus), 이형협심증(variant form angina) 등이 있다.

cyanosis, 청색증

cardiac murmur(heart murmur), 심잡음

cardiomegaly(cardiac hypertrophy), 심비대, 심거대

cardiamorphia, 심장기형

ectopia cordis(malposition of heart), 심장전위

cardioptosis(drop heart), 심장하수증

dextrocardia, 우심증, 우흉심

cardiac asthma, 심장천식

cardiagra(cardiac pain), 심장통, 흉통

pericardial effusion, 심낭삼출액

hydropericardium, 심낭수종

endocarditis, 심내막염

pericarditis, 심막염

myocarditis, 심근염

myocardial fibrosis(fibrotic cardiomyopathy), 심근섬유화

atrial extrasystole(atrial premature beat : APB), 심방성기외수축

atrial fibrillation(auricular fibrillation), 심방세동, 방세동

심방의 수축시 심방 자체에서 발생된 자극에 의해 부정기적으로 반응하는 경우로서 심박동과 맥박이 불규칙하게 되며 고혈압, 심근경색증, 승모판협착증 등에서 나타난다.

atrial flutter(auricular flutter), 심방조동

심방 자체에서 발생된 자극에 의해 흥분과 수축이 되는 경우로서 규칙적이며 빠른 흥분이 연속된다.

ventricular fibrillation, 심실세동

심실근의 자동능 항진으로 인해 심실근 여러 곳에서 자극이 발생되어 전체적인 율동적수축을 못하고 심실벽이 무질서하게 떨리는 증세를 말한다.

ventricular flutter, 심실조동

heart failure(cardiac failure, cardiac insufficiency), 심부전

cardiac crisis(cardiac attack, heart stroke), 심장발작, 심장발증

cardiac arrest(cardiac standstill), 심정지

cardiac death, 심장사

sudden death, 급사

cardiac rupture, 심장파열

cardiac thrombosis, 심장혈전증

cardiac syncope, 심장성실신, 심인성실신

cardiovascular collapse(circulatory collapse), 심혈관허탈, 순환허탈

congenital heart disease, 선천성 심장질환

대사 이상이나 약물중독, 염증성 질환, 풍진, 유전적소인 등에 의한 선천적 심장질환

atrial septal defect(ASD), 심방중격결손증

심방중격의 결손으로 인하여 좌, 우 단락(left to right shunt)이 일어나며 우심실과 우심방이 확장된다. 방사선학적 검사에서 좌심방에 카테터를 삽입하고 조영촬영하면 결손부위로 조영제가 누출된다.

ventricular septal defect(VSD), 심실중격결손

좌심방과 좌심실이 확장되며 흉부 X선 사진에서 좌심실 확장으로 인한 이중음영(double contour)이 나타나고 좌심실 조영술에서 우심실로의 조영제 유출을 통해 결손의 위치 등

을 파악한다.

patend ductus arteriosus(PDA), 동맥관 개존증

동맥관(arterial duct, ductus arteriosus)은 태아순환에 관여하고 수주일 안에 폐쇄되어야 하나 계속 열려있는 상태로서 흉부 X선 소견상 좌심실, 좌심방, 대동맥활 등이 확장되어 나타난다.

aortic pulmonary window, 대동맥-폐동맥 개창

total anomalous pulmonary venous return(TAPVR), 완전폐정맥 순환이상

persistent truncus arteriosus, 총동맥관증

transposition of great vessel(TGV), 대혈관전위

tetralogy of Fallot(TOF), 팔로 4징

신생아의 청색증(cyanosis)을 유발하는 가장 흔한 질환으로서 폐동맥협착(pulmonary stenosis), 심실중격결손(interventricular septal defect), 대동맥우측전위(overriding of aorta), 우심실비대(right ventricular hypertrophy) 등의 소견이 보이고 심장의 모양이 장화모양(boot-shaped)으로 변한다.

aortic stenosis, 대동맥 협착

pulmonary stenosis, 폐동맥 협착

cardiomegaly, 심비대증

acquired heart disease, 후천성 심장질환

mitral stenosis, 승모판(이첨판)협착증

mitral regurgitation, 승모판부전증

aortic stenosis, 대동맥판 협착증

aortic regurgitation, 대동맥판 부전증

ischemic heart disease, 허혈성 심장질환

hypertensive heart, 고혈압성심장

pericardial effusion, 심낭삼출

cardiac tumor, 심장종양

corpulmonale(pulmonary heart diseae), 폐성심, 폐심증

myocardial infarction(coronary infarction), 심근경색증

관상동맥(coronary artery)의 폐색으로 인해 혈액공급이 정상적으로 이루어지지 못하는 부분의 심근에 급격한 괴사(necrosis)를 가져오는 질환

3 Therapy and Operative Terms

cardiac compression, 심장압박

cardiac defibrillator, 심장제세동기, 심장잔떨림제거기, 심세동제거기

cardiac massage, 심장마사지

cardiac pacemaker, 심장박동조율기, 심박조율기, 심박동조정기

cardiopulmonary resuscitation(CPR), 심폐소생술, 심장허파소생술

cardicentesis(cardiocentesis), 심장천자

cardiectomy, 심장절제술

cardiopericardiopexy, 심장심장막고정술, 심장심낭유합술

cardioplasty, 심장성형술

cardiopulmonary bypass, 심장폐우회술, 심폐회로, 심폐바이패스

cardiotomy, 심장절개술

cardiovalvulotomy, 심장판막절개술

pericardiocentesis, 심장막천자, 심막천자

cardiac transplantation(heart transplantation), 심장이식

4 Radiology

cardiac catheterization, 심장도관삽입, 심장카테터삽입, 심카테터법, 심도관법, 심도자술

cardioangiography, 심혈관 조영술

ventriculogrophy, 심실 조영술

coronary arteriography(coronary angiography), 심장동맥조영술, 관상동맥조영술

cardiac cineangiography, 심장영화촬영술

cardiac computerized tomography, 심장 전산화 단층촬영

cardiac magnetic resonance imaging, 심장 자기공명영상

myocardial scintigraphy, 심근 신티그래피

핵의학적 검사로서 심근경색, 관상동맥질환, 허혈성 심근(협심증)의 진단 등의 목적으로 시행된다.

myocardial infarct scintigraphy, 심근경색 신티그래피

심근의 경색 부위(infarct area)에만 방사성의 약품이 집적되어 hot area로 나타내주는 핵의학적 검사

first pass heart scintigraphy, 동적심장 신티그래피

방사성의약품을 정맥에 순간주사하여 심혈관계로 이동하는 상태를 시간별로 촬영하고 심방과 심실 내의 순환시간, 심박출계수 등을 얻어내는 핵의학적 검사

multi-gated blood pool scintigraphy, 게이트 혈액풀 신티그래피

myocardial perfusion study, 심근관류검사

방사성 의약품을 이용한 관상동맥질환 진단을 위한 핵의학적 검사

2-D echocardiography(M-mode), 초음파 심장검사술

doppler echocardiography, 도플러심초음파

cardiothoracic ratio(CT ratio), 심장가슴비, 심흉곽비

$$\frac{\text{최대심장횡경}}{\text{최대흉곽횡경}} \times 100(\text{정상 성인은 50 이하})$$

cardiac series(cardiac barium study), 심장바륨검사

바륨을 이용한 식도 조영으로 심장의 비대유무를 검사하는 것으로서 식도조영 PA, lateral, LAO, RAO 등을 촬영한다.

simple chest, 가슴단순촬영, 흉부단순촬영

PA, RAO, LAO, lateral(left lateral)

Ⅳ. Blood Vascular System

혈관계통은 심장(heart), 동맥(artery), 모세혈관(capillary), 정맥(vein) 등으로 구성되고 혈관은 혈액의 이동 통로로서 조직에 산소와 영양을 공급하고 노폐물과 이산화탄소(CO_2)의 수송을 맡고 있다.

1 Anatomy and Physiology

vas, 관, 맥관, 혈관

blood vessel, 혈관

arterial system, 동맥계

artery(arteria, arteriae, arteries), 동맥

심장에서 박출된 혈액을 모세혈관까지 운반하는 혈관으로서 내막(tunica interna, intima), 중막(tunica media), 외막(tunica externa)으로 되어 있다.

elastic type artery, 탄력형 동맥

동맥 중 고무판과 같은 탄력층판(elastic lamella)이 여러 겹으로 구성된 혈관

vasa vasorum, 맥관벽혈관, 혈관의 맥관

혈관 자체에 영양을 공급하는 혈관으로서 혈관의 외막에 분포한다.

muscular type artery, 근육형 동맥

anastomosis(vas anastomoticum), 문합, 혈관문합, 연결맥관

혈관 사이에 가지를 내어 연결하는 것을 말하며 혈관연결이라 한다.

anastomotic branch, 연결가지

혈관 사이를 연결하는 미세한 혈관분지

arteriovenous anastomosis, 동정맥 연결

소동맥이 모세혈관을 거치지 않고 소정맥에 연결되는 것

vas recta, 곧은 혈관, 직혈관

vas arcuata, 활꼴동맥, 궁상동맥

vas plexus, 맥관얼기, 혈관총

vas resistance, 혈관저항

vasomotion(movement of blood vessel), 혈관운동

vascular phase, 혈관상

arterial blood, 동맥혈

arterial blood oxygen tension, 동맥혈 산소장력(분압)

arterial oxygen content, 동맥혈 산소함유량

arterial capillary, 동맥모세혈관, 동맥성 모세관

arterial systole, 동맥수축기

arterial wall, 동맥벽

arterial wave, 동맥파

capillary(blood capillary), 모세혈관

지름이 약 8~10 μm 정도되는 미세한 혈관으로서 동맥과 정맥을 연결해 주며 중간막이 없고 외막세포로 싸여 있다.

모세혈관에는 연속성 모세혈관, 유창성 모세혈관, 동양도세혈관 등이 있다.

capillary osmotic pressure(COP), 모세관 삼투압

capillary circulation, 모세혈관순환

capillary resistance, 모세혈관저항

capillary permeability, 모세혈관 투과성

capillary pressure, 모세혈관압

blood circulation, 혈액순환

greater circulation(systemic circulation), 대순환, 체순환

왼심실(left ventricle)→대동맥(aorta)→동맥(artery)→세동맥(arteriole)→모세혈관(capillary)→소정맥(venule)→정맥(vein)→대정맥(vena cava)→오른심방(right atrium)

lesser circulation(pulmonary circulation), 소순환, 폐순환

오른심실(right ventricle)→폐동맥(pulmonary artery)→폐포환기(alveolar ventilation)→폐정맥(pulmonary vein)→왼심방(left atrium)

blood vessel of heart, 심장혈관

coronary circulation, 심장순환, 관상순환

coronary artery(arteria coronaria), 심장동맥, 관상동맥, 관동맥

심장의 근육에 영양을 공급하는 혈관으로서 상행대동맥 기시부에 있는 대동맥 뿌리의 좌, 우 대동맥동(aortic sinus)에서 정상기시(normal origin)한다.

right coronary artery, 오른심장동맥, 우관상동맥

우측 대동맥동에서 기시하여 심장 하부까지 우측 방실고랑(right atrioventricular sulcus)을 따라 주행하면서 다음과 같이 분지된다.

left coronary artery, 왼심장동맥, 좌관상동맥

dominance, 심장동맥우세성, 관상동맥우세성

관상동맥의 우세성에는 좌측 우세성(left dominance)과 우측 우세성(right dominance)이 있다.

pulmonary trunk, 폐동맥, 허파동맥, 폐동맥간

우심실에서 기시하여 정맥혈을 폐포까지 운반하여 가스교환이 이루어지도록 하는 혈관이며 좌, 우 폐동맥(left, right pulmonary artery)이 있다.

aorta, 대동맥

왼심실에서 기시되는 대혈관으로서 대동맥 판막(aortic valve)에서부터 온엉덩동맥(총장골동맥) 분기부까지를 말한다.

ascending aorta, 오름대동맥, 상행대동맥

왼심실과 대동맥활(대동맥궁) 사이를 말하며 왼심장동맥과 오른심장동맥을 분지한다.

aortic arch, 대동맥활, 대동맥궁

오름대동맥(상행대동맥)의 연속으로서 제2늑연골 분위에서 좌하방으로 굽어지며 팔머리동맥(완두동맥), 왼온속목동맥(좌총경동맥), 왼빗장밑동맥(좌쇄골하동맥) 등이 분지된다.

brachiocephalic trunk(innominate artery), 팔머리동맥, 완두동맥, 무명동맥

대동맥활(대동맥궁)의 오른쪽에서 기시하여 우측 복장빗장관절(흉쇄관절) 뒤쪽에서 오른목동맥(우측경동맥)과 오른빗장밑동맥(우쇄골하동맥)으로 나뉜다.

common carotid artery, 온목동맥, 총경동맥, 총목동맥

좌·우 온목동맥은 갑상연골(thyroid cartilage) 상연(C_3~C_4)에서 속목동맥(내경동맥)과 바깥목동맥(외경동맥)으로 나뉜다.

external carotid artery, 바깥목동맥, 외경동맥

두경부의 눈확(안와)와 두개강을 제외한 얼굴과 목에 분포하며 다음과 같이 분지한다.

superior thyroid artery, 위갑상샘동맥, 상갑상선동맥

lingual artery, 혀동맥, 설동맥

facial artery, 얼굴동맥, 안면동맥

posterior auricular artery, 뒤귓바퀴동맥, 후이개동맥

ascending pharyngeal artery, 오름인두동맥, 상행인두동맥

occipital artery, 뒤통수동맥, 후두동맥

superficial temporal artery, 얕은관자동맥, 천측두 동맥, 얕은 측두동맥

maxillary artery, 위턱동맥, 상악동맥

internal carotid artery, 속목동맥, 내경동맥

뇌(brain)에 혈액을 공급하는 혈관 중 대뇌의 앞부분 순환(anterior circulation)을 담당하며 다음과 같이 분지한다.

ophthalmic artery, 눈동맥, 안동맥

anterior cerebral artery(ACA), 앞대뇌동맥, 전대뇌동맥

middle cerebral artery(MCA), 중간대뇌동맥, 중대뇌동맥

posterior communicating artery(pcom.a.), 뒤교통동맥, 후교통동맥

cerebral arterial circle(Willis' circle), 대뇌동맥고리, 대뇌동맥륜

뇌의 혈액순환을 원할하게 조절하기 위한 구성으로서 속목동맥(내경동맥)의 앞, 중간대뇌동맥(전, 중대뇌동맥)과 척추동맥(추골동맥)의 뒤대뇌동맥(후대뇌동맥)이 연결된 동맥고리(arterial circle)이다.

subclavian artery, 빗장밑동맥, 쇄골하동맥, 쇄골밑동맥

왼빗장밑동맥(좌쇄골하동맥 : left subclavian a.)은 대동맥활(대동맥궁)에서 분지하고 오른빗장밑동맥(우쇄골하동맥 : right subclavian a.)은 팔머리동맥(완두동맥)에서 분지하며 다음과 같다.

vertebral artery, 척추동맥, 추골동맥

뇌에 혈액을 공급하는 혈관 중 뒤부분순환(posterior circulation)을 담당하며 목뼈(경추)(cervical vertebrae)의 횡돌기공(transverse foramen)을 통해 상행하여 대후두공(foramen magnum)을 지나 두개강으로 진입한 후 뇌줄기(뇌간 : brain stem) 앞부분에서 좌, 우 척추동맥(추골동맥)이 만나 바닥동맥(뇌저동맥 : basilar artery)을 형성하고 이어서 뒤대뇌동맥(후대뇌 동맥 : PCA)으로 나뉜다.

internal thoracic artery, 속가슴동맥, 내흉동맥

내흉동맥은 앞갈비사이동맥(전늑간동맥 : anterior intercostal a.), 근육가로막동맥(근횡격동맥 : musculophrenic a.), 위배벽동맥(상복벽동맥 : superior epigastric a.) 등의 분지를 낸다.

thyrocervical trunk, 갑상목동맥, 갑상경동맥

갑상목동맥(갑상경동맥)은 아래갑상목동맥(하갑상선동맥 : inferior thyroid a.), 어깨위동

맥(견갑상동맥 : suprascapular a.), 가로목동맥(경횡동맥 : transverse cervical a.) 등의 분지를 낸다.

axillary artery, 겨드랑동맥, 액와동맥

thoracoacromial artery, 가슴어깨동맥, 흉견봉동맥

lateral thoracic artery, 가쪽가슴동맥, 외측흉동맥, 외측가슴동맥

subscapular artery, 어깨밑동맥, 견갑하동맥, 견갑밑 동맥

ant, posterior humeral circumflex artery, 앞뒤위팔휘돌이동맥, 전, 후 상완 회선동맥

brachial artery, 위팔동맥, 상완동맥

deep brachial artery, 깊은위팔동맥, 심상완동맥

superior ulnar collateral artery, 위자쪽곁동맥, 상척측측부동맥

inferior ulnar collateral artery, 아래자쪽곁동맥, 하척측측부동맥

radial artery, 노동맥, 요골동맥

ulnar artery, 자동맥, 척골동맥

palmar arch, 손바닥동맥활, 손바닥동맥궁

노동맥(요골동맥)과 자동맥(척골동맥)이 손바닥에서 합쳐지는 것을 말하며 얕은 손바닥동맥활(천장동맥궁 superficial palmar arch)과 깊은 손바닥동맥활(심장동맥궁 deep palmar arch)이 있다.

descending aorta, 내림대동맥, 하행대동맥

thoracic aorta, 가슴대동맥, 흉대동맥

내장쪽가지(장측지 : visceral branch)로는 기관지와 허파의 실질(pulmonary parenchyma)에 동맥혈을 보내는 기관지동맥(bronchial a.)과 식도동맥(esophageal a.)이 분지되고 벽쪽가지(벽측지 : parietal branch)는 늑골사이동맥(늑간동맥 : intercostal a.)과 늑골아래동맥(늑하동맥 : subcostal a.), 위가로막동맥(상횡격동맥 : superior pherenic a.)이 분지된다.

abdominal aorta, 배대동맥, 복부대동맥

visceral branch of abdominal aorta, 배대동맥(복부대동맥)의 내장쪽가지

celiac trunk(celiac artery), 복강동맥

복강동맥에서는 좌위동맥(left gastric a.), 지라동맥(비동맥 : splenic a.), 온간동맥(총간동맥 : common hepatic a.) 등이 분지한다.

superior mesentric artery(SMA), 위창자간막동맥, 상장간막동맥

inferior pancreaticoduodenal artery, 아래이자샘창자동맥, 하췌십이지장동맥

intestinal artery, 작은창자동맥, 소장동맥

jejunal artery, 빈창자동맥, 공장동맥

ileal artery, 돌창자동맥, 회장동맥

ileocolic artery, 돌잘록창자동맥, 회결장동맥

appendicular artery, 막창자꼬리동맥, 충수동맥

right colic artery, 오른잘록창자동맥, 우결장동맥

middle colic artery, 중간잘록창자동맥, 중결장동맥

inferior mesentric artery(IMA), 아래창자간막동맥, 하장간막동맥

left colic artery, 왼잘록창자동맥, 좌결장동맥

sigmoid artery, 구불잘록창자동맥, S자상 결장동맥

middle suprarenal artery, 중간부신동맥, 중부신동맥

renal artery, 콩팥동맥, 신동맥

testicular artery, 고환동맥

ovarian artery, 난소동맥

common iliac artery, 온엉덩동맥, 총장골동맥

internal iliac artery, 속엉덩동맥, 내장골동맥

속엉덩동맥(내장골동맥)의 내장쪽가지(장측지)에는 배꼽동맥(제동맥 : umbilical a.), 상, 하 방광동맥(sup. inferior vesical a.), 중간곧창자동맥(중직장동맥 : middle rectal a.), 자궁동맥(uterine a.), 질동맥(vaginal a.) 등이 분지되고 벽쪽가지(벽측지)는 폐쇄구멍동맥(폐쇄동맥 : obturator a.), 속음부동맥(내음부동맥 : internal pudendal a.), 엉덩허리동맥(장요동맥 : iliolumbar a.), 가쪽엉치동맥(외측천골동맥 : lateral sacral a.), 위볼기동맥(상둔동맥 : superior gluteal a.), 아래볼기동맥(하둔동맥 : inferior gluteal a.) 등이 분지된다.

external iliac artery, 바깥엉덩동맥, 외장골동맥

femoral artery, 넙다리동맥, 대퇴동맥

profunda femoris artery, 깊은넙다리동맥, 심대퇴동맥

medial femoral circumflex artery, 안쪽넙다리휘돌이동맥, 내측대퇴회선동맥

lateral femoral circumflex artery, 가쪽넙다리휘돌이동맥, 외측대퇴회선동맥

popliteal artery, 오금동맥, 슬와동맥

anterior tibial artery, 앞정강동맥, 전경골동맥

posterior tibial artery, 뒤정강동맥, 후경골동맥

peroneal artery, 종아리동맥, 비골동맥

medial plantar artery, 안쪽발바닥동맥, 내측족척동맥

lateral plantar artery, 가쪽발바닥동맥, 외측족척동맥

dorsalis pedis artery, 발등동맥, 족배동맥

arcuate artery, 활꼴동맥, 궁상동맥

vein(vena), 정맥

혈액을 심장으로 보내는 모든 혈관을 말하며 동맥과 동행하는 깊은정맥(심정맥 : deep vein)이 대부분이고 일부는 얕은정맥(피정맥 : cutaneous)이다.

venous sinuses, 정맥굴, 정맥동

venous plexuses, 정맥얼기, 정맥총

venous valves, 정맥판막, 정맥판

pulmonary vein, 허파정맥, 폐정맥

폐포에서 가스교환이 이루어진 신선한 동맥혈을 좌심방으로 운반하는 혈관으로서 좌, 우 폐로부터 2개씩 4개가 좌·우 폐정맥(left, right pulmonary vein)을 형성한다.

superior vena cava, 위대정맥, 상대정맥

좌, 우 팔머리정맥, 완두정맥이 합쳐진 정맥으로서 두경부(상반신)의 정맥혈을 우심방으로 운반한다.

brachiocephalic vein, 팔머리정맥, 완두정맥

두경부 및 상지의 정맥혈을 위대정맥(상대정맥)으로 운반하는 혈관으로서 속목정맥(내경정맥)과 빗장밑정맥(쇄골하 정맥)이 합쳐진 것이다.

dural venous sinuses(sinuses of dura mater), 경질막정맥굴, 경막정맥동

superior sagittal sinus, 위시상정맥굴, 상시상정맥동

inferior sagittal sinus, 아래시상정맥굴, 하시상정맥동

straight sinus, 곧은정맥굴, 직정맥동, 곧은정맥동

confluence of sinus, 정맥굴합류, 정맥동교회, 정맥동 합류

transverse sinus, 가로정맥굴, 횡정맥동, 가로정맥동

sigmoid sinus, 구불정맥굴, S자정맥동, S상 정맥동

cavernous sinus, 해면정맥굴, 해면정맥동

superior petrosal sinus, 위바위정맥굴, 상추체정맥동

inferior petrosal sinus, 아래바위정맥굴, 하추체정맥동

diploic vein, 판사이정맥, 판간정맥

두개골 내, 외판(inner, outer table) 사이의 판간층에 있는 정맥

emissary vein, 이끌정맥, 도출정맥

jugular foramen, 목정맥구멍, 경정맥공, 목정맥공

internal jugular vein, 속목정맥, 내경정맥

external jugular vein, 바깥목정맥, 외경정맥

occipital vein, 뒤통수정맥, 후두정맥

posterior auricular vein, 뒤귓바퀴정맥, 후이개정맥

thoracoepigastric vein, 가슴배벽정맥, 흉복벽정맥

lateral thoracic vein, 가쪽가슴정맥, 외측흉정맥

azygos vein, 홀정맥, 기정맥

오른오름허리정맥(우상행요정맥 : right ascending lumbar vein)에서 기시하여 갈비사이정맥(늑간정맥 : intercostal vein), 식도정맥(esophagea vein), 기관지 정맥(bronchial vein) 등을 받아 위대정맥(상대정맥 : SVC)으로 운반한다.

hemiazygos vein, 반홀정맥, 반기정맥

왼오름허리정맥, 좌상행요정맥(left ascending lumbar vein)에서 기시하여 홀정맥(기정맥)에 유입된다.

accessory hemiazygos vein, 덧반홀정맥, 부기정맥

intercostal vein, 늑골사이정맥, 늑간정맥

palmar digital vein, 손가락정맥

superficial palmar venous arch, 얕은손바닥정맥활

deep palmar venous arch, 깊은손바닥정맥활

ulnar vein, 자정맥, 척골정맥

radial vein, 노정맥, 요골정맥

median cubital vein, 팔오금중간정맥, 주정중피정맥

자쪽피부정맥(척측피정맥)과 노쪽피부정맥(요측피정맥)이 합쳐져 형성되며 일반적인 정맥주사 부위로 이용된다.

left gastric vein, 왼위정맥, 좌위정맥

splenic vein, 지라정맥, 비정맥

superior mesentric vein, 위창자간막정맥, 상장간막정맥

inferior mesentric vein, 아래창자간막정맥, 하장간막정맥

hepatic vein, 간정맥

middle rectal vein, 중간곧창자정맥, 중직장정맥

inferior rectal vein, 아래곧창자정맥, 하직장정맥

inferior vena cava(IVC), 아래대정맥, 하대정맥

복부와 골반 및 하지의 정맥을 우심방으로 운반하는 큰 정맥으로서 4쌍의 허리정맥(요정맥 : lumbar v.), 고환정맥(testicular v.), 난소정맥(ovarian v.), 콩팥정맥(신정맥 : renal v.), 부신정맥(suprarenal v.), 아래가로막정맥(하횡격정맥 : inferior phrenic v.), 간정맥(hepatic v.) 등이 유입된다.

portal vein(hepatic portal vein), 간문맥, 문정맥, 문맥

위창자간막정맥(상장간막정맥), 아래창자간막정맥(하장간막정맥), 지라정맥(비정맥), 왼위정맥(좌위정맥) 등이 합쳐져 간으로 들어가는 기능 혈관으로서 간순환 중 약 70% 정도를 차지한다.

sinusoid(sinusoid capillary), 굴모양혈관, 동양혈관, 동양모세혈관

collateral circulation of portal vein, 간문맥(문정맥)의 측부순환

hepatic circulation, 간순환

간 혈류에는 간동맥(hepatic artery)을 경유하는 동맥혈류와 문맥을 경유하는 정맥혈이 있으며 간동맥을 통한 혈액양은 약 25~30%, 간문맥을 통한 혈류는 약 70~75% 정도이다.

common iliac vein, 온엉덩정맥, 총장골정맥

internal iliac vein, 속엉덩정맥, 내장골정맥

external iliac vein, 바깥엉덩정맥, 외장골정맥

dorsal venous arch, 발등정맥활, 족배정맥궁

great saphenous vein, 큰두렁정맥, 대복재정맥

small saphenous vein, 작은두렁정맥, 소복재정맥

anterior tibial vein, 앞정강정맥, 전경골정맥

posterior tibial vein, 뒤정강정맥, 후경골정맥

popliteal vein, 오금정맥, 슬와정맥

femoral vein, 넙다리정맥, 대퇴정맥

fetal circulation, 태아순환

umbilical vein, 배꼽정맥, 제정맥

ductus venous, 정맥관

09

Nervous System

신체의 내외부 환경에서 일어나는 각종 자극(stimulus)을 받아들이고 이에 적절한 반응을 하는 계통으로서 중추신경계(central nervous system)와 말초신경계(peripheral nervous system) 그리고 자율신경계(autonomic nervous system)로 구분한다.

※ Word roots of nervous system

word root	meaning	우리말	example
ambi−	on both sides	쌍, 양측	ambilateral
arachno−	spider	거미막, 지주막	arachnoid space
auto−	self	자기, 자가	autokinesis
di−	two	둘, 이중	diplopia
eu−	normal, good	정상	eupraxia
cerebro−	cerebrum	뇌	cerebromalacia
neuro−	nerve	신경	neuroanatomy
−phasia−	speech	언어	aphasia

psycho–	mind	정신	psychosis
ganglio–	ganglion	신경절	ganglionostomy
meningo–	meninges	수막	meningoma
hemmi–	half	반, 한쪽	hemiatrophy
kine–	move	운동	kinetic energy

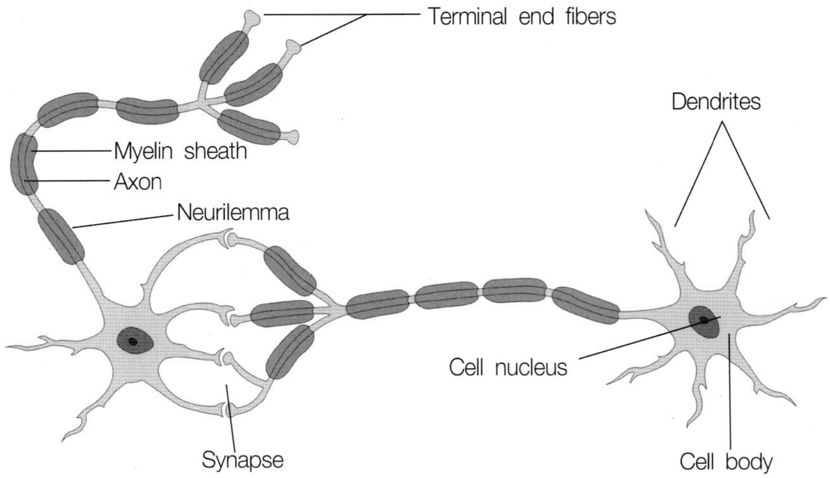

그림 9-1 Neuron(nerve cells)

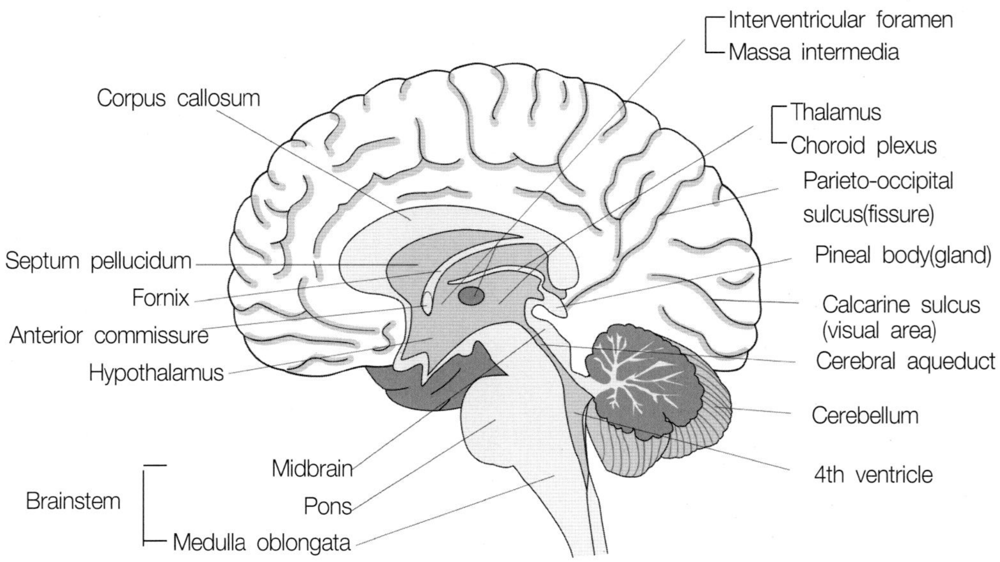

그림 9-2 The brain(median sagittal plane)

paresis-	slight	불완전마비, 부전마비	paresis
-plegia	strike, paralysis	마비	hemiplegia
polio-	gray	회색	poliomylitis

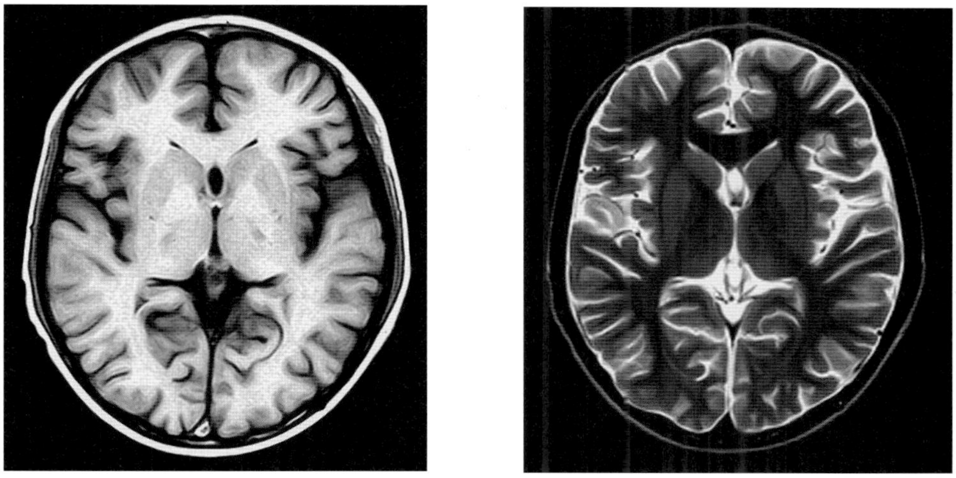

(a) T_1WI Brain axial (b) T_2WI Brain axial

그림 9-3 Brain MRI

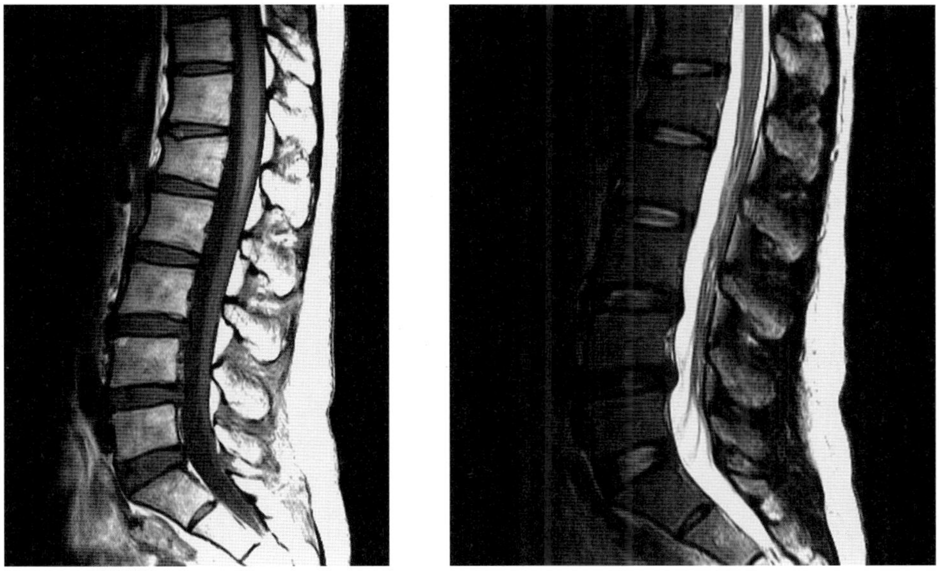

(a) T_1WI L-spine sagittal (b) T_2WI L-Spine sagittal

그림 9-4 L-Spine MRI

central nervous system(CNS), 중추신경계

intracranial cavity, 머리뼈안, 두개강

brain, 뇌

뇌는 신경활동을 지배하는 신경세포와 이를 지지하는 세포로 구성된다.

cerebrum, 대뇌

뇌의 가장 많은 부분을 차지하며 극도로 발달된 부분으로서 대뇌종열에 의해 좌우 대뇌반구로 나누고 있다.

cerebral lobes, 대뇌엽

대뇌반구는 외표면에서 이마엽(전두엽 : frontal lobe), 마루엽(두정엽 : parietal lobe), 뒤통수엽(후두엽 : occipital lobe), 관자엽(측두엽 : temporal lobe), 대뇌섬(뇌섬엽 : insula) 등으로 구분된다.

cerebral sulcus, 대뇌고랑, 대뇌구, 뇌구, 뇌고랑

cerebral gyrus, 대뇌이랑, 대뇌회, 뇌회, 뇌회전

functional areas of cerebral cortex, 대뇌겉질(대뇌피질)의 기능적 영역

중심구 (중심고랑 : central sulcus)의 앞쪽에 있는 중심앞이랑(중심전회 : precentral gyrus)는 운동영역(motor area)으로서 반대측의 각종 운동을 지배하며 중심구 뒤에 있는 중심뒤이랑(중심후회 : postcentral gyrus)는 지각영역(sensory area)으로서 대분분의 지각을 받아들인다. 또한 가쪽고랑(외측구 : lateral sulcus)의 앞에 있는 이마엽(전두엽)에는 언어영역(speech area)이 있으며 뒤통수엽(후두엽)에는 시각영역(visual area), 관자엽(측두엽)의 앞쪽에는 후각영역(olfactory area), 관자엽(측두엽)의 상부에는 청각영역(auditory area)이 각각 존재한다.

median longitudinal fissure of cerebrum, 정중대뇌세로열, 정중대뇌종열

telencephalon(endbrain, cerebral hemisphere), 끝뇌, 종뇌, 대뇌반구

뇌에서 가장 발달한 좌우대뇌반구를 말하며 많은 고랑(sulcus)과 대뇌이랑(대뇌회 : cerebral gyrus)이 있다.

cerebral cortex, 대뇌겉질, 대뇌피질

대뇌반구의 표면을 싸고 있는 회백질층을 말하며 대부분의 운동 및 지각중추가 존재한다.

white matter(white substance), 백색질, 백질

중추신경계에서 유수신경섬유(medullated nerve fiber)로 되어 있는 부분으로서 대뇌의 경우 감각기로부터 지각신호를 중추에 전달하는 지각경로(sensory tract), 운동명령을 전달하는 운동경로(motor tract), 중추의 각 부위를 연결하는 연합경로(association tract) 등이 있다.

gray matter(gray substance), 회백질, 회색질

중추신경계에서 신경세포(nerve cell)와 신경교세포(neuroglia cell)의 집단을 의미한다.

basal ganglia(basal nuclei), 바닥핵, 기저핵, 대뇌기저핵

대뇌겉질(대뇌피질) 아래의 백색질(백질) 내에 있는 신경핵 덩어리로서 꼬리핵(미상핵 : caudate nuclei), 조가비핵(피각 : putamen), 창백핵(담창구 : globus pallidus) 등과 관련 조직인 아래시상핵(하시상핵 : subthalamic nucleus of Luys)과 흑색질(흑질 : substantia nigra) 그리고 적색핵(적핵 : nucleus ruber)이 있으며 꼬리핵(미상핵)과 조가비핵(피각)을 합쳐서 줄무늬체(선상체 : striatum)라고 하고 조가비핵(피각)과 창백핵(담창구)를 합해 렌즈핵(lenticular nucleus)이라 한다.

internal capsule, 속섬유막, 내포, 내낭

조가비핵과 창백핵 사이의 백질을 말하며, 바닥핵은 속섬유막에 의하여 내측군과 외측군으로 구별한다.

external capsule, 바깥섬유막, 외포, 외낭

limbic system(limbic lobe, visceral brain), 대뇌가장자리계통, 대뇌변연계

해마(hippocampus), 갈고리이랑(구상회 : uncus), 띠이랑(대상회전 : cingulate gyrus) 등을 말하며 시상과 관련하여 감정적 표현, 성적기능, 내장기능 뿐 아니라 자율신경계의 중추로서 중요하다.

cerebral dominance, 대뇌우세성, 대뇌우성

왼쪽대뇌반구는 언어우세성(language-dominance)으로서 독서, 필기, 계산, 언어이해 등의 역할을 하며 오른쪽 대뇌 반구는 기하학적이나 구조적 영상 등과 관계있다.

association neurofibers, 연합섬유

같은쪽 대뇌 반구의 겉질을 이어주는 신경섬유

commissural neurofibers, 맞교차신경섬유, 교련섬유

반대측의 대뇌피질 사이를 이어주는 신경섬유로서 뇌들보(뇌량 : corpus callosum)가 있다.

diencephalon(inter-brain, between-brain), 사이뇌, 간뇌

중뇌와 대뇌 사이에 있는 뇌줄기(뇌간)의 마지막 부위로서 시상(thalamus), 시상후부(metathalamus), 시상상부(epithalamus), 시상하부(hypothalamus), 뇌하수체(pituitary gland)로 구성된다.

thalamus, 시상

사이뇌(간뇌)의 대부분을 차지하는 회백질 덩어리로서 감각, 미각, 시각, 청각의 중계역할을 하는 지각전도로에 관여한다.

hypothalamus, 시상하부

간뇌의 일부이며 체온조절, 수면, 음식물 섭취량 조절 그리고 뇌하수체 호르몬 분비를 조절하는 중추가 있으며 섭취중추(intake center)에는 섭식중추(feeding center)와 포만중추(satiety center)가 있다.

brain stem(truncus cerebri), 뇌줄기, 뇌간

전체 뇌 중에서 대뇌반구와 소뇌를 제외한 부분을 말하며 중간뇌(중뇌), 숨뇌(연수), 다리뇌(뇌교) 등으로 구성된다.

midbrain, 중간뇌, 중뇌

전뇌와 뇌교 및 소뇌를 연결하는 뇌간의 잘룩한 부분

pons, 다리뇌, 뇌교, 교

숨뇌(연수) 위쪽에 위치하여 피질 교 소뇌로(corticopontocerebella tract)의 기능을 하며 제 5, 6, 7, 8 뇌시경이 기시하는 곳이다.

cerebella(cerebellum), 소뇌

뇌교와 연수 뒤쪽에 있으며 골격근의 운동, 몸의 평형, 균형 유지에 관여한다.

cerebella hemisphere, 소뇌반구

cerebellar cortex, 소뇌겉질, 소뇌피질

cerebellar medulla, 소뇌속질, 소뇌수질

cerebella tonsil, 소뇌편도

cerebella vermis(vermis portion), 소뇌벌레, 소뇌충부

dentate nucleus, 치아핵, 치상핵

cerebellopontine angle(CP angle), 소뇌교각

tentorium cerebelli, 소뇌천막

foramen magnum, 큰구멍, 대후두공

posterior fossa, 뒤머리뼈우묵, 후두와, 후두개와

medulla oblongata(MO), 숨뇌, 연수

뇌교와 척수 사이에 있으며 대후두공(foramen magnum) 높이에서 정확한 해부학적 구분 없이 척수와 연결된다. 골격근을 지배하는 운동신경로인 추체로가 있으며 아래부분에서 추체교차(pyramidal decussation)가 형성되며 제 9, 10, 11, 12 뇌신경이 기시한다.

ventricle(ventricle of brain), 뇌실

뇌 속에 있는 공동으로서 뇌척수액이 들어있으며 두 개의 가쪽뇌실(외측뇌실 : lateral ventricle), 제3뇌실(3rd ventricle), 제4뇌실(4th ventricle)로 구성된다.

cerebral aqueduct(aquaeductus cerebri), 중간뇌수도관, 대뇌수도관, 중뇌수도, 대뇌수도

제3뇌실과 제4뇌실 사이에 연속되어 있는 수관(aqueduct)으로서 Sylvius' duct라고도 한다.

Monro's foramen(interventricular foramen), 실간공

측뇌실과 제3뇌실의 교통을 위한 구멍

cerebrospinal fluid(CSF), 뇌척수액

무색투명의 액체로서 맥락얼기(맥락총)에서 생산되어 순환한다.

choroid plexus, 맥락얼기, 맥락총

뇌의 연막과 풍부한 혈관이 합쳐진 조직이며 뇌실 안에 있다.

meninges(covering of brain and spinal cord), 수막, 뇌척수막

뇌와 척수를 감싸고 있는 3겹의 보호막

dura(dura mater), 경질막, 경막

뇌와 척수를 보호하고 있는 3겹의 수막 중에서 가장 바깥쪽의 단단한 막

cranial dura mater(dura mater encephali), 뇌경질막, 뇌경막, 뇌막

spinal dura mater, 척수경질막, 척수경막

subdural space, 경질막밑공간, 경막하강

경막과 거미막(지주막) 사이의 일정공간을 말한다.

arachnoid(arachnoid mater), 거미막, 지주막

수막 중에서 혈관이 없는 얇은 중간막

subarachnoid space, 거미막밑공간, 거미막하강, 지주막하강

지주막과 연막사이를 말하며 이곳에는 뇌척수액이 들어있다.

pia mater(piamatter), 연질막, 연막

3겹의 수막 중 가장 안쪽의 얇은 막이며 혈관이 많이 분포한다.

major nervous pathways, 주요전도로

전도로는 지각을 받아 대뇌겉질(대뇌피질)로 보내는 지각성(상행성) 전도로(sensory or ascending pathway)와 자극에 반응하는 운동성(하행성) 전도로(motor or descending pathway)가 있다.

pain and temperature pathways, 통각 및 온각전도로

touch and pressure pathways, 촉각과 압각 전도로

visceral sensory pathways, 내장지각전도로

motor pathways, 운동성 전도로

pyramidal tract(pyramidal system), 피라미드계추체로

extrapyramidal tract(extrapyramidal system), 추체외로

Brodmann's area(pyramidal area), 브로드만 영역

대뇌의 이마엽(전두엽)과 뒤통수엽(후두엽)을 기능에 따라 분류하고 이를 번호로 나타낸 것을 말한다.

Broca's center(center of Broca), 브로카 중추

브로드만 영역 44, 45 부위로서 전두엽의 하전두회 왼쪽 아래에 있는 운동성 언어중추를 말한다.

Wernicke's center, 베르니케 중추

관자엽(측두엽) 뒤쪽에서 마루엽(두정엽)의 일부에 걸쳐있는 감각성 언어중추를 말한다.

peripheral nervous system(PNS), 말초신경계

말초신경계는 뇌신경, 척수신경, 자율신경이 있으며 신경의 중추와 말단의 효과기(effector) 사이를 중계하는 전도로(conduction tract)이다.

cranial nerves(cerebral nerve), 뇌신경

12쌍의 뇌신경이 뇌의 좌·우에서 대칭적으로 기시하며 다음과 같다.

olfactory nerve, 후각신경, 후신경, 제1뇌신경

지각신경으로서 코안(비강 : nasal cavity) 상부 점막의 후각세포(olfactory cell)에서 기시한다.

optic nerve, 시각신경, 시신경, 제2뇌신경

시각을 담당하는 지각신경이며 시각세포(visual cell)에서 기시되어 시각신경교차(optic chiasm)를 이루고 시각로(시삭 : optic tract)이 되어 시각중추(visual center)에 도달한다.

oculomotor nerve, 눈돌림신경, 동안신경, 제3뇌신경

운동신경이며 안구를 움직이는 근육 중에서 위빗근(상사근)과 가쪽곧은근(외측직근)을 제외한 4개의 근육에 관여한다.

trochlear nerve, 도드래신경, 활차신경, 제4뇌신경

운동신경으로서 안구의 위빗근(상사근)을 지배한다.

trigeminal nerve, 삼차신경, 제5뇌신경

뇌신경 중 가장 크며 혼합신경으로서 눈신경(안신경 : ophthalmic nerve), 위턱신경(상악신경 : maxillary nerve), 아래턱신경(하악신경 : mandibular nerve) 등 세 가지로 나누어진다.

abducens nerve, 갓돌림신경, 외전신경, 외향신경, 제6뇌신경

안구의 가쪽곧은근(외측직근 : lateral rectus muscle)을 지배하는 운동신경이며 3, 4, 6 뇌신경을 안구운동신경이라 한다.

facial nerve, 얼굴신경, 안면신경, 제7뇌신경

두피나 안면의 근육에 분포하는 혼합신경(mixed nerve)이다.

acoustic nerve(auditory nerve, vestibulocochlear nerve), 속귀신경, 내이신경, 청신경, 제8뇌신경

지각신경으로서 전정달팽이 신경이라고 하며 달팽이신경(와우신경 : cochlear nerve)과 안뜰신경(전정신경 : vestibular nerve)으로 구성된다.

glossopharyngeal nerve, 혀인두신경, 설인신경, 제9뇌신경

혀와 인두에 분포하는 혼합신경이다.

vagus nerve, 미주신경, 제10뇌신경

미주신경은 뇌신경 중에서 분포영역이 가장 넓은 혼합신경이다.

accessory nerve, 더부신경, 부신경, 제11뇌신경

머리와 어깨의 운동을 지배하는 운동신경이다.

hypoglossal nerve, 혀밑신경, 설하신경, 제12뇌신경

혀의뿌리에 분포하는 운동신경으로서 혀의 운동을 지배하며 연수의 전방에서 기시한다.

spinal cord(spinal marrow), 척수

뇌와 함께 중추신경계를 구성하고 척주관(vertebral canal) 속에 있으며 연수 높이에서 뚜렷한 해부학적 구분없이 제2요추 정도까지 내려온다.

cervical enlargement(cervical intumescentia), 목팽대, 경팽대부

lumbar enlargement(lumbar intumescentia), 허리팽대, 요팽대부

anterior horn(anterior or ventral column), 척수앞뿔, 척수전각, 앞기둥

척수를 횡단면으로 자르면 H(X)모양의 회색질(gray matter, gray substance)이 있고 그 주변을 백색질(whith matter)이 싸고 있는데 회색질의 앞쪽으로 뻗은 부분을 전각(앞쪽뿔)이라 한다.

posterior horn(posterior or dorsal column), 척수뒤뿔, 척수후각, 뒤쪽기둥

cauda equina, 말총, 마미, 말꼬리

제2요추 아래의 척주관에는 척수가 없고 신경만이 지나게 되는데 이를 말총이라 한다.

spinal nerves, 척수신경

척수신경은 척수의 앞면에서 기시하는 섬유다발인 앞뿌리(전근 : anterior root, ventral root)과 후외측구에서 나오는 뒤뿌리(후근 : posterior root, dorsal root)이 합쳐져 형성되며 이는 추간공(intervertebral foramen)으로 빠져나가며 아래와 같이 31쌍으로 되어있다.

cervical nerve(8), 목신경, 경신경 8쌍

thoracic nerve(12), 가슴신경, 흉신경 12쌍

lumbar nerve(5), 허리신경, 요신경 5쌍

sacral nerve(5), 엉치신경, 천골신경 5쌍

coccygeal nerve(1), 꼬리신경, 미골신경 1쌍

Bell-Magendie's law, Bell-Magendie의 법칙

척수신경의 앞뿌리(전근)는 운동성이고 뒤뿌리(후근)는 지각성이라는 법칙

spinal ganglion, 척수신경절

posterior rami of spinal nerves, 척수신경의 뒤쪽가지

anterior rami of spinal nerves, 척수신경의 앞쪽가지

nerve plexus, 신경얼기, 신경총

신경이 복잡하게 형성된 망(network)을 말하며 목신경얼기(경신경총 : cervical plexus), 팔신경얼기(완신경총 : brachial plexus), 허리신경얼기(요신경총 : lumbar plexus), 엉치신경얼기(천골신경총 : sacral plexus) 등이 있다.

cervical nerve(C_1-C_8), 경수신경

cervical plexus, 목신경얼기, 경신경총, 경신경얼기

제1-제4목신경(경신경(C_1-C_4)이 합쳐진 신경다발

brachial plexus, 팔신경얼기, 완신경총, 완신경얼기

제5목신경-제1가슴신경이 합쳐진 신경다발

cervicobrachial plexus, 목팔신경얼기, 경완신경총, 경완신경얼기

목신경얼기(경신경총)와 팔신경얼기(완신경총)를 말한다.

thoracic nerve, 가슴신경, 흉신경(T_1-T_{12})

intercostal nerve, 갈비사이신경, 늑간신경

axillary nerve, 겨드랑신경, 액와신경

musculocutaneous, 근육피부신경, 근피신경

median nerve, 정중신경

ulna nerve, 자신경, 척골신경

radial nerve, 노신경, 요골신경

lumbar plexus, 허리신경얼기, 요신경총, 요수신경얼기

주로 넙다리(대퇴) 앞면과 옆면의 근육과 피부에 분포하며 가쪽넙다리피부신경(외측대퇴피부신경 : lateral femoral cutaneous nerve), 폐쇄신경(obturate nerve), 넙다리신경(대퇴신경 : femoral nerve) 등이 분지한다.

sciatic nerve, 궁둥신경, 좌골신경

인체에서 가장 큰 신경으로서 온종아리신경(총비골신경 : common peroneal nerve)과 정강신경(경골신경 : tibial nerve) 등을 분지한다.

autonomic nervous system(vegetative nervous system), 자율신경계, 식물신경계

sympathetic nerve, 교감신경

parasympathetic nerve, 부교감신경

neurobiology, 신경생물학

neuron, 뉴우런, 신경세포

신경계 구성의 기본단위로서 신경세포는 신경세포체와 돌기로 되어 있다.

nerve cell body, 신경세포체

세포질(cytoplasm)과 핵(nucleus)으로 나누며 세포질에는 사립체(mitochondria), 골지체(Golgi body), 닛슬체(Nissl's body), 신경원섬유(neurofibril) 등이 있다.

nervous tissue, 신경조직

흥분을 받아서 정보의 전달과 처리 기능을 하는 신경세포(신경원 : neuron, nerve cell)와 정보전달기능은 없으나 신경세포를 지지하고 기능을 돕는 신경아교(신경교 : neuroglia)로 이루어진다.

axon(axis cylinder), 축삭, 축삭돌기

신경의 흥분충동(impulse)을 신경세포체로부터 말초신경에 전달하는 신경돌기로서 각 뉴우런에 한개씩 있다.

dendrite, 가지돌기, 수상돌기

돌기의 말초로부터 신경세포체로 흥분을 전달하는 돌기

nerve fiber, 신경섬유

축삭돌기가 모여 다발을 형성한 것

preganglionic fiber, 신경절이전섬유, 신경절전섬유

postganglionic fiber, 신경절이후섬유, 신경절후섬유

myelinated neuron, 말이집신경세포, 유수신경세포

대부분의 축삭돌기는 말이집(수초 : myelin, myelin sheath)라고 하는 지방성 물질로 싸여 있으며 마이엘린 껍질로 싸여진 축삭을 말이집신경세포(유수신경세포)라 하고 싸여있지 않은 신경세포를 민말이집신경세포(무수신경세포 : unmyelinated neuron)라 한다.

Schwann's sheath(neurilemma), 슈반집, 슈반초

말이집(수초)과 축삭돌기를 싸고 있는 얇은 막

Ranvier node(node of Ranvier), 란비어절

수초(myelin sheath, 마이엘린 껍질)의 길이는 약 1~5 mm 정도이며 다음 마이엘린 껍질과의 사이에 약 1 μm 정도의 간격인 Ranvier node를 형성한다.

terminal bouton, 종말단추

축삭의 끝부분이 약간 팽창되어 있는 것

supporting cell, 버팀세포, 지지세포

glial cell, 아교세포, 중추성아교세포, 교세포

중추신경계에서 볼수 있는 중추성아교세포에는 별아교세포(astrocyte, 성상세포), 희소돌기아교세포(oligodendrocyte), 미세아교세포(microglia), 뇌실막세포(상의세포 : ependymal cell) 등이 있다.

synapse, 시냅스, 연접

신경성 흥분이 뉴우런에서 뉴우런으로 전달되는 현상이며 화학적연접(chemical synapse), 전기적연접(electrical synapse), 흥분성 연접(excitatory synapse), 억제성연접(inhibitory synapse), 연접성지연(synaptic delay) 등이 있다.

membrane potential, 막전위

resting membrane potential, 안정막전압, 안정기막 전위

action potential(impulse and action potential), 흥분과 활동전압

neurotransmitter, 신경전달물질

norepinephrine, dopamine, serotonin 등이 있다.

inhibitory transmitter substance, 억제성 신경전달물질

GABA(gamma aminobutyric acid) 등이 있다.

2 Symptomatic and Disease Terms

idiopathic, 특발성, 원인불명

dysphasia(aphasia), 언어장애증, 실어증

뇌종양이나 뇌혈관 질환 등이 원인이 되어 발병하며 감각성 실어증(sensory aphasia), 운동성실어증(motor aphasia), 건망성 실어증(amnestic aphasia) 등이 있다.

cortical motor aphasia, 피질성 운동 실어증

브로카 영역(Broca's center)의 파괴시에는 다른 사람의 말을 듣고 이해하며 정리할 수있으나 말로서 표현할 수 없게 된다.

motor aphasia, 운동성 언어장애증, 운동성 실어증

언어표현의 능력이 상실된 상태

sensory aphasia, 감각성 실어증

언어 이해에 대한 장애성 실어증을 말하며 베르니케 실어증, 순수감각 실어증(pure sensory aphasia), 초피질성 감각실어증(transcortical sensory aphasia) 등이 있다.

Wernicke's aphasia(cortical sensory aphasia), 베르니케 실어증

언어 이해면이 장애를 받는 실어증으로서 언어나 문자의 이해는 어려우나 회화는 가능하다.

sensory disturbance, 감각장애

personality change, 성격변화

motor paralysis(akinesia, akinesis), 운동마비

motor neurone disease, 운동뉴런질환

Altzheimer's disease, 알쯔하이머병

뇌의 진행성 퇴행성(degeneration)질환

Parkinson's disease(paralysis agitans),　파킨슨병, 진전마비

중추신경계의 퇴행성 질환이며 수의적 운동에 장애가 일어난다.

ataxia,　운동실조증

협조운동 장애를 일으키는 질환으로서 척수성 운동 실조증(spinal ataxia), 소뇌성운동실조증(cerebella ataxia), 전정성 운동실조증(vestibular ataxia), 뇌간장애성 운동실조(disturbance of brain stem) 등이 있다.

tremor,　떨림, 진전

운동장애(dyskinesia)의 일종으로서 정지시 떨림(static tremor), 활동시 떨림(action-tremor) 등이 있다.

mydriasis(dilatation of pupil),　동공확대, 산동, 동공산대

diplopia(double vision),　복시, 겹보임

headache(cephalalgia, encephalagia),　두통

머리에서 느껴지는 통증을 말하며 편두통형, 혈관성두통(vascular headache of migraine type), 근수축성두통(muscle contraction headache), 혼합성두통(combined headache) 등 여러 가지로 분류된다.

dizziness,　어지럼증, 현기증

tinnitus,　귀울림, 이명

apraxia,　행위상실증, 실행증

국소성 대뇌병변에 의한 질환으로서 관념운동실행증(ideomotor apraxia), 관념성 실행증(ideational apraxia), 구성실행증(constructive apraxia), 착의실행증(dressing apraxia) 등이 있다.

idiocy(absolute mental retardation),　백치, 절대정신지체

mental aberration(mental derangement),　정신이상, 정신착란증

mental confusion,　정신혼동, 정신혼란

mental decay(mental deterioration),　정신황폐

mental deficiency,　정신박약증, 지능박약증

mental disorder(mental disease),　정신장애, 정신병

posttraumatic syndrome,　외상성 증후군, 외상후성 증후군

두부(head)의 외상후 증후군은 뇌진탕후성증후군(postconcussion syndrome) 또는 경도뇌좌상증후군(minor contusion syndrome)이라 하며 주요증상은 두통(headache), 현기증(dizziness), 신경성 불안증(nervous instability) 등이 있다.

organic mental disorder, 기질적 정신장애

organic brain syndrome, 기질성 뇌증후군

disorientation, 지남력 장애, 방향감 장애

사람, 장소, 시간 등에 대한 판단력 장애

posttraumatic amnesia, 외상후성 기억 상실증

외상 후 일정기간의 기억이 없는 상태

retrograde amnesia, 역행성 기억상실증

외상 전의 기억이 상실된 경우

consciousness, 의식

agnosia, 인지불능, 실인증

amenesia, 기억상실, 건망증

hypnosis, 최면상태

stupor, 혼미, 지각탈실

강한자극을 하지 않으면 반응하지 않는다.

somnolence, 졸림, 기면, 경면

자극을 주면 반응하지만 다시 잠이 드는 상태

semicoma, 반혼수

coma, 혼수

어떠한 경우에도 반응하지 않으며 알코올성 혼수(alcoholic coma), 간성혼수(hepatic coma), 기타외상 등에 의한 혼수가 있다.

cranial reflex, 뇌반사, 뇌신경반사

brain death(cerebral death), 뇌사

뇌종양, 뇌출혈 등의 원인으로 뇌간을 포함한 전체 뇌기능이 의학적으로 회복 불가능한상태

brain stem death, 뇌줄기사, 뇌간사

뇌간이 불가역성 변화나 장애를 받아서 뇌반사가 이루어지지 않는 상태

brain death syndrome, 뇌사증후군

vegetative state, 식물상태, 식물인간상태

대뇌와 사이뇌(간뇌)의 기능은 마비되고 뇌줄기(뇌간 : brain stem)의 기능은 유지되어 기본적인 생명유지가 가능한 상태로서 의사소통이 불가능하고 배변실금 등의 임상적 소견을 보이며 뇌간의 기능이 완전히 소실된 뇌사(brain death)와는 구별된다.

brain stem syndrome, 뇌간 증후군

brain syndrome, 뇌증후군

aura, 조짐, 전조, 전조증상

간질발작이 일어나기 전에 스스로 느끼게 되는 이상 지각현상

epilepsy, 간질

뇌의 기질적 병변이나 기능장애로 인한 신경증상이며 갑작스런 의식소실과 경련이 오며 원인적으로는 본태성 간질(essential epilepsy)과 증후성 간질(symptomatic epilepsy)이 있다.

seizure, 발작

간질의 임상적 분류로서 대발작, 소발작, 정신운동성 발작(psychomotor seizure), 운동성 부분발작(partial motor seizure), 지각성부분 발작(partial sensory seizure), 영아경축(infantile spasm) 등이 있다.

grand mal(tonic, clonic seizure), 대발작

급작스럽게 의식을 잃고 강직성 경련을 수분간 지속하며 발작 후 깊은 수면에 빠지며 발작 전 전조(aura)가 있어 감각이나 감정의 이상을 느끼게 된다.

petit mal(minor seizure), 소발작

수초간의 의식장애가 발생하여 활동이 중단되는 것으로서 소아에게 많다.

convulsion(cramp, spasm), 경련, 발작

무의식적으로 전신이나 국소 근육에서 발생되는 발작적인 운동이며 강직성 경련(tonic cramp), 간대성 경련(clonic seizure), 국소성경련(localized seizure) 등이 있다.

간대성 경련이란 근육의 이완과 수축이 교대로 일어나는 경련을 말한다.

rigidity, 경축, 과다굳음, 경직

paralysis, 마비

cerebral palsy, 뇌성마비

hemiplegia, 반신마비, 편마비, 반측마비, 반신불수

한쪽 팔다리가 마비된 상태로서 뇌졸중 환자와 같이 대뇌반구에 질환이 생기면 반대측에 나타난다.

diplegia, 양쪽마비, 양측마비

hemiparesis, 반신불완전마비, 편측부전 마비, 반신부전 마비

paraplegia, 하반신마비, 대마비, 양측하지 마비, 하반신불수

양쪽 다리의 완전마비

tetraplegia(quadriplegia), 팔다리마비, 사지마비

양쪽 팔다리의 마비로서 경수장애, 다발성 신경염 등에서 발생한다.

monoplegia, 단일마비, 홑팔다리마비, 단마비

사지 중에서 어느 한 부분이 마비된 상태

facial paralysis(Bell's palsy), 얼굴신경마비, 안면신경마비 벨마비

oculomotor paralysis, 운동신경 마비

spastic paralysis, 강직마비, 경직마비

spastic spinal paralysis, 강직척수마비

syncope(faint, faintness), 실신, 의식불명

일과성 의식소실이며 실신발작이라고도 한다.

transient cerebral ischemic attack(TIA), 일과성허혈 발작

dementia(mental deficiency), 치매

뇌의 기질적 장애에 의해 지능, 기억 등 정신적인 능력이 회복불능의 상태로 감퇴한 상태

pseudodementia, 거짓치매, 가성치매

mesencephalic dementia, 중간뇌성 치매, 간뇌성 치매

대뇌바닥핵(대뇌기저핵), 시상, 뇌줄기(뇌간) 등의 병변으로 인한 치매

neurotoxin, 신경독

neuritis, 신경염

polyneuritis, 다발성 신경염

neuralgia(pain in nerve), 신경통

sciatica, 궁둥신경통, 좌골신경통

trigeminal neuralgia, 삼차신경통

nervousness, 신경질

nervous headache, 신경성 두통

neurosis(neurose), 신경증, 노이로제

neuritis(peripheral neuritis), 신경염, 말초신경염

neurogenic ulcer, 신경성 궤양

neurosyphilis(neural syphilis), 신경매독

neuroparalysis(neuroplegia), 신경마비, 신경성 마비

neurasthenia(neurasthenic reaction), 신경쇠약증

neuroma, 신경종

neurinoma(Schwannoma), 신경집종, 신경초종

neuroblastoma, 신경아세포종

neurofibroma(fibroneuroma), 신경섬유종

glioma(neuroglioma, gliocystoma), 신경아교종, 신경교종, 교종

subcortical bleeding, 겉질밑 출혈, 피질하 출혈

frontal lobe syndrome, 이마엽 증후군, 전두엽 증후군

temporal lobe syndrome, 관자엽 증후군, 측두엽 증후군

multiple sclerosis(MS), 다발성 경화증, 산재성 경화증

신경축삭의 수초탈락과 경화성 조직이 대뇌백질, 소뇌, 척수 등에 산재되어 있는 질환으로서 언어장애, 복시, 시력저하, 운동마비 등의 증상을 나타낸다.

amyotrophic lateral sclerosis(ALS), 근육위축가쪽경화증, 근위축성 측삭경화증

운동신경원이 계통적으로 침범되는 진행성 변성장애이다.

increase intracranial pressure, 두개강내압상승

space occupying lesion(SOL), 공간 점유병소

blood-brain-barrier(BBB), 혈액뇌장벽, 혈뇌관문, 혈뇌장벽

혈액 중의 물질이 뇌조직을 통과하는 것을 선택적으로 여과(filtration)하는 것을 말하며 혈뇌장벽이라는 모세혈관의 특성으로 중추신경계는 금이나 철, 비소 등의 중금속과 페니실린 등의 특정약물로부터 보호를 받는다.

physiological blood-brain-barrier, 생리적 혈액뇌장벽

솔방울샘(송과선 : pineal body), 뇌하수체후엽(posterior pituitary gland), 제4뇌실 일부 등 에는 혈뇌장벽이 없어 생리적 혈뇌장벽이라 한다.

brain edema, 뇌부종

뇌부종에는 세포독성 부종(cytotoxic edema)과 혈관성부종(vasogenic edema) 등이 있다.

cerebral hernia(cerebral herniation), 뇌헤르니아, 뇌허니아

뇌허니아에는 대뇌낫밑(대뇌겸하) 허니아(subfalxial herniation), 관자엽(측두엽) 허니아(temporal lobeherniation), 소뇌편도 허니아(cerebella tonsil herniation), 정중 허니아(central (axial) herniation) 등이 있다.

cerebral helminthic infection, 뇌기생충

malformation of brain, 뇌기형

callosal syndrome(corpus callosum syndrome), 뇌들보증후군, 뇌량증후군

뇌량 손상으로 인해 좌, 우 대뇌 반구간의 교통이 이루어지지 못해 발생한다.

cerebral anemia, 뇌빈혈

cerebral infantile palsy, 뇌성소아마비

cranial nerve injury, 뇌신경손상

ventriculitis, 뇌실염

ventricular puncture, 뇌실천자술

ventricular displacement, 뇌실변위, 뇌실편위

ventricular enlargement, 뇌실확대

cerebral compression, 뇌 압박증

encephalomalacia(softening of brain), 뇌 연화증

brain atrophy(cerebral atrophy), 뇌 위축증

brain swelling, 뇌 부기, 뇌 종창

macrocephaly(an abnormally head), 큰뇌증, 대뇌증, 대두증

microcephaly(small size head), 작은뇌증, 소뇌증, 소두증

intracranial neoplasm, 머리뼈안신생물, 두개강내종양

brain tumor, 뇌종양, 뇌암

optic nerve glioma, 시각신경교종, 시각신경 아교세포종, 시신경교종

brain stem glioma, 뇌줄기신경아교종, 뇌간 아교세포종, 뇌간교종

pontine glioma, 다리뇌교종, 뇌교 아교세포종

thalamic glioma, 시상교종, 시상아교세포종

astrocytoma, 별아교세포종, 성상세포종

신경교종 중에서 비교적 흔한 종양이며 성인의 경우 대뇌반구에 호발하고 소아는 소뇌에 호발한다.

anaplastic astrocytoma(malignant astrocytoma), 역형성 별아교세포종, 역형성 성상세포종

astroblastoma, 별아교모세포종

glioblastoma multiforme, 다형성아교모세포종, 다형성교아세포종

gliosarcoma, 신경아교육종, 교육종, 아교세포육종

oligodendroglioma, 희소돌기아교세포종, 희돌기세포종, 희돌기교세포종

anaplastic oligodendroglioma, 역형성 희소돌기아교세포종, 역형성 희돌기교세포종

ependymoma, 뇌실막종, 뇌실막세포종, 상의세포종

anaplastic ependymoma, 역형성 상의세포종

ependymoblastoma, 뇌실막 모세포종

choroid plexus carcinoma, 맥락얼기 암, 맥락총 암

ganglionic tumor, 신경절종양

신경절 세포종(ganglionic neuroma)과 신경절신경교종(ganglioglioma)으로 나눈다.

neuroblastoma, 신경모세포종, 신경아세포종

medulloblastoma, 속질모세포종, 수모세포종, 수아세포종

meningioma, 수막종

Schwannoma, 신경집종, 슈반세포종, 신경초종

neurofibroma, 신경섬유종

acoustic neurinoma, 속귀신경집종, 청신경집종, 청신경초종

trigeminal schwannoma, 삼차신경 신경집종, 삼차신경초종

pituitary adenoma, 뇌하수체샘종, 뇌하수체선종

microadenoma, 미세뇌하수체샘종, 미세 뇌하수체선종

macroadenoma, 거대뇌하수체샘종, 거대 뇌하수체선종

craniopharyngioma, 머리인두종, 두개인두종

pineal region tumor, 솔방울샘부위종양, 송과체부위종양

metastatic brain tumor, 전이성 뇌종양

supratentorial brain tumors in childhood, 소아 천막상부종양

소아기의 천막상부 종양에는 대뇌반구 별아교세포종(성상세포종 : hemispheric astrocytoma), 대뇌반구다형성 교아세포종(glioblastoma multiforme), 시신경교종(optic glioma), 시상하부종양(hypothalamic tumor), 시상 및 기저핵종양(thalamic and basal ganglia tumor). 원시신경외배엽종(primitive neuroectodermal tumor, PNET), 솔방울샘(송과체)부위 종양(pineal region tumor), 머리인두종(두개인두종 : craniopharyngioma) 등이 있다.

infratentorial brain tumor in childhood, 소아천막아래종양, 소아천막하부종양

소아의 천막아래 종양에는 속질모세포종(수아세포종 : medulloblastoma), 소뇌별아교세포종(소뇌성상세포종 : cerebella astrocytoma), 뇌실막종양(상의 세포종 : ependymoma) 등이 있다.

tumor of skull, 머리뼈 종양, 두개골 종양

두개골의 종양에는 뼈종(골종 : osteoma), 섬유성 골형성이상(fibrous dysplasia), 혈관종(hemangioma), 육종(sarcoma), 전이성 두개골종양(metastatic skull tumor), 척삭종(chordoma), 연골종(chondroma) 등이 있다.

teratoma, 기형종

choroid plexus papilloma, 맥락얼기 유두종, 맥락총 유두종

head injury, 머리손상, 두부손상

scalp injury, 머리덮개외상, 두피외상

cerebral concussion, 뇌진탕, 뇌진탕증

cerebral contusion, 뇌타박상, 뇌좌상

laceration, 찢김, 열상

brain stem compression, 뇌줄기압박, 뇌간압박

skull fracture, 머리뼈 골절, 두개골 골절

두개골 골절에는 선상골절(linear fracture), 분쇄골절(comminuted fracture), 함몰골절(depressed fracture), 복합골절(compound fracture), 폐쇄성골절(closed fracture), 개방성골절(open fracture) 등이 있다.

skull vault fracture, 머리덮개뼈골절, 두개관 골절

basal skull fracture, 머리뼈바닥골절, 두개저 골절

머리뼈바닥(두개저) 골절의 임상적 소견은 뇌척수액 비르(CSF rhinorrhea), 피부의 반상출혈(ecchymosis), 공기뇌증(기뇌증 : pneumocephalus) 혈액고실(hemotympanum), 뇌신경손상 등이 있다.

growing skull fracture, 성장성 머리뼈 골절, 성장성 두개글 골절

traumatic intracranial hematoma, 외상성 머리뼈내 혈종, 외상성 두개강내 혈종

외상성 두개강내 혈종에는 급성 경질막바깥(경막외) 혈종(acute epidural hematoma), 급성경질막밑(경막하)혈종(acute subdural hematoma), 만성경막하 혈종(chronic subdural hematoma), 뇌내혈종(intracerebral hematoma), 외상성 거미막밑(지주막하) 출혈(traumatic subarachnoid hemorrhage) 등이 있다.

CNS infection, CNS감염

CNS의 감염에는 뇌고름집(뇌농양 : brain abscess), 경질막바깥고름집(경막외 농양 : epidural abscess), 경질막밑고름집(경막하 농양 : subdural abscess), 두개골 골수염(osteomyelitis), 혈전성 정맥염(thrombophlebitis), 척수농양(spinal cord abscess), 뇌폐흡충증(cerebral paragonimiasis), 뇌낭미충증(cerebral cysticercosis) 등이 있다.

encephalitis(inflammation of brain), 뇌염

polioencephalitis(inflammation of gray matter), 회색질뇌염, 회백뇌염

meningitis(inflammation of meninges), 수막염, 뇌막염

spina bifida, 척추갈림증, 이분척추증

이분척추증에는 잠복성 이분척추증(spina bifida occulta)과 낭종성 이분 척추증(spina bifida cystica)이 있다.

diplomyelia, 두척수증, 중복척수

Arnold-Chiari malformation(Arnold-Chiari syndrome), 아놀드키아리 증후군

소뇌편도(cerebella tonsil)가 하방으로 돌출하여 연수를 압박하거나 척추관으로 들어간 상태

Dandy-Walker's syndrome, 댄디워커 증후군

Magendi공과 Luschka공(제4뇌실의 구멍)이 선천적으로 폐쇄되어 물뇌증(수두증)과 후드와 낭종을 일으키는 기형이며 뇌들보(뇌량)결손증(defect of corpus callosum), 수도관(중뇌수도) 협착(aqueduct stenosis) 등을 동반한다.

hydrocephalus, 물뇌증, 수두증

여러 가지 원인에 의해 두개강 내에 뇌척수액이 과잉 축적된 것으로서 진행성 수두증(progressive hydrocephalus), 정지성 수두증(arrested hydrocephalus), 정상용적 수두증(normal volume hydrocephalus), 정상압 수두증(normal pressure hydrocephalus) 등이 있다.

arachnoid cyst, 거미막낭, 지주막낭종

craniosynostosis(craniostenosis), 머리뼈붙음증, 두개유합증

머리뼈(두개골)가 비정상적으로 조기에 유합(fusion) 되어 두개골의 성장에 장애를 초래하는 질환으로서 원발성 두개유합증(primary synostosis), 이차성 두개유합증(secondry synostosis), 시상봉합유합증(sagittal synostosis), 관상봉합유합증(coronal synostosis), 전두봉합유합증(metopic synostosis), 다발성 유합증(multiple synostosis) 등이 있다.

Klippel-Feil syndrome, 크리펠 페일 증후군

선천적 경추유합증을 말하며 경추간격이 없어진다.

syringomyelia, 척수물구멍증, 척수공동증

척수내의 낭종성 공동(cystic cavity)을 말하며 뇌줄기(뇌간)로 침범되기도 한다.

spinal cord tumor, 척수종양

척수종양의 발생부위는 경질막외(경막외 : extradural), 경질막안속질바깥(경막내수외 : intradural extramedullary), 속질내(수내 : intramedullary) 등으로 구분되며 척수신경집종(척수신경초종 : spinal neurinoma), 수막종(meningioma), 별아교세포종(성상세포종 : astrocytoma), 전이성 종양(metastaic tumor), 지방종(lipoma), 기형종(teratoma), 척삭종

(chordoma) 등이 있다.

spinal cord injury, 척수손상

척수손상에는 골곡손상(flexion injury), 신전손상(extension injury), 회전손상(rotation injury), 압박손상(compression injury), 복합손상(combined injury) 등이 있다.

infarction of spinal cord, 척수경색

spinal arachnitis, 척수거미막염

spinal subdural hemorrhage, 척수 경질막밑출혈, 척수 경막하출혈

spinal epidural hemorrhage, 척수 경질막바깥출혈, 척수 경막외출혈

spinal hemorrhage(hematomyelia), 척수내출혈, 척수출혈

spinal reflex, 척수반사

taboparalysis, 척수로 진행성 마비

cord bladder(spinal cord bladder), 척수방광

척수질환으로 인한 방광기능의 이상을 총칭한 것

spinal progressive muscular atrophy(SPMA), 척수성 진행성 근위축증

Brown Sequard's syndrome(spinal hemiplegia), 척수성 편마비

spinocerebella degeneration, 척수소뇌 변성증

운동실조(ataxia)를 주증상으로한 소뇌, 뇌줄기(뇌간), 척수 등의 변성위축 질환으로서 프리드리히 실조증(Friedreich's ataxia), 마리 운동실조증(Marie's motor ataxia), 실질성 소뇌변성증(parenchymal cerebellar degeneration) 등의 증상이 있다.

myelomalacia(spinal cord softening), 척수연화증

myelitis, 척수염

spinal abscess, 척수고름집, 척수농양

spinal ataxia, 척수성 운동실조증

spinal block, 척수차단

spinal shock, 척수 쇼크

spinal concussion, 척수진탕증

spinal cord compression, 척수압박

spinal curvature, 척수굽이, 척수만곡, 척추굽이, 척추만곡

spinal paralysis, 척수마비

spinal puncture(spinal tap), 척추천자

herniation of intervertebral disc(HIVD), 척추사이원반탈출증, 추간판탈출증

herniation of nucleus pulposus(HNP), 속질핵탈출증, 수핵탈출증

cervical disc herniation, 목뼈척추사이원반 탈출증, 경추간판 탈출증

lumbar disc herniation, 허리뼈척추사이원반 탈출증, 요추간판 탈출증

요추간판의 탈출은 대부분 제4~5 요추간판과 제5~제1 천추 간판 사이에서 발생하며 탈출 정도에 따라 bulging disc형, protrusion disc형, extrusion disc형, free fragmentdisc형으로 구분한다.

spinal stenosis, 척추관 협착증

spondylolysis, 척추분리증

척추궁의 협부(pars interarticularis)에 편측성이나 양측성 결손(cleft)이 있을 때 발병한다.

spondylolisthesis, 척추전방전위증

척추분리증이 진행되어 척추가 전방으로 전위 되는 것을 말하며 이형성 척추전방전위증(dysplastic spondylolisthesis), 협부형 척추전방 전위증(isthmic spondylolisthesis), 퇴행성 척추전방 전위증(degenerative spondylolisthesis), 외상성 척추전방전위증(traumatic spondylolisthesis), 병적척추전방전위증(pathologic spondylolisthesis) 등이 있다.

reverse spondylolisthesis, 척추후방전위증

peripheral nerve injury, 말초신경손상

말초신경손상에는 생리적 신경차단(neuropraxia), 축삭단절(axonotmesis), 신경단열(neurotmesis) 등이 있으며 원인으로는 열상(laceration), 좌상(contusion), 신장(stretch), 견인(traction), 압박허혈(compression ischemia), 열손상(thermal injury), 전기손상(electrical injury), 주사손상(injection injury) 등이 있다.

3 Therapeutic and Operative Terms

neurotomy, 신경절단술

neurorrhaphy(nerve suture), 신경봉합술

nerve transplantation(nerve grafting), 신경이식술

nerve block, 신경차단법

vagotomy, 미주신경절단술

ganglionectomy, 신경절 절제술

sympathectomy, 교감신경 절제술

nerve anastomosis, 신경연결술, 신경문합술

nerve inplantation, 신경삽입술

nerve simulation, 신경자극

neuroplasty, 신경성형술

nerve repair, 신경재건술

cranial puncture, 머리천자술, 두개천자술

cranial suture, 머리봉합, 두개봉합

cranioplasty, 머리뼈성형술, 두개성형술

craniectomy, 머리뼈절제술, 두개골절제술, 두개골국부절제술

gyrectomy, 뇌이랑절제술, 뇌회절제술

frontal leucotomy(lobotomy), 이마엽백질절단술, 전두엽 백질 절단술

leukotomy(leukotomy), 백질절단술, 류코토미

ventriculoperitoneal shunt(V-P shunt), 뇌실복강션트, 뇌실복강단락술

ventriculoatrial shunt, 뇌실심방션트, 뇌실심방단락술

craniometry, 머리뼈계측법, 두개계측법

cranioplasty, 머리뼈성형술, 두개성형술

laminectomy(lamnectomy), 척추후궁절제술, 고리판절제술, 척추궁 절제술

laminotomy, 척추후궁절개술, 척추궁 절개술

cordotomy, 척수시상로절단술, 척수절단술, 척수삭절단술

악성종양 말기 환자 등의 경우에 심한 통증을 감소시키기 위해 시행되며 척수신경로 절단술이라고도 한다.

spinal absolute alcohol block, 척추무수알콜차단

spinal cord section, 척수절단

4 Radiology

simple skull series, 머리뼈단순촬영, 두개단순촬영

brain computed tomography(brain CT), 뇌전산화단층 촬영

brain magnetic resonance imaging(brain MRI), 뇌자기공명영상

ventriculography, 뇌실조영술

pneumoencephalography, 공기뇌조영술, 기뇌조영술

뇌실조영술과 기뇌조영술은 침습적(invasive)검사로서 CT와 MRI 등장 이후 이용되지 않는다.

brain ultrasonography, 뇌 초음파촬영

초음파는 골조직을 통과하지 못하므로 성인의 경우는 이용할 수 없고 신생아의 뇌출혈이나 수두증의 진단에 이용된다.

cerebral angiography, 뇌혈관 조영술

single photon emission computed tomography(SPECT), 단광자방출 전산화단층촬영

positron emission tomography(PET), 양전자방출 단층촬영

stereotaxic brain operation, 뇌정위수술

radioisotope brain scan, 동위원소 뇌주사

radioisotope cisternography, 동위원소 뇌조촬영

radionuclide cisternography, 뇌조 신티그래피

비확산성 방사성의약품을 수막강 내에 주입하여 뇌척수액의 흐름을 파악하고 물뇌증(수두증) 등을 진단하기 위한 핵의학적 검사

shunt function test, 뇌실단락기능검사

spinal puncture(spinal tapping), 거미막밑천자, 거미막하천자, 지주막하강 천자

CSF examination, 뇌척수액 검사

spinal arteriography, 척추동맥조영술, 척수동맥 조영술

myelography, 척수조영술

제3~4허리뼈(요추)의 거미막밑공간(지주막하강)을 천자하고 수용성 조영제를 주입하여 검사하는 방사선학적 검사

cervical myelography, 목부위척수조영술, 경부척수조영술

cervical myelography cross table lateral projection

cervical myelography Swimmer's projection

cervical myelography AP projection

thoracic myelography, 가슴부위척수조영술, 흉부척수조영술

thoracic myelography cross-table lateral projection

thoracic myelography cross-table lateral decubitus projection

thoracic myelography AP projection

lumbar myelography, 허리부위척수조영술, 요부척수조영술

lumbar myelography PA(AP) projection

lumbar myelography cross-table lateral decubitus projection

lumbar myelography cross-table oblique projection

lumbar myelography cross-table lateral projection

discogram, 척추사이원반조영상, 추간판 조영상

discography, 척추사이원반조영술, 추간판 조영술

추간 사이 원반(추간판 : intervertebral disc)에 미세침을 삽입하고 수핵내에 수용성 조영제를 주입하여 추간판의 퇴행성변화(degenerative change), 속질핵탈출증(수혁탈출증 : HNP) 등을 진단하기 위한 방사선학적 검사

cervical, thoracic, lumbar spine CT

cervical, thoracic, lumbar spine MRI

10

Skeletal and Articular System

골격계는 골격(skeleton)을 형성하여 장기를 보호하고 조혈기관(blood forming organs)으로 작용하며 무기물을 저장한다.

※ Word roots of musculoskeletal system

word root	meaning	우리말	example
osteo–	bone	뼈	osteomalacia
cranio–	cranium	머리뼈, 두개골	cranioplasty
lumbo–	loin, lumbar	허리, 요부	lumbosacral
pelvi–	pelvis	골반	pelviencephalometry
pubo–	pubis	두덩뼈, 치골	pubovesical
myo–	muscle	근육	myocardiography
myelo–	spinal cord	척수	myelography
	bone marrow	골수	myelocyte
acro–	extremities	팔다리, 사지, 끝	acromioclavicular

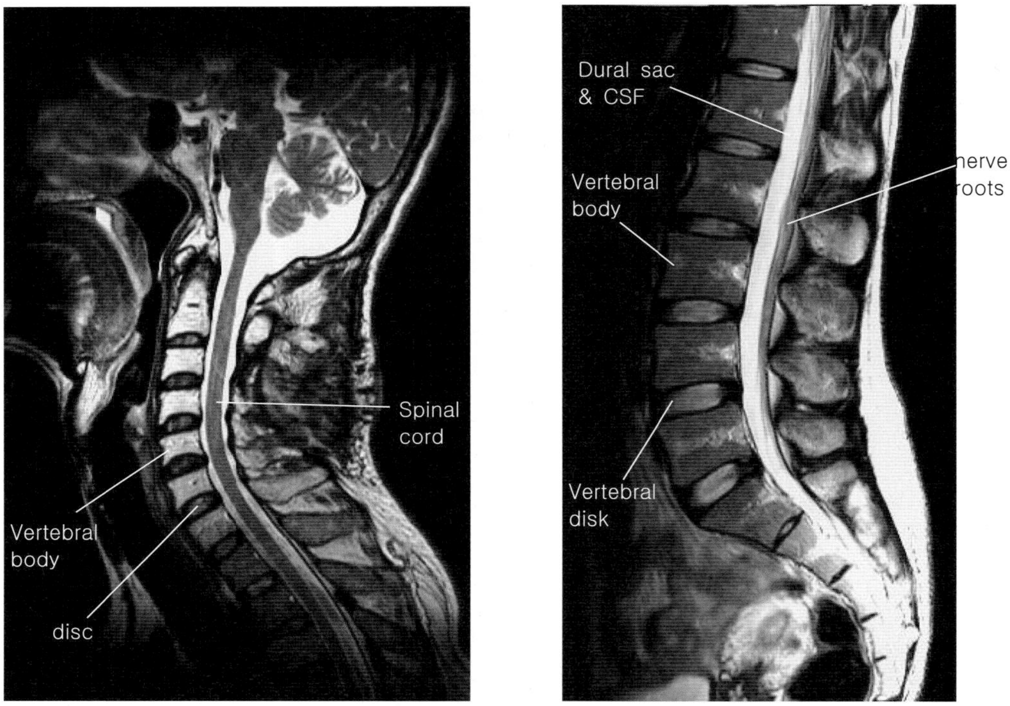

(a) T_2 sagittal (b) T_2 sagittal

그림 10-1 C-spine & L-spine sagittal(MRI)

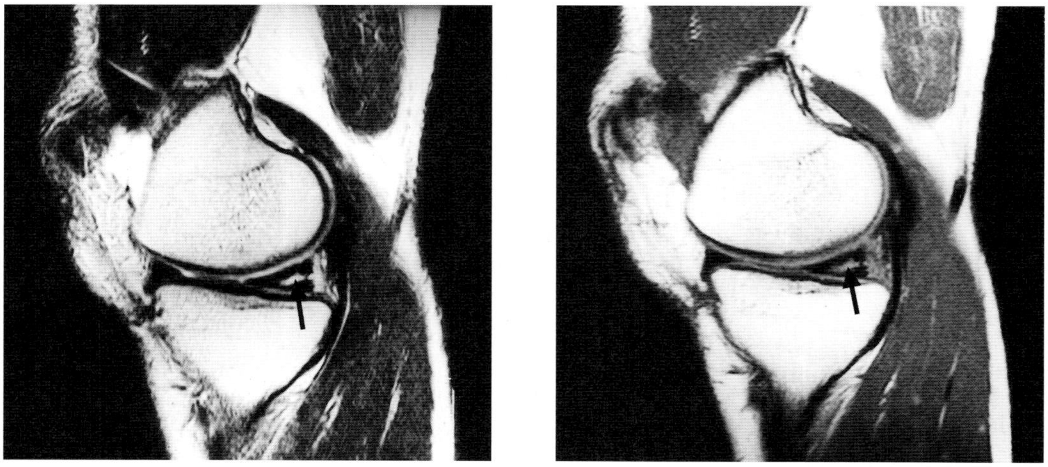

(a) T_2WI (b) T_1WI

그림 10-2 Meniscus

arthro-	joint	관절	arthrography
chondro-	cartilage	연골	chondrocyte
costo-	rib	갈비뼈, 늑골	costophrenic
ankylo-	crooked, stiffness	굳은, 강직	ankylosis
carpo-	wrist	손목뼈, 수근골	carpoptosis
calcaneo-	heel	발꿈치뼈, 종골	calcaneonavicular
humero-	humerus	위팔뼈, 상완골	humeroradial
ischio-	ischium	궁둥뼈, 좌골	ischioanal
mento-	chin	턱	submentovertical
sterno-	sternum	복장뼈, 흉골	sternoclavicular
podo-	foot	발	podography
chiro-	hand	손	chiroplasty
rachio-	pertaining to spine	척주	rachioparalysis
spondylo-	spine	척추	spondylolysis
teno-	tendon	건	tenotomy
-blasto	germ, bud	배, 아	hemangioblastoma
exo-	outside	외부, 외면	exorotation
leio-	smooth	평활	leioblastoma
-odynia	pain	통증	pododynia
plantar-	sole of foot	발바닥, 족저	plantararch
-porosis	cavity formation	공동형성	osteoporosis
trachelo-	neck	목, 경	trachelokyphosis
carcino-	malignancy	악성	carcinoma

1 Anatomy and Physiology

osteogenesis(osteogeny), 뼈형성, 골형성

development of bone, 뼈의 발생, 골의 발생

intramembranous ossification, 막속뼈되기, 막내골화, 막내의 골화

membrane bone, 막뼈, 막성골

ossification center, 뼈되기중심, 골화중심

ossification, 뼈되기, 골화, 골화작용, 화골

skeleton(sceleton), 뼈대, 골격

뼈대(골격)는 뼈와 연골로 이루어지며 인체의 형태를 유지하고 장기를 보호하며 근육과 인대가 부착된다.

skeletal muscle, 뼈대근육, 골격근, 뼈대근육

수의근(voluntary muscle), 즉 맘대로근이며 골격과 함께 작용하여 운동할 수 있게 한다.

periosteum(periost), 뼈막, 골막

뼈의 겉을 싸고 있는 섬유성 결합조직의 막

osteocyte(bone cell), 뼈세포, 골세포

osteoblast, 뼈모세포, 조골세포, 골 아세포

골조직을 형성하는 것으로서 골화가 진행될 때 골모세포에서 분화하여 골질(bone substance)을 만들고 여기에 뼈파괴세포(파골세포 : osteoclast)가 작용하여 뼈를 형성한다.

medullary cavity, 골수공간, 골수강

긴뼈(장골)의 중간부분에 속이 비어있는 곳에 황골수가 들어있다.

bone marrow(medulla ossium), 골수, 뼈속질

혈구를 만드는 조혈기관으로서 골수강(medullary cavity)과 해면질의 공간을 채우는 세망결합조직이다.

red bone marrow, 적색골수, 적색뼈속질, 적골수

yellow bone marrow(fatty marrow), 황색골수, 황색뼈속질, 지방골수

myeloblast, 골수모세포, 골수아구, 골수아세포

Havers' canal(Haversian canal), 하버스관

치밀질(compact substance) 속에 있는 모세혈관과 무수신경(nonmedullated nerve)의 통로이며 약 50 μm 정도의 굵기이다.

Volkmann's canal, 볼크만관

하버스관 사이와 골표면 사이를 연결하는 혈관과 신경통로

bone tissue(bony tissue, osseous tissue), 뼈조직, 골조직

뼈세포(골세포 : osteocyte)와 세포사이물질(세포간질 : intercellular substance)로 구성되는 뼈의 구성조직이다.

compact bone, 치밀뼈, 치밀골

조밀하고 딱딱한 부분으로서 주로 하버스관과 이를 둘러싸는 하버스층판(Haversian lamellae)으로 형성되는 하버스계(Harversian system)이다.

sponge bone(cancellous bone), 해면뼈, 해면골

일반적으로 뼈끝(골단)에서 관찰되며 뼈기둥(골소주 : trabeculae)이 망상으로 배열되어 있으며 그 속에 골수가 들어있다.

inner and outer table, 속판과 바깥판, 내외판

diploe, 판사이층, 판간층

내판과 외판 사이의 해면골을 말한다.

growth of bone, 뼈의 성장, 골의 성장

diaphysis, 뼈몸통, 골간, 골체부

epiphysis(epiphyseal cartilage), 뼈끝, 골단, 골단연골판

epiphyseal line, 뼈끝선, 골단선

뼈의 길이성장은 골단선에서 이루어지며 굵기는 뼈막(골막)에서 이루어진다.

classification of bone, 뼈의 분류

long bone, 긴뼈, 장골 … femur, tibia, fibula

short bone, 짧은뼈, 단골 … carpal bone, tarsal bone

flat bone, 납작뼈, 편평골 … skull, scapula

irregular bone, 불규칙뼈, 불규칙골 … vertebra, sphenoid bone

pneumatic bone, 공기뼈, 함기골 … maxilla, frontal bone, ethmoid bone, sphenoid bone

skull, 머리뼈, 두개골 … cranial bone, facial bone

trunk, 몸통뼈, 체간골 … sternum, rib, vertebrae

upper limb, 팔뼈, 상지 … shoulder girdle

lower limb, 다리뼈, 하지 … hip girdle

skull(cranium), 머리뼈, 두개골

머리뼈(두개골)는 뇌(brain)를 보호하는 cranial bone과 얼굴을 형성하는 facial bone이 있다.

frontal bone, 이마뼈, 전두골

이마뼈(전두골)는 뇌의 이마엽(전두엽 : frontal lobe)을 보호한다.

parietal bone, 마루뼈, 두정골

temporal bone, 관자뼈, 측두골

zygomatic arch, 광대활, 관골궁, 협골궁, 권골궁

mandibular fossa, 턱관절오목, 하악와

petrous portion(pars petrosa), 바위부분, 암양부

mastoid portion, 꼭지부, 유돌부

mastoid process, 꼭지돌기, 유양돌기, 유돌기

mastoid air cell, 꼭지벌집, 유돌봉소

관자뼈(측두골)의 꼭지부(유돌부 : mastoid portion)이며 속이 비어 있다.

mastoid tip, 꼭지끝, 유양돌기첨, 유돌기첨

external acoustic meatus(EAM), 바깥귀길, 외이도

internal acoustic meatus(IAM), 속귀길, 내이도

petrous ridge, 바위능선, 추체능, 추체골연, 암석모서리

semicircular canal, 반고리뼈관, 반고리관, 반규관

malleus, 망치뼈, 추골, 망치골

incus, 모루뼈, 침골, 모루골

cochlea, 달팽이, 와우

auditory tube, 귀관, 이관

styloid process, 붓돌기, 경상돌기

tympanic portion(tympanic cavity), 고실, 고실부

middle and inner ear, 가운데귀, 중이, 내이

jugular fossa, 목정맥오목, 경정맥와

carotid canal, 목동맥관, 경동맥관

jugular foramen, 목정맥구멍, 경정맥공

clivus, 비스듬틀, 경사대, 사대

sphenoid bone, 나비뼈, 접형골

머리뼈(두개골) 바닥의 중앙에 위치하는 나비모양의 뼈

greater and lesser wing, 나비뼈큰날개, 접형골 대익, 나비뼈작은날개, 접형골소익

sella turcica, 안장, 말안장, 터어키안장

pituitary gland(hypophysis), 뇌하수체

optic canal, 시각신경관, 시신경관

optic foramen, 시각신경구멍, 시신경공

foramen rotundum, 원형구멍, 정원공

위턱신경(상악신경 : maxillary nerve)이 지나는 통로

foramen ovale, 난원공, 타원구멍

아래턱신경(하악신경 : mandibular nerve)이 지나는 통로

pterygoid process, 날개돌기, 익돌기

occipital bone, 뒤통수뼈, 후두골

foramen magnum, 큰구멍, 대공, 대후두공

external occipital protuberance, 바깥뒤통수뼈융기, 외후두융기

ethmoid bone, 벌집뼈, 사골

벌집뼈(사골)는 수직판(perpendicular plate), 체판(체모양판 : cribriform plate), 벌집뼈미로(사골미로 : ethmoidal labyrinth) 등으로 구성되며 사골미로 안에 벌집뼈벌집 (사골봉소 : ethmoidal air cell)이 있다.

nasal bone, 코뼈, 비골

maxilla, 위턱뼈, 상악골

palatine bone, 입천장뼈, 구개골

vomer, 보습뼈, 서골

lacrimal bone, 눈물뼈, 누골

lacrimal sac, 눈물주머니, 누낭

nasolacrimal canal, 코눈물뼈관, 비루관, 코눈물관

mandible, 아래턱뼈, 하악골

mandibular foramen, 턱뼈구멍, 하악공, 하악구멍

ramus of mandible, 턱뼈가지, 하악지, 하악골가지

coronoid process, 근육돌기, 근돌기

condylar process, 관절돌기

mandibular angle, 턱뼈각, 하악각

hyoid bone, 목뿔뼈, 설골

fontanelles, 숫구멍, 천문, 틈새숫구멍

숫구멍(천문)에는 앞숫구멍(대천문 : anterior fontanelle), 뒤숫구멍(소천문 : posterior fontanelle), 앞가쪽숫구멍(전측두천문 : sphenoid fontanelle), 뒤가쪽숫구멍(후측두천문 : mastoid fontanelle) 등이 있다.

coronal suture, 관상봉합

이마뼈(전두골)와 마루뼈(두정골) 사이의 봉합

sagittal suture, 시상봉합

마루뼈(두정골)와 마루뼈 사이의 봉합

lambdoid suture, 시옷봉합, 인자봉합, 시옷자봉합

마루뼈와(두정골)와 뒤통수뼈(후두골) 사이의 봉합

cranial cavity, 머리뼈안, 두개강

anterior cranial fossa, 앞머리뼈우묵, 전두개와, 앞두개우묵

middle cranial fossa, 중간머리뼈우묵, 중두개와, 중두개우묵

posterior cranial fossa 뒷머리뼈우묵, 후두개와, 뒤두개우묵

teeth, 이, 치아

enamel substance, 에나멜질, 범랑질

dental root(root of teeth), 치아뿌리, 치근

dental neck, 치아목, 치경

incisors, 앞니, 절치

canine, 송곳니, 견치

premolars, 작은어금니, 소구치

molars, 큰 어금니, 대구치

axial skeleton, 몸통뼈대, 몸통골격, 체간골격

vertebral column(spinal column), 척주

몸통(체간 : trunk)의 중심을 형성하는 구조로서 척추골과 척추사이원반(추간원판)의 연속적인 분절적 연결에의해 형성되며 목뼈(경추)에서는 앞굽음(lordosis), 등뼈(흉추)에서는 뒤굽음(kyphosis), 허리뼈에서는 다시 앞굽음상태가 된다.

vertebral canal, 척주관, 척추관

general structure of vertebrae, 척추뼈(추골)의 일반적 구조

척추뼈몸통(추체 : vertebral body)와 척추뼈고리(추궁 : vertebral arch)으로 구성되며 그 사이에 척추뼈구멍(추공 : vertebral foramen)이 형성되어 척수(spinal cord)를 수용한다. 척추뼈고리(척추궁)에는 1쌍의 가로돌기(횡돌기 : transverse process)와 상, 하관절돌기(sup, inferior articular process) 그리고 1개의 가시돌기(극돌기 : spinous process)가 있어 근육과 인대가 부착된다.

cervical vertebrae, 목뼈, 경추, 경추골

7개의 목뼈(경추)는 척추뼈몸통(추체)은 작으나 척추뼈구멍(추공 : vertebral foramen)은 크며 척추동맥(추골동맥)이 통과하는 가로구멍(횡돌기공 : transverse foramen)이 있는 것이 특징이다.

atlas(first cervical vertebrae), 고리뼈, 환추, 환추골

제1목뼈(경추)인 고리뼈(환추)는 척추뼈몸통(추체 : vertebral body)가 없는 것이 특징이며 위로 머리뼈(두개골)와 관절한다.

axis(second cervical vertebrae), 중쇠뼈, 축추, 축추골

제2목뼈(경추)인 중쇠뼈(축추)는 척추뼈몸통 윗면에 치아돌기(치돌기)가 있다.

dens(odontoid process), 치아돌기, 치돌기

중쇠뼈윗면(축추상면)에 있는 돌기로서 고리뼈(환추)와 관절하여 머리뼈(두개골)의 회전운동에 관계한다.

vertebra prominens, 솟을뼈, 융추, 제7경추

제7목뼈(경추)의 가시돌기(극돌기)는 피부표면에서 비교적 쉽게 촉지되므로 척추뼈(추골)의 위치를 파악하는데 이용된다.

vertebral body, 척추뼈몸통, 추체, 추골몸통

체중의 부하를 지지하는 역할과 척추뼈형성의 기본이 된다.

vertebral arch, 척추뼈고리, 추궁

척수와 수막 및 혈관을 보호하는 역할을 하며 두 개의 척추고리뿌리(추궁근 : vertebral pedicle)와 두 개의 고리판(추궁판 : lamina)으로 구성되는데 고리판은 고리뿌리와 연결되어 척수가 지나는 척추뼈구멍(추공 : vertebral formen)의 후측경계를 형성한다.

또한 척추뼈고리(척추궁)에는 7개의 돌기(process)가 있어 두 개의 가로돌기(횡돌기 : transverse process)와 1개의 가시돌기(극돌기 : spinous process)는 근육운동의 지렛대 역할을 하며 두 개의 위관절돌기(superior articular process)와 두 개의 아래관절돌기(inferior articular process)는 척추의 운동방향과 범위를 조절한다.

intervertebral foramen, 척추사이구멍, 추간공

척추사이의 공간을 말하며 척수에서 나오는 척수신경(spinal nerve)의 통로이다.

pedicle, 고리뿌리, 척추궁 뿌리, 추궁근부, 추궁근

lamina, 고리판, 추궁판

anterior arch, 앞고리, 전궁

posterior arch, 뒤고리, 후궁

superior articular facet, 위관절면, 상관절면

inferior articular facet, 아래관절면, 하관절면

thoracic vertebrae, 등뼈, 흉추

12개로 구성되는 등뼈(흉추)는 갈비뼈(늑골)와 두 곳에서 관절하는 것이 특징이며 갈비오목(늑골와 : costal facet)와 가로돌기갈비오목(횡돌늑골와 : transverse costal facet)가 있다.

lumbar vertebrae, 허리뼈, 요추

5개의 허리뼈(요추)는 척추뼈(추골) 중 가장 크며 가로구멍(횡돌기공)이 없고 갈비오목(늑골와)이 없으므로 쉽게 구별된다.

sacrum, 엉치뼈, 천골

5개의 엉치뼈(천추 : sacral vertebra)가 융합되어 형성된다.

coccyx, 꼬리뼈, 미골

3~5개의 꼬리뼈(미추 : coccygeal vertebrae)가 융합되어 1개의 꼬리뼈(미골)를 형성한다.

thorax, 가슴, 흉부, 흉곽

등뼈(흉추)와 복장뼈(흉골), 갈비뼈(늑골)가 형성하는 종(bell)모양의 뼈구조를 말하며 각종 장기를 보호하는 역할을 한다.

sternum, 복장뼈, 흉골

복장뼈(흉골)는 복장뼈자루(흉골병 : manubrium), 복장뼈몸통(흉골체 : gladiolus), 칼돌기(검상돌기 : xiphoid process)의 3부분으로 구분된다.

rib, 갈비뼈, 늑골

등뼈(흉추)와 갈비뼈(늑골)는 두 군데에 관절하는 것이 특징이며 1~7갈비뼈(늑골)를 참갈비뼈(진성늑골 : true ribs), 8~12갈비뼈를 거짓갈비뼈(가성늑골 : false ribs)라 한다.

floating ribs, 뜬갈비뼈, 부유늑골, 뜬늑골

거짓갈비뼈(가성늑골) 중 11~12갈비뼈는 관절하지 않는다.

costal cartilage, 갈비연골, 늑연골

appendicular skeleton, 팔다리뼈대, 체지골격

shoulder girdle, 팔이음뼈, 상지대

어깨뼈(견갑골 : scapula)과 빗장뼈(쇄골 : clavicle)로 구성된다.

acromion, 봉우리, 견봉, 어깨돌기

glenoid cavity, 관절오목, 견갑관절면, 견갑관절와, 관절강

어깨뼈(견갑골)의 외측각에 타원형으로 형성되며 위팔뼈(상완골)와 함께 어깨관절(견관절)을 구성한다.

coracoid process, 부리돌기, 오훼돌기

관절강 바로 내측에 있는 새부리모양의 돌기로서 근육과 인대가 부착된다.

humerus, 위팔뼈, 상완골

팔뼈(상지 : upper limb)중에서 가장 긴 뼈이며 위팔뼈머리(상완골두 : head), 해부목(해부경 : anatomical neck), 큰결절(대결절 : greater tubercle), 작은결절(소결절 : lesser tubercle), 안쪽 및 가쪽위관절융기(내, 외측상과 : medial and lateral epicondyles)가 있다.

forearm, 아래팔, 전완

아래팔(전완)은 자뼈(척골 : ulna)와 노뼈(요골 : radius)로 구성된다.

olecranon, 팔꿈치머리

olecranon fossa, 팔꿈치오목, 주두와

carpal bone, 손목뼈, 수근골

proximal carpal bones, 몸쪽손목뼈, 근위수근골

몸쪽손목뼈(근위수근골)에는 손배뼈(주상골 : scaphoid bone), 반달뼈(월상골 : lunate bone), 세모뼈(삼각골 : triangular bone, triquetrum), 콩알뼈(두상골 : pisiform bone) 등이 있다.

distal carpal bones, 먼쪽손목뼈, 원위수근골

먼쪽손목뼈(원위수근골)에는 큰마름뼈(대능형골 : trapezium bone), 작은마름뼈(소능형골 : trapezoid bone), 알머리뼈(유두골 : capitate bone), 갈고리뼈(유구골 : hamate bone) 등이 있다.

metacarpal bone, 손허리뼈, 중수골, 손바닥뼈

phalangeal bone(phalanges), 손가락뼈, 지절골

손가락뼈(지절골)에는 첫마디뼈(기절골 : proximal phalanx), 중간마디뼈(중절골 : middle phalanx), 끝마디뼈(말절골 : distal phalanx) 등이 있다.

pelbic girdle, 다리이음뼈, 하지대

hip bone, 볼기뼈, 관골

볼기뼈(관골)는 엉덩뼈(장골 : ilium), 궁둥뼈(좌골 : ischium), 두덩뼈(치골 : pubis)로 구성된다.

acetabulum, 절구, 관골구, 관골절구

넙다리뼈(대퇴골)와 함께 엉덩관절(고관절)을 형성한다.

obturator foramen, 폐쇄구멍, 폐쇄공

iliac fossa, 엉덩뼈오목, 장골와

iliac crest, 엉덩뼈능선, 장골능, 장골능선

iliac spine, 엉덩뼈가시, 장골극, 장골가시

anterior superior iliac spine(ASIS), 위앞엉덩뼈가시, 전상장골극, 상전장골극

ischial spine, 궁둥뼈가시, 좌골극, 좌골가시

ischial tuberosity, 궁둥뼈결절, 좌골결절

symphysis pubis(pubic symphysis), 두덩결합, 치골결합

pelvis, 골반

골반은 볼기뼈(관골 : hip bone), 엉치뼈(천골 : sacrum), 꼬리뼈(미골 : coccyx)로 구성되는데 큰골반(대골반, 거짓골반 : greater or flase pelvis)과 작은골반(소골반, 참골반 : lesser or true pelvis)이 있으며 작은골반은 골반안(골반강 : pelvic cavity)을 형성한다.

pelvimetry, 골반측정법, 골반계측

골반의 계측에는 진결합선(전후직경 : true conjugate, anteroposterior diameter), 산과적 진결합선(obstertrical true conjugate), 빗지름(경사직경 : oblique diameter), 가로지름(가로직경 : transverse diameter) 등의 기준선이 이용된다.

femur(thigh bone), 넙다리뼈, 대퇴골

femur neck, 넙다리뼈목, 대퇴경, 대퇴골목

greater trochanter, 큰돌기, 대전자, 큰대퇴돌기

lesser trochanter, 작은돌기, 소전자, 작은대퇴돌기

medial condyle, 안쪽관절융기, 내측관절융기, 내측과

lateral condyle, 가쪽관절융기, 외측관절융기, 외측과

medial epicondyle, 안쪽위관절융기, 내측상관절융기, 내측상과

lateral epicondyle, 가쪽위관절융기, 외측상관절융기, 외측상과

patella, 무릎뼈, 슬개골, 무릎골

삼각형의 평편골로서 종자골(sesamoid bone)이다.

tibia, 정강뼈, 경골

종아리(하퇴 : leg) 중에서 안쪽에 있는 긴 뼈

intercondylar eminence, 융기사이융기, 과간융기

정강뼈(경골)는 넙다리뼈(대퇴골)와 함께 무릎관절(슬관절)을 이루고 중앙에 돌출부가 있어 융기사이융기(과간융기)라 하며 십자인대와 반달이 부착된다.

medial malleolus, 안쪽복사, 내측과, 내측복사

정강뼈(경골)의 하단에 안쪽으로 돌출한 곳

lateral malleolus, 가쪽복사, 외측과, 외측복사

종아리뼈(비골)의 하단에 외측으로 돌출한 곳

fibula, 종아리뼈, 비골

종아리뼈(비골)하단은 발목관절(거퇴관절)의 구성에 관여한다.

tasal bone, 발목뼈, 족근골

몸쪽발목뼈(근위족근골 : proximal tasal bone)에는 목말뼈(거골 : talus), 발꿈치뼈, 종골(calcaneus), 발배뼈(주상골 : navicular) 등이 있고 먼쪽발목뼈(원위족근골 : distal tarsal bone)에는 제 1, 2, 3 쐐기뼈(설상골 : 1st, 2nd, 3rd cuneiform bone)과 입방뼈(입방골 : cuboid bone)가 있다.

metatarsal bone, 발허리뼈, 중족골, 발바닥 뼈

phalanges of foot, 발가락 뼈, 발의 지골

flat foot, 편평발, 편평족, 평발

articulation(joint), 관절

solid joint, 부동 관절

부동성관절에서 섬유성관절(fibrous joint)에는 인대결합(syndesmosis), 봉합(suture), 못박이관절(gomphosis) 등이 있으며 약간의 운동이 가능한 연골성관절(cartilaginous joint)이 있다.

synovial joint, 윤활관절

운동범위가 넓은 윤활관절(활막성 관절, synovial joint)이다.

articular head, 관절머리, 관절두

articular surface, 관절면, 관절표면

articular cartilage, 관절연골

articular capsule, 관절주머니, 관절포

articular cavity, 관절안, 관절강

synovia(synovial fluid), 윤활액, 활액

관절주머니에서 분비되는 윤활성의 활액으로서 관절간의 마찰을 방지한다.

synovial bursa(bursa synovialis, mucous bursa), 윤활주머니, 활액낭, 점액낭

synovial membrane(membrana synovialis), 윤활막, 활막, 활액막

plane joint, 평면관절

ginglymus(hinge joint), 경첩관절, 접번관절

trochoid joint(pivot joint), 중쇠관절, 차축관절

saddle joint, 안장관절, 안관절, 안상관절

spheroidal joint(ball and socket joint), 절구관절, 구상관절

ligament, 인대

tempromandibular joint(TM joint), 턱관절, 악관절

아래턱뼈(하악골) 관절돌기의 턱뼈머리(하악두 : mandible head)와 관자뼈(측두골)의 턱관절오목(하악와 : mandibular fossa)사이의 관절이며 jaw joint라고도 한다.

intervertebral disc, 척추사이원반, 추간판, 추간원판

섬유성 연골로 형성되는 추간원판은 주변부의 섬유테(섬유륜 : fibrous ring)와 중심부의 속질핵(수핵 : nucleus pulposus)으로 구성된다.

anterior longitudinal ligament, 앞세로인대, 전종인대

posterior longitudinal ligament, 뒤세로인대, 후종인대

joint of vertebral arch, 척추뼈고리(추궁)의 관절

척추뼈고리(추궁)관절에는 황색인대(ligamentum flavum), 가시사이인대(극간인대 : interspinous ligament), 가시끝인대(극상인대 : supraspinous ligament), 목덜미인대(항인대 : nuchal ligament) 등이 있다.

atlanto-occipital joint, 고리뒤통수관절, 환추후두관절

고리뼈위관절면(환추상관절와)과 뒤통수뼈(후두골) 사이에 형성되는 관절로서 수긍관절(yes joint)이라고도 한다.

atlanto-axial joint(A-A joint), 환축관절

고리뼈의 앞고리(환추전궁)가 중쇠뼈(축추)의 치아돌기(치돌기) 사이에 형성되는 관절로서 머리회전에 관여하고 부정관절(no joint)이라고도 한다.

sternocostal joint, 복장갈비관절, 흉늑관절

갈비연골(늑연골)과 복장뼈(흉골)의 갈비패임(늑골절흔)간에 형성되는 관절

sternoclavicular joint(S-C joint), 복장빗장관절, 흉쇄관절

acromioclavicular joint(A-C joint), 봉우리빗장관절, 견봉쇄골관절

acromioclavicular ligament, 봉우리빗장인대, 견봉쇄골인대

shoulder joint, 어깨관절, 견관절

어깨뼈(견갑골) 관절안과 위팔뼈머리(상완골두) 간에 형성되는 절구관절(구상관절)이며 운동범위가 가장 넓다.

elbow joint, 팔굽관절, 주관절

radioulnar joint, 노자인대결합, 요척관절

wrist joint(radiocarpal joint), 손목관절, 수근관절

intercarpal joint, 손목뼈사이관절, 수근간관절

carpometacarpal joint, 손목손허리관절, 수근중수관절

intermetacarpal joint, 손허리뼈사이관절, 중수간관절

metacarpophalangeal joint, 손허리손가락관절, 중수지절관절

interphalangeal joint, 손가락뼈사이관절, 손의 지절간관절

sacroiliac joint(S-I joint), 엉치엉덩관절, 천장관절

hip joint, 엉덩관절, 고관절, 대퇴관절

절구(관골구 : acetabulum)와 넙다리뼈머리(대퇴골두 : femur head)간에 형성되는 절구관절(구상관절)로서 운동범위가 넓다.

knee joint, 무릎관절, 슬관절

무릎관절(슬관절)에는 관절원판의 일종인 안쪽반달(내측반월 : medial meniscus)과 가쪽반달(외측반월 : lateral meniscus)이 있다.

cruciate ligament, 십자인대

무릎관절(슬관절) 관절안에 위치하며 앞십자인대(전십자인대 : anterior cruciate ligament : ACL)와 뒤십자인대(후십자인대 : posterior cruciate ligament : PCL)가 있어 관절이 미끄러지지 않게 하며 구부림(굴곡)과 폄운동(신전)에 관여한다.

collateral ligament, 곁인대, 측부인대

관절의 양쪽에 있으며 안쪽곁인대(내측측부인대 : medial, tibial collateral ligament)와 가쪽곁인대(외측측부인대 : lateral, fibular collateral ligament)가 있다.

patellar ligament, 무릎인대, 슬개인대

tibiofibular joint, 정강종아리관절, 경비관절

ankle joint(talocrural joint), 발목관절, 거퇴관절

intertarsal joint, 발목뼈사이관절, 족근간관절

intermetatarsal joint, 발허리뼈사이관절, 중족간관절

metatarsophalangeal joint, 발허리발가락관절, 중족지절관절

interphalangeal joint, 발가락뼈사이관절, 발의 지절간관절

tendon(tendo), 힘줄, 건

Achilles tendon, 아킬레스힘줄, 아킬레스건, 종골건

bone age(skeletal age), 뼈나이, 골연령

bone atrophy, 뼈위축증, 골위축증, 골퇴행축소

osteogenesis imperfecta, 불완전뼈형성, 불완전골형성, 골형성부전증

ostealgia(ostalgia, bone ache), 뼈통증, 골통, 골통증

coccygodynia(coccygalgia, pain in coccyx), 꼬리뼈통증, 미골통

osteocampsia(bending of bone), 뼈굽음증, 골만곡, 골만곡증

osteodysplasty, 뼈발생이상, 골 이상형성증, 골이상발육

osteorrhagia(bone hemorrhage), 뼈출혈, 골출혈

osteoanagenesis, 뼈재생, 골재생, 골신생

osteoarthritis(osteoarthrosis, OA), 뼈관절염, 골관절염

뼈관절염(골관절염)에는 변형성 뼈관절염(osteoarthritis deformans), 지방병성뼈관절염(osteoarthritis endemica) 등이 있다.

ankylosing arthritis, 강직 관절염

ankylosing spondylitis, 강직 척추염

ankylosis(stiff join), 관절굳음, 강직증, 관절강직증

osteochondritis, 뼈연골염, 골연골염

뼈연골염(골연골염)에는 소년기 변형성 뼈연골염(osteochondritis deformans juvenilis), 박리성뼈연골염(osteochondritis dissecans), 괴사성 뼈연골염(osteochondritis necroticans), 매독성 뼈연골염(osteochondritis syphilitica) 등이 있다.

osteoblastoma, 뼈모세포종, 골모세포종

giant cell tumor, 거대세포종양, 거대세포종

osteosarcoma, 뼈육종, 골육종

osteochondroma, 뼈연골종, 골연골종

osteomalacia, 뼈연화증, 골연화증

osteomyelitis, 골수염, 뼈속질염

osteomyelosclerosis, 골수섬유증, 뼈속질섬유증, 골수경화증

osteonecrosis, 뼈괴사, 골괴사

avascular necrosis (AVN), 무혈관괴사, 무혈성괴사, 허혈성괴사

tuberculosis of bone(bone Tb), 뼈결핵, 골격핵

osteosclerosis, 뼈경화증, 골경화증

osteocystoma(bone cyst), 뼈낭종, 골낭종, 골낭포

양성(benign) 뼈종양(골종양 : bone tumor)의 일종으로서 단일성 뼈낭종(solitary bone cyst), 동맥류성뼈낭종(aneurysmal bone cyst, aneurysmatic bone cyst) 등이 있다.

osteoporosis, 뼈엉성증, 골다공증, 골조송증

뼈바탕질(골기질 : bone matrix)과 무기질(bone mineral)의 감소로 인한 골량(bone mass)의 감소질환으로서 대사성 뼈질환이다.

congenital clubfoot, 선천성휜발, 선천성 만곡족

epiphysiolysis(epiphyseal separation), 골단분리증, 뼈끝분리, 골단이해

epiphysitis(epiphysiopathy), 골단염, 뼈끝염, 골단증

bone abscess, 뼈고름집, 골농양

periosteal thickening, 뼈막비후, 골막비후, 골막비대

periostitis, 뼈막염, 골막염

scurvy(scorbutus, vitamin C deficiency), 괴혈병

ectropion(valgus), 외번증, 외반증

외번증에는 밖굽이무릎관절(외반슬), 밖굽이팔꿈치(외반주 : cubitus valgus), 밖굽이엉덩관절(외반고 : coxa valga) 등이 있다.

inversion(varus), 내번증, 내반증

정상보다 현저하게 안쪽으로 휘어진 상태로서 안굽이무릎(내반슬), 안굽이팔꿈치(내반주 : cubitus varus), 안굽이엉덩관절(내반고 : coxa vara), 안굽이발(내반족 : pes varus) 등이 있다.

genu varum(bowleg, out knee, bandy leg), 내반슬, 안굽이무릎

O형다리(O형각)라고도 하며 활 모양으로 휘어진 상태

genu valgum(X-leg, K-leg, Knock Knee), 밖굽이무릎, 외반슬

syndactyly(syndactylism), 가락붙음증, 합지증

인접한 손가락이나 발가락이 유합된 경우로서 피부성 합지증(cutaneous syndactyly), 섬유성 합지증(fibrous syndactyly), 골성합지증(osseous syndactyly) 등이 있다.

lordosis, 척추앞굽음증, 척주전만증

척주가 정상상태보다 앞쪽으로 심하게 굽은 상태

kyphosis(cyphosis), 척주뒤굽음증, 척주후만증

병적으로 후방만곡이 심한 경우로서 청소년기 척주후만(juvenile kyphosis, Scheuermann's disease), 선천성후만증(congenital kyphosis), 마비성 후만증(paralytic kyphosis), 외상성 후만증(traumatic kyphosis), 염증성 후만증(inflammatory kyphosis), 대사성 후만증(metabolic kyphosis) 등이 있다.

scoliosis, 척주옆굽음증, 척주측만증

정상보다 옆으로 만곡이 심한 경우를 말하며 기능성 측만증(functional scoliosis)과 구조성 측만증(structural scoliosis)이 있다.

spondylosis, 척추증, 척추관절강직증, 척추굳음증

spondylolysis, 척추분리증

척추의 위관절돌기(상관절돌기 : superior articular process)와 아래관절돌기(하관절돌기) 사이의 좁은 부분(parsinterarticularis)이 분리된 상태

spondylolisthesis, 척추전방전위증, 척추탈위증

상하관절돌기 사이 부분이 분리된 탈위증을 척추분리성 척추전방전위증(spondylolytic spondylolisthesis)이라 하며 분리되지 않은 상태에서의 척추전방전위증을 변성 척추척추전방전위증(degenerative sponylolisthesis)이라 한다.

vertebral fracture, 척추골절

spondylalgia, 척추통증, 척추통

spondylarthritis, 척추관절염

spondylarthritis deformans, 변형성 척추관절염

spondylitis, 척추염

척추염에는 변형성 척추염(spondylitis deformans), 매독성 척추염(spondylitis syphilitica), 외상성 척추염(spondylitis traumatica), 결핵성 척추염(spondylitis tuberculosa) 등이 있다.

lumbago(lumbar pain), 허리통증, 요통

spondylomalacia, 척추연화증

spondylomyelitis, 척추척수염

subluxation, 불완전 탈구, 아탈구

dislocation(luxation), 어긋남, 전위, 이탈, 탈구

관절을 구성하는 연골, 인대 등이 정상적인 위치에서 이탈된 것으로서 외상성탈구(traumatic dislocation), 병적탈구(pathologic dislocation), 습관성탈구(habitual dislocation) 등이 있다.

sprain(distorsion, distortion), 삠, 염좌

관절에 관여하는 인대나 관절낭(articular capsule)이 손상받는 경우이며 외상 등의 원인으로 관절이 제한된 운동범위를 넘어 비틀리거나 과신전, 과굴곡 되는 경우 발생한다.

strain, 염좌, 근염좌, 근육강직

fracture(bone fracture, cataclasis), 골절

complete fracture, 완전골절

incomplete fracture, 불완전골절

transverse fracture, 가로골절, 횡골절

oblique fracture, 경사골절, 사골절

spiral fracture, 나선형골절

longitudinal fracture, 세로골절, 종골절

simple fracture, 단순골절, 폐쇄골절

open fracture, 개방성골절

closed fracture, 폐쇄성골절

displaced fracture, 전위골절

undisplaced fracture, 비전위골절

direct fracture, 직접골절

직접골절에는 으깸골절(압궤골절 : crush fracture), 타박골절(tapping fracture), 관통골절(penetrating fracture) 등이 있다.

indirect fracture, 간접골절

compression fracture, 압박골절

pathologic fracture, 병적골절

병적골절은 뼈엉성증(골다공증 : osteoporosis)이나 종양 등에 의해 약해진 뼈에서 일어난다.

stress fracture, 긴장골절, 피로골절

comminuted fracture, 분쇄골절

greenstick fracture, 생나무골절, 불완전굴곡골절, 약목골절

뼈의 한쪽이 골절되고 다른쪽은 휘어진 불완전골절 상태이며 주로 어린이에게 많이 발생한다.

impacted fracture, 끼임골절, 감입골절, 매복골절

joint stiffness(arthroclesisis), 관절강직

joint tuberculosis(tuberculous arthritis), 관절결핵

joint fracture, 관절골절

intraarticular fracture, 관절내골절

internal derangement of knee(IDK), 관절내장애

관절내부의 인대(ligament), 윤활주름(synovial fold), 반월판(meniscus) 등의 외상성장애를 말한다.

meniscus tear, 반월째짐, 반달연골열상, 반월판 열상, 반월판 파열

articular rheumatism(joint rheumatism), 관절류머티즘

joint effusion, 관절삼출, 관절삼출물, 관절삼출액

joint tumor, 관절종양

arthroplasty, 관절성형술

arthritis, 관절염

gout, 통풍

gouty arthritis, 통풍성 관절염

bursitis, 윤활낭염, 주머니염, 활액낭염, 점액낭염

synovitis, 윤활막염, 활액막염, 활막염

윤활주머니(활액낭 : synovial bursa)의 활막액 염증을 말하며 화농성 활막염(purulent synovitis), 결핵성 활막염(tuberculous synovitis), 알러지성 활막염(allergic synovitis), 외상성 활막염(traumatic synovitis) 등이 있다.

tendinitis(inflammation of tendons), 힘줄염, 건염

synovial diverticulum, 윤활막곁주머니, 활액막게실

synovial hernia, 윤활막탈출, 활액낭탈출

Achilles tendon reflex, 아킬레스건 반사

Achillobursitis, 아킬레스건 윤활낭염

Achillodynia, 아킬레스건 통증

skull fracture, 머리뼈골절, 두개골 골절

linear fracture, 선골절, 선상골절

splitting fracture, 분리골절, 파열골절

depressed skull fracture, 함몰골절

signs of increased intracranial pressure, 머릿속압력증가, 두개내압항진증

intra cranial hematoma, 두 개내혈종, 머리속혈종

cranial deformation, 머리변형, 두개변형

cranial trauma, 머리외상, 두개외상

cranioplasty, 머리뼈성형술, 두 개성형술

3 Therapeutic and Operative Terms

osteosynthesis(bone suture), 뼈이음술, 골접합술

osteoplasty, 뼈성형술, 골성형술

osteotomy, 뼈자름술, 골절술, 골절단술

ostectomy(osteoectomy), 뼈절제술, 골절제술

osteostixis, 뼈천자술, 골천자술

amputation, 절단, 절단술

외상, 종양, 감염 등의 원인으로 뼈를 자르는 수술로서 개방성절단(open amputation), 폐쇄성절단(closed amputation) 등이 있다.

osteoplastic amputation, 뼈성형절단술, 골성형절단술, 골형성성 절단

reduction of fracture, 골절맞춤, 골절정복

골절된 뼈를 정상상태로 회복시키는 정형외과적 처치로서 비개방정복술(폐쇄 정복술, closed reduction), 개방 정복술(open redction), 견인법(traction) 등이 있다.

bone marrow puncture, 골수천자

bone marrow biosy, 골수생검

bone marrow transplantation, 골수이식술

bone grafting(bone transplatation), 뼈이식술, 골이식술

골이식술에는 자기이식(autogenous graft), 동종이식(homograft), 이종이식(heterograft) 등이 있다.

spinal fusion(spondylodesis, vertebral arthrodesis), 척추유합술, 척추골융합술

spinal anesthesia(lumbar anesthesia), 척추마취

arthresis(arthrocentesis), 관절천자

arthroplasty, 관절성형술

arthroscopy, 관절경 검사법

arthrectomy(excision of joint), 관절절제술

capsuloplasty, 관절낭 성형술

Achillorrhaphy, 아킬레스힘줄봉합술, 아킬레스건 봉합술

synovectomy, 윤활막절제술, 활막절제술, 활액막 절제술

관절낭(articular capsule) 내의 활액막을 제거하는 방법

chemical synovectomy, 화학적윤활막절제술, 화학적 활액막 절제술

chondrectomy, 연골절제술

meniscectomy, 반달연골절제술, 반월연골절제술, 슬관절 반월연골 절제술

cranial puncture, 머리뼈천자, 두개골 천자

craniectomy, 머리뼈절제술, 두개골 절제술, 두개골 국부절제술

craniometry, 머리뼈계측법, 두개계측법

cranioplasty, 머리뼈성형술, 두개성형술

mastoidectomy, 꼭지돌기절제술, 유양돌기 절제술

mastoidotomy, 꼭지절개술, 유양돌기 절개술

4 Radiology

cranium PA axial(Haas' method PA position)

cranium PA projection(for frontal bone)

cranium PA projection(for superior orbital fissure)

cranium PA projection (Caldwell's method)

cranium AP projection

cranium AP projection(semiaxial Towne's)

cranium lateral projection

cranium trauma series

trauma lateral skull(cross-table, horizontal beam)

AP or AP reverse Caldwell's position

trauma Towne's(AP axial projection)

cranial base

- submentovertex(full basal) projection(Schuller's method)
- verticosubmental(full basal) projection(Schuller's method)
- Lysholm's method(axiolateral projection)

cranium, sella turcica, ear Valdni's method

sella turcica lateral projection

sella turcica AP projection(Towne's position)

sella turcica AP axial projection(Haa's position)

sella turcica PA projection

sphenoid parieto–orbital oblique position(Hough's projection)

superior orbital fissure PA axial position

inferior orbital fissure PA axial position(Bertel's projection)

facial bone

- lateral position(bone and soft tissue method)
- parieto–acanthial projection(Water's position)
- parieto–acanthial projection(modified Water's position)
- PA axial projection
- PA oblique projection
- PA oblique projection(Law's method)

facial bone trauma series

- horizontal beam trauma lateral position
- reverse Water's position(acanthoparietal projection)

nasal bone

- lateral postition
- parietoacanchial projection(Water's position)
- PA projection(Caldwell's position)

superoinferior(axial) projection(tangential)

zygomatic arches

- PA axial(superoinferior) projection(modified Titterington's method)
- oblique axial projection(tangential)
- AP axial position

PA axial oblique projection(modified Fuch's method)

tangential projection(May's method)

oblique tangential projection

lateral position

parietoacanchial projection(Water's position)

basilar position(submemtovertex projection)

AP axial projection(modified Town's method)

maxillae

superoinferior projection(intraoral method)

AP axial projection(intraoral method)

AP axial oblique projection(intraoral method)

mandibular symphysis

AP axial projection(intraoral method)

AP axial projection(extraoral method)

mandibular rami AP and PA axial projection

mandible

inferosuperior projection(body and dental arch, intraoral)

PA projection

PA axial projection(reverse Towne's methode)

axiolateral(oblique) projection

AP axial projection(Towne's method)

submentovertical projection

verticosubmental projection

temporomandibular articulation(joint)(TM joint)

AP axial projection(Towne's method)

semiaxial transcranial projection(Schuller's position)

(open and closed mouth projection)

lateral transcranial projection(Law's position)

(open and closed projection)

inferosuperior transfacial position

(open and closed projection)

lateral transfacial position(Albers-Schoenberg method)

(open and closed projection)

oblique transfacial position(Zanelli's position)

(open and closed projection)

temporal bone submentovertex position

temporal bone verticosubmental position

petrous portion

PA projection, transorbital method

(internal auditory canals)

AP axial position

PA axial position, Haas' method

AP axial projection, Valdini's method

submentovertex position, subbasal projection

auditory ossicles

axiolateral oblique projection, Mayer's method

jugular foramen

submentovertex axial position, Kemp Haper method

cervical spine

AP projection

AP, odontoid(open mouth)

AP projection, Fuch's method for odontoid

PA projection, Judd's method for atlas and odontoid

PA oblique projection

AP oblique projection

lateral projection

lateral flexion and extension

Swimmer's view

thoracic spine

AP porjection

Twining's method

cervicothoracic region

    lateral projection, Pawlow's method

    lateral projection

    PA and AP obliques for apophyseal joint

lumbar spine

    AP projection

    AP axial projection

    AP obliques(RPO, LPO)

    lateral projection

    lumbosacral spot

    lateral in flexion and extension

lumbosacral apophyseal joints

    PA obliques for apophyseal joint(RAO, LAO)

    AP obliques for apophyseal joint(RPO, LPO)

    scoliosis series

lumbar intervertebral disks

    weight-bearing bending studies

sacrum

    AP and PA projection

    lateral projection

sacroiliac joint(SI joint)

    AP obliques(RPO, LPO)

    PA obliques(RAO, LAO)

    axial projection, Nolke's method

coccyx

    AP and PA projection

    lateral projection

scoliosis series, Ferguson's method

scotty dog sign

hand

    PA, AP projection

- PA projection(both hand)
- AP oblique projection(both hand)(ballcatcher position, Norgaard's method)
- lateral projection

wrist

- AP, PA projection
- lateral projection

wrist(scaphoid) PA projection

wrist(pisiform) posterior oblique projection

wrist carpal tunnel, axial projection(inferosuperior)

wrist carpal tunnel, axial projection(superoinferior)

forearm AP, lateral projection

elbow AP, lateral projection

elbow AP projection, external(lateral) oblique

elbow AP projection, internal(medial) oblique

elbow AP projection(include proximal forearm)

elbow AP projection(include distal humerus)

elbow axial(distal humerus) projection

elbow axial(proximal forearm) projection

elbow ulnar nerve sulcus, oleclanon process

humerus AP, lateral projection

humerus lateral transthoracic projection

humerus transthoracic lateral projection(Lawrence position)

shoulder AP projection, internal rotation

shoulder AP projection, external rotation

shoulder lateral oblique(PA oblique)

shoulder axial, inferosuperior projection, Epolett

shoulder AP projection, intertuberous sulcus(bicipital groove)

shoulder trauma series

- AP oblique view(Grashey method)
- PA oblique view(scapula Y view)

shoulder Hill–Sachs projection

shoulder west–point projection(inferosuperior axial)

shoulder stryker–notch projection

acromioclavicular joint AP projection

acromioclavicular joint Pearson's view

clavicle PA, inferosuperior, superoinferior

scapula AP, lateral projection

scapula lateral projection, Y position

toes dorsoplantar(AP) projection

toes plantodorsal(PA) projection

sesamoids tangential projection

foot dorsoplantar(AP) projection

foot medial oblique projection

foot lateral oblique projection

foot lateromedial projection

foot mediolateral projection

foot longitudinal arch lateral projection(weight–bearing position)

foot composite dorsoplantar projection(weight–bearing axial position)

congenital clubfoot lateral projection(Kite's method)

congenital clubfoot dorsoplantar(Kandel's method)

calcaneous(heel) axial plantodorsal projection

calcaneous(heel) axial dorsoplantar projection

calcaneous(heel) weight–bearing coalition method

calcaneous(heel) lateral projection

ankle

- AP, lateral projection
- lateral(mediolateral) projection
- lateral(lateromedial) projection
- medial oblique projection
- lateral oblique projection
- AP stress studies

leg AP, lateral, obliquelateral projection

Knee AP, PA, lateral projection

Knee PA, oblique projection

Knee medial oblique projection

Knee lateral oblique projection

Knee AP, valgus and varus stress view

weight-bearing knee AP projection(standing position)

intercondylar fossa

- PA axial projection(Camp-Coventry method)
- semiaxial projection(Holmblad's method)
- AP projection(Beclere method)

patella PA, lateral projection

patella medial oblique projection

patella Settegast's method(sunrise, skyline view)

femur AP, lateral projection

pelvis AP, lateral projection

pelvis inlet, outlet view

pelvis and hip joint

- axial projection(Chassard-Lapine method)
- lateral projection(Lauenstein's and Hickey's method)

bilateral hip

- AP projection
- bilateral frog-leg position(Cleaves' nontrauma position)

unilateral hip

- frog-log projection(nontrauma routine)
- Danielus-Miller modification Lorenz method

sternum PA oblique projection

sternum lateral projection

sternoclavicular joint

- PA projection
- PA oblique projection(LAO, RAO)
- lateral projection(Kurzbauer's method)

Ribs

ribs bilateral PA projection

posterior ribs(above diaphragm) AP position

posterior ribs(below diaphragm) AP position

oblique projection(LAO, RAO, LPO, RPO)

osteomedulography, 골수조영술

dental radiography, 치아촬영술

dental cervical projection, 치경부촬영술

panoramic radiography, 파노라마촬영술

contrast arthrography, 관절조영술

double contrast knee arthrography

knee arthrography

hip arthrography

shoulder arthrography

double contrast shoulder arthrography

elbow arthrography

wrist arthrography

TM joint arthrography

bone scintigraphy, 뼈 신티그래

bone marrow scintigraphy, 골수신티그래피

bone mineral densitometry(BMD), 골밀도 측정

11

Integumentary System

외피(common integumentary system)는 인체의 표면을 덮고 있는 피부와 털(모발), 손톱, 땀샘(한선) 등으로 구성되며 인체를 보호하고 체온을 조절하는 등 여러 기능이 있다.

※ Word roots of integumentary system

word root	meaning	우리말	example
tricho-	hair	털, 모발	trichosis
onycho-	nail, unguis	손톱, 발톱	onycholysis
hidro-	sweat	땀, 한선	hidropedesis
dermato-	skin	피부	dermatoma
alb-	white	백색	albus
cryo-	cold	한랭	cryopathy
edema-	swelling	부종	hunger edema
epithelio-	outer skin	상피	epithelioma
kerato-	cornea	각막	keratoplasty
-	horny tissue	각질	keratoma
melano-	black	흑색	melanoma

necro-	death	괴사	necrosis
phyto-	plant	식물성	phytotoxin
stearo- (steato)	fat	지방	steatoma
sudor-	sweat	땀	sudoresis
cyto-	cell	세포	cytology
pyo-	pus	고름	pyocyst
thermo-	heat	열	thermography
epi-	upon	위	epicyte
chromo-	color	빛깔	chromocyte
pseudo-	false	가성	pseudotumor
myco- (myc)	fungus	진균	mycotic dermatitis
onco-	tumor	종양	oncology

1 Anatomy and Physiology

epidermis(cuticle), 표피

skin(cutis, pellis), 피부, 진피

피부는 표피(epidermis), 진피(dermis), 피부밑조직(피하조직 : subcutaneous tissue) 등으로 구분되며 표피를 구성하는 주된 세포는 각질형성세포(각화세포 : keratinocyte)이며 가장 바깥층을 각질층(horney layer)이라 한다.

appendages of skin, 피부 부속기관

피부부속기에는 털(모발 : hair : 털줄기(모간 : hair shaft)), 털집(모낭 : hair follicle), 털뿌리(모근 : root of hair), 손, 발톱(nails), 피지선(sebaceous gland), 아포크린한선(대한선, apocrine sweat gland), 에크린 한선(eccrine sweat gland) 등이 있다.

cutaneous sensation(skin sensation), 피부감각

피부감각에는 촉각, 온각, 냉각, 통각 등이 있으며 촉각수용기에는 메르켈 촉각원판

(Merkel's tactile disk)과 마이스너 소체(Meissner's corpuscle)가 있고, 온각 수용기는 루피니 소체(Ruffini's corpurcle), 냉각 수용기는 크라우-제소체(Krouse's corpurcle) 등이 있다.

cutaneous sensory cortex, 피부감각령

tactile sensation, 촉각, 촉감각

sense of pressure, 압각, 압감각

temperature sense, 온각, 온도감각

cutaneous reaction(skin reaction), 피부반응

skin reflex(cutaneous reflex), 피부반사

palmomental reflex, 손바닥턱끝반사, 손바닥-턱반사, 장이 반사

palmar reflex, 손바닥반사, 수장반사

superficial abdominal reflex, 배표면반사, 표재복벽반사, 복벽반사

cremasteric reflex, 고환올림근 반사, 고환거근반사

anal reflex, 항문반사

melanin(melanin pigment), 멜라닌, 멜라닌 색소

melanocyte(pigemnt cell), 멜라닌 세포

dermal respiration(skin respiration), 피부호흡

mammary gland, 젖샘, 유선

2 Symptomatic and Disease Terms

itching, 가려움증

burning sensation, 화끈감, 작열감

eczema(dermatitis), 습진

eczematous dermatitis, 습진성 피부염

습진성 피부염에는 접촉성 피부염(contact dermatitis), 아토피성 피부염(atopic dermatitis), 지루성(기름흐름성) 피부염(seborrheic dermatitis), 신경피부염(neurodermatitis), 유아습진(infantile eczema), 기저귀피부염(diaper dermatitis), 주부습진(house-wife's eczema) 등이 있다.

dermatitis(eczema), 피부염

pruritus cutaneous, 피부가려움증, 피부소양증

pruritic dermatosis, 가려움성피부질환, 소양성 피부질환

소양성 피부병에는 동계소양증(winter ich), 항문소양증(pruritus ani), 외음소양증(pruritus vulvae), 음낭소양증(pruritus scroti) 등이 있다.

erythema, 홍반증

drug eruption (drug rash), 약물발진, 약진

urticaria (acute, chronic), 두드러기, 담마진

bacterial dermatosis, 세균성 피부질환

viral dermatosis, 바이러스성 피부질환

바이러스성 피부질환에는 단순포진(herpes simplex), 대상포진(herpes zoster), 수두(varicella), 사마귀(verruca) 등이 있다.

mycobacterium disease, 미코박테리움 질환

피부결핵(skin tuberculosis), 나병(leprosy) 등이 있다.

dermatomycosis, 피부진균증

머리백선증(두부백선 : tinea captitis), 샅백선증(완선 : tinea cruris), 무좀(tinea pedis), 어루러기(tinea versicolor), 칸디다증(candidiasis) 등이 있다.

pediculosis, 이증, 이기생증, 슬증

scabies, 옴, 개선

moth dermatitis, 독나방 피부염

lupus erythematosus, 홍반성 루프스

dermatomyositis, 피부근염

nevus, 모반

모반에는 색소성모반(pigmented nevus), 몽고반점(Mongolian spot) 등이 있다.

hemangioma, 혈관종

딸기 혈관종(strawberry hemangioma), 해면상 혈관종(cavernous hemangioma) 등이 있다.

cheilitis(cheilitis simplex), 입술염, 구순염, 단순구순염

recurrent aphthous stomatitis, 재발성 아프타구내염

Behcet's syndrome(disease), 베체트증후군

피부, 점막, 눈 등의 증후군으로서 구강점막의 아프타(aphtha), 홍반, 외음부궤양, 홍채염 등이 특징이다.

purpura, 자색반, 자색반병, 자반증

necrotic purpura, 괴사성자색반, 괴사성 자반증

pigment anomaly, 색소이상증

백반증(vitiligo), 흑색증(melanosis) 등이 있다.

xanthoma, 황색종

pellagra(erythema endemicum), 펠라그라

지방병성 홍반이라고도 하며 설사(diarrhea), 치매(dementia), 피부염(dermatitis) 등을 주증상으로 하는 영양장애성 질환을 말한다.

genodermatosis, 유전성 피부질환

비늘증(어린선 : ichthyosis), 수포성표피박리증(epidermolysis bullosa), 신경섬유종종(neurofibromatosis) 등이 있다.

burn(burn injury, thermal injury, scald), 화상, 열상

sunburn, 일광화상

frostbite(congelation, freezing), 동상

chiblain, 동창, 국소성동상

senile keratosis, 노인성각화증

xeroderma pigmentosum, 색소성건피증

perfume dermatitis, 향수성 피부염

skin cancer(cutaneous carcinoma), 피부암

바닥세포암종(기저세포암 : basal cell carcinoma), 편평세포암종(squamous cell carcinoma), 악성흑색종(malignant melanoma) 등이 있다.

leprosy(lepra, Hansen's disease), 나병

sexually transmitted disease, 성인성 질환, 성병

임질(gonorrhea), 매독(syphilis), 무른궤양(연성하감 : chancroid), 트리코모나스증(trichomoniasis) 등이 있다.

dermallergosis, 피부알러지, 피부알레르기

dermatodynia, 피부통

dermatofibroma, 피부섬유증

dermato malacia, 피부연화증

dermatorrhagia, 피부출혈

dermatosclerosis, 피부경화증

dermolipoma, 피부지방종

dermolysis(dermonecrosis), 피부괴사

dermoneurosis, 피부신경증

dermostenosis, 피부수축, 피부긴장

skin flap, 피부판, 피판

skin flare(skin flush), 피부발적, 피부홍조

skin infection, 피부감염증

skin rash(skin eruption), 피부발진

skin ulcer, 피부궤양

papule, 구진, 솟음

국소성병변 부위가 정상피부면보다 융기되어 있는 상태

vesicle, 잔물집, 소포진

pustule(pustula, pus blister), 고름물집, 농포

pyoderma(pyodermia), 고름피부증, 농피증

bulla(blister), 물집, 수포, 혈포

erosion, 미란, 속발진, 침식증, 짓무름

scab(crust), 딱지, 가피

짓무름(erosion)에 고여있던 조직액(tissue fluid), 혈액(blood), 고름(pus) 등이 말라붙은 상태

chloasma(melasma), 기미, 흑피증, 간반

fleckles(fleck, ephelis), 주근깨, 작란반, 하일반

bald(common baldness, calvities), 대머리, 독두

alopecia(loss of hair), 탈모증

털빠짐증

dandruff(scurf, furfur), 비듬, 두부비강진

folliculitis(inflammation of follicle), 털집염, 모낭염

hyperidrosis(polyhidrosis, dermatorrhea), 땀과다증, 다한증

anhidrosis(diaphoresis), 땀없음증, 무한증, 무발한증

acne(acne vulgaris), 여드름, 심상성좌창

athlete's foot, 무좀, 건포상백선

psoriasis, 건선, 마른비늘증

tinea(trichophytosis, ringworm), 백선증

머리백선(tinea capitis), 얼굴백선(tinea faciale) 등이 있다.

albinism, 백색증, 백피증

피부의 멜라닌(melanin) 색소결핍으로 발병하며 국한성 백피증(albinism partialis)과 전신백피증(albimism universalis)이 있다.

bed sore(pressure sore), 욕창

gangrene(mortification), 괴저, 탈저

혈액공급의 단절에 의한 일부조직의 괴사를 의미하며 당뇨병성괴저(diabetic gangrene), 색전성괴저(embolic gangrene), 가스괴저(gas gangrene) 등이 있다.

necrosis, 괴사

생체 내에서의 일부세포나 조직이 죽는일이며 응고괴사(coagulation necrosis), 액화괴사(liquid necrosis), 건락괴사(caseous necrosis) 등이 있다.

onychia, 손톱염, 발톱염

furuncle(boil), 부스럼

scleroderma, 피부경화증, 피부굳음증

leukoderma, 백반

systemic lupus erythematous(SLE), 전신성 홍반성루프스

keloid(cheloid, cheloma), 흉터종, 켈로이드, 해족종

3 Therapeutic and Operative Terms

skin erythema dose(SED), 피부홍반량

skin suture(dermal suture), 피부봉합술

dermoplasty(dermatoplasty), 피부성형술

cryosurgery, 냉동수술, 냉동술, 냉동외과

dermabrasion, 박피술, 피부찰상법

dermatoautoplasty, 자가피부이식술, 자기식피술

homografts, 동종이식편

dermatoheteroplasty, 이종식피술

skin grafting(surgical repair of skin), 피부이식술

dermatotomy, 피부절개술

12

Sensory System

감각기는 후각, 미각, 시각, 청각, 평형감각 등을 지각하는 말초기관이다.

※ Word roots of sensory system

word root	meaning	우리말	example
ophthalmo–	eye	눈	ophthalmoplegia
coreo–	pupil	동공	coreoplasty
corneo–	cornea	각막	corneoiritis
kerato–	cornea	각막	keratomalacia
cyclo–	ciliary body	섬모체, 모양체	cycloplegia
irido–	iris	홍채	iridotomy
lacri–	tear	눈물, 누선	lacrimal duct
retino–	retina	망막	retinocytoma
sclero–	sclera	공막, 흰자위막	scleroplasty
opto–	eye, vision	시력	optometry
oculo–	eye	눈	oculomotor
–opia(opsia)	vision	시력, 눈부전	diplopia

oto-	ear	귀	otodynia
tympano-	eardrum, middle ear	고막	tympanotomy
myringo-	eardrum, membrane	고막	myringodectomy
acou-(acu)	hear	청각	acoumetry
ambly-	dull, dim	둔함, 약함	amblyacousis
antro-	cavern	동	antrodynia
dextro-(dextr)	right side	오른쪽	dextrocular
iso-	equal, same	동등, 균일	isophoria
nycto-	night	밤, 어둠	nyctopia

1 Olfactory Organs

1) Anatomy and physiology

sense of smell(olfaction, olfactory sensation), 후각, 비감각

olfactory receptor, 후각수용기

olfactory organs, 후각기관

후각계는 후각상피 후상피(olfactory epithelium), 후삭(olfactory filament), 후각망울(후구 : olfactory bulb), 후각로 후삭(olfactory tract) 등으로 구성된다.

olfactory epithelium, 후각상피, 후상피

후각상피는 감각세포(sensory cell), 후각세포(olfactory cell), 버팀세포(지지세포 : supporting cell), 바닥세포(기저세포 : basal cell) 등으로 구성된다.

olfactory nerve fiber, 후각신경섬유

olfactory center, 후각중추

olfactory mucosa, 후각점막, 후각상피

olfactory cell, 후각세포, 후세포

olfactory hair, 냄새세포, 후모, 후각섬모

olfactory neural groove, 후각고랑, 후신경구

olfactory nerve, 후각신경, 제1뇌신경

olfactory cillia, 후각섬모, 후첩모

olfactory function, 후각작용, 후각기능

taste(gustatory) organ, 미각기관

taste sense(gustatory sensation, gustation) 맛, 미각

taste bud(gustatory bud), 맛봉오리, 미뢰

미각세포(taste cell)가 원형이나 타원형으로 모여 형성되며 버섯유두(용상유두 : fungiform papillae), 성곽유두(circumvallate papillae), 잎새유두(엽상유두 : foliate papillae) 등에 많이 분포해 있다.

taste bud receptor, 미각수용기

taste hair, 미각털, 미모, 미각모, 미세융모, 맛세포 털

taste pore, 미각구멍, 미공

taste acuity, 미각력

taste papilla, 맛유두, 미각유두

taste blindness(ageusia), 미각소실증, 미맹, 무미각증

gustatory tract, 미각전도로, 미각전도경로

gustatory nerve, 미각신경

gustatory area, 미각구역, 미각령

gustatory center, 미각중추

gustatory threshold, 미각문턱값, 미각역치

gustatory function, 미각기능

gustatory nerve, 미각신경

2) Symptomatic and disease terms

smell disturbance (dysosmia), 후각장애, 이상후각증

후각장애에는 호흡성 후각장애(respiratory dysosmia), 중추신경성 후각장애(central dysosmia, intracranial dysosmia), 말초신경성 후각장애(peripheral dysosmia), 혼합성 후각장애(combined dysosmia) 등의 후각감퇴(olfactory hypoesthesia, hyposmia)와 후각과민(olfactory hyperesthesia, hyperosmia)이 있다.

Kennedy's syndrome, 케네디증후근

후신경구 수막종(olfactory neural groove)에서 나타나는 증후군(olfactory hallucination), 후각성 환각증, 환후

anosmia, 후각상실증, 무후각증

olfactometry(osphresiometry), 후각검사법

olfactophobia, 냄새공포증

olfactory amnesia, 후각성 건망증

olfactory aura, 후각성 전조

olfactory neurogenic tumor, 후각신경원성 종양

gustometry(gustation test), 미각검사

dysgeusia, 이상미각, 미각장애, 미각이상

2 Visual Organ(eye)

1) Anatomy and physiology

orbit, 눈확, 안와

eyeball, 눈, 안구

안구는 안구섬유층(fibrous tunic layer), 안구혈관층(vascular tunic layer), 안구신경층(nervous tunic layer) 등으로 구성된다.

chambers of the eye, 안구방

anterior, posterior chamber, 앞방, 전방, 전안방, 뒷방, 후방, 후안방

aqueous humor, 방수, 안구방수, 안방수

aqueous circulation, 방수순환, 안방수순환, 방수순환

안방수가 모양체 상피(ciliary epithelium)에서 만들어져 후안방으로 가서 동공, 전안방, 슐렘관, 집합관, 안방수정맥, 안정맥의 순으로 순환하는 것

cornea, 각막

안구의 가장 앞쪽에 위치하며 빛의 굴절에 관여하는 비조절성 수정체(nonadjustable lens)로서 각막실질(corneal parenchyma)은 단단한 결합조직이며 혈관이 분포하지 않는것이 특징이다.

sclera, 공막, 흰자위

안구 뒷방의 형태유지와 보호기능을 하며 앞쪽으로는 각막과 연결되고 뒤쪽으로는 시신경이 통과하는 시신경공(optic foramen)이 있다.

uvea, 포도막

안구의 홍채, 모양체, 맥락막 등으로 구성되는 혈관이 풍부한 막으로서 안구의 혈관층(vascular layer)이다.

choroid, 맥락막

망막(retina)과 공막(sclera) 사이에 있는 혈관으로 이루어진 얇은 막

ciliary body(corpus ciliare), 섬모체, 모양체

포도막의 일부로서 뒤쪽은 맥락막에 이어지고 앞쪽은 홍채와 연결되며 눈의 초점을 조절하고 안구방수를 분비한다.

ciliary muscle(musculus ciliaris), 섬모체근, 모양체근

ciliary process, 섬모체돌기, 모양체돌기

ciliary canal, 섬모체관, 모양체관

ciliary zonule, 섬모체띠, 모양체띠

iris, 홍채

홍채에는 혈관과 melanin세포가 풍부하며 카메라의 조리개 역할을 한다.

pupil(pupilla), 동공, 눈동자

홍채 가운데 있는 구멍으로서 안구에 들어오는 빛의 양을 조절하는 기능을 하며 종족 및 개인에 따라 색깔이 다양하다. 동공의 크기는 동공조임근(동공괄약근 : sphincter pupillae muscle)과 동공확대근(동공산대근 : dilatator pupillae muscle)에 의해 크기가 조절된다.

pigment cell layer, 색소세포층

retina, 망막

홍채의 뒷면과 섬모체를 덮고 있는 부분을 망막 홍채부분(iridal portion of retina)이라 한다.

eyeground(ocular fundus), 안저

ophthalmic artery pressure, 안저혈압

optic nerve disk, 시각신경원반

황반의 내측에 있는 시신경의 연결부위로서 감각상피가 없으므로 맹점(blind spot)이라 한다.

macula densa(macula lutea), 황반

황반에는 시세포인 추상세포가 풍부하여 물체를 정확하게 볼 수 있는 곳이다.

visual cell, 시각세포, 시세포

눈의 감각세포로서 막대세포(간상체세포 : rod cell)와 원뿔세포(cone cell)가 있다.

lens(crystalline lens), 수정체

카메라의 렌즈에 해당하는 볼록렌즈 모양의 투명체로서 초자체 앞에 위치한다.

viterous(viterous body, corpus vitreum), 유리체, 초자체

수정체와 망막사이를 채우고 있는 무색투명의 물질로서 대부분 수분이다.

conjunctiva(conjunctivus), 결막

눈꺼풀의 내면과 안구의 표면을 감싸고 있는 점막으로서 안검결막과 안구결막이 있다.

eyelid, 눈꺼풀, 안검

눈을 뜨고 감는 역할을 하므로서 이물질로부터 안구를 보호하며 상, 하안검(upper, lower eyelids)으로 구성된다.

orbicularis oculi muscle, 눈둘레근, 안륜근

Meibonian gland, 눈꺼풀 판샘, 마이봄 샘

eyelashes(cilia), 속눈썹, 첩모

Moll's gland (ciliary gland), 속눈썹샘

extra ocular muscle, 바깥눈근육, 외안근

inner ocular muscle, 속눈근육, 내안근

medial rectus muscle, 안쪽곧은근, 내측곧은근, 내측직근

lateral rectus muscle, 가쪽곧은근, 외측곧은근, 외측직근

superior rectus muscle, 위곧은근, 상직근

inferior rectus muscle, 아래곧은근, 하직근

superior oblique muscle, 위빗근, 위경사근, 상사근

inferior obilque muscle, 아래빗근, 아래경사근, 하사근

leavator palpebrae superioris, 눈꺼풀올림근, 상안검거근, 윗눈꺼풀 올림근

lacrimal gland, 눈물샘, 누선

lacrimal puncta, 눈물점

lacrimal sac, 눈물주머니, 누낭

nasolacrimal duct, 코눈물관, 비누관, 비루관

optic nerve, 시각신경, 시신경, 제2뇌신경

optic canal, 시각신경관, 시신경관

optic chiasma, 시각교차, 시신경교차

optic tract, 시각로, 시삭
optic groove, 시각고랑, 시구
canthus(inner, outer canthus), 눈구석, 안각
optic axis, 안축, 광축, 광학축, 안구축
visual(visual acuity), 시력
visual center, 시각중추
visual cortex, 시각겉질, 시각피질
visual fileld, 시야
visual pigment, 시색소

2) Symptomatic and disease terms

blepharospasm(nictitating spasm), 눈꺼풀연축, 안검경련, 눈꺼풀경련
blepharoptosis, 눈꺼풀처짐, 안검하수

윗눈꺼풀을 올려뜨지 못하는 상태로서 원인으로는 선천성 안검하수(congenital blepharoptosis), 동안신경마비(oculomotor paralysis), 교감신경마비(sympathetic nerve paralysis), 노인성 안검하수(senile blepharoptosis) 등이 있다.

blepharoparalysis, 눈꺼풀마비, 안검마비
palpebral entropium(entropion), 눈꺼풀속말림, 안검내반증, 안검내번
palpebral ectropium(ectropion), 눈꺼풀겉말림, 안검외반증, 안검외번
blepharitis, 눈꺼풀염, 안검염, 검염

눈꺼풀 염증을 말하며 안검연염(marginal blepharitis), 안각안검염(angular blepharitis) 등이 있다.

xerophthalmia(xeroma), 눈마름증, 안구건조증
exophthalmos(protrusion of eyeball), 눈알돌출증, 안구돌출
eyeball injury(ocular injury), 안구외상, 안외상
nystagmus(ocular ataxia), 눈떨림, 안구진탕, 안진
rupture of eyeball, 안구파열
enophthalmos, 눈알함몰, 안구함몰
endophthalmitis, 눈속염, 안구내염, 안내염
intraocular foreign body(foreign body sensation), 안구내이물질, 안내이물, 이물감

intraocular pressure(ocular tension), 안압

funduscopy(examination of fundus), 검안경검사, 눈보개검사, 안저검사

ocular pain(pain in eye), 눈통증, 안구통증, 안통증

ocular headache, 안성두통

ocular migraine(opthalmicum), 눈편두통, 안성편두통

ocular hypertension, 고안압

안구고혈압

ocular displacement, 안구변위

ocular irrigation, 눈세척, 안구세척

ocular movement, 눈운동, 안구운동

ocular prosthesis, 의안

oculomotor apraxia, 홱보기못함증, 눈돌림실행증, 안구운동실조증

redness(congestion), 울혈, 충혈

photophobia 눈부심, 광선공포증

emmetropia(normal vision), 정시, 정시안

diplopia (double vision), 복시, 겹보임

astigmatism, 난시

눈의 굴절계(refractive system) 이상으로 물체의 상이 망막 위에 바르게 성립되지 못하는 것으로서 원주렌즈(cylindrical lens)로 교정이 가능한 정난시(regular astigmatism)와 교정이 불가능한 부정난시(irregular astigmatism)가 있다.

astigmatic dial(astigmatic test chart), 난시표

myopia(near-sightedness), 근시

눈의 굴절 이상의 하나이며 망막중심에서 상을 맺지 못하고 망막앞에서 상을 맺는 상태로서 축성근시(axial myopia), 굴절성근시(refractive myopia), 단순성근시(simple myopia), 가성근시(pseudomyopia), 합병성근시(complicated myopia), 병적근시(pathological myopia)가 있다.

hyperopia(far sightedness), 원시

망막 중심와 뒤에서 상을 맺는 굴절이상으로서 축성원시(axial hyperopia), 굴절성원시(refractive hyperopia) 등이 있다.

amblyopia(dull vision), 약시

시기능의 저하상태로서 선천성 약시(congenital amblyopia), 사시약시(strabismus) 등이 있다.

anisometropia, 굴절부등, 부동시

좌우의 굴절에 차이가 있는 상태

cross eye(strabismus, heterotropia), 사시, 사팔눈

안위의 이상 상태이며 내사시(esotropia), 외사시(exotropia), 상사시(hypertropia), 하사시(hypotropia) 등이 있다.

achromatopia(color blindness), 색맹, 색각이상

hypopyon(pus in anterior chamber), 앞방축농, 앞방고름, 전안방축농

hyphema(hemorrhage into the anterior chamber), 앞방출혈, 전방출혈, 전안방출혈

mydriasis(dilatation of pupil), 동공확대, 동공산대, 산동

교감신경의 지배를 받는 동공확대근(동공산대근)이 수축되거나 부교감 신경의 지배를 받는 동공조임근(동공괄약근)이 마비되는 경우 동공의 확대가 일어난다.

anisocoria(pupillary inequality), 동공부등, 동공부동증

좌우 동공의 크기가 다른 경우를 말한다.

ophthalmalgia, 눈통증, 안통, 안구통

ophthalmorrhexis, 안구파열

ophthalmotonometry, 안압측정법

ophthalmomalacia, 눈연화증, 안구연화증

ophthalmic herpes zoster, 눈띠헤르페스, 눈대상포진, 안대상포진

visual field defect, 시야결손

visual defect, 시각결손

visual disorder(visual impairment), 시각장애

visual hallucination, 환시

amaurosis, 흑암시, 흑내장

cataract, 백내장

수정체가 흐려지는 것으로서 노인성 백내장(senile cataract), 외상성 백내장(traumatic cataract), 병발성 백내장(complicated cataract), 당뇨병성 백내장(diabetic cataract), 스테로이드 백내장(steroid cataract), 방사선성 백내장(radiation cataract) 등이 있다.

glaucoma, 녹내장

안압의 상승으로 인한 시각장애를 말하며 녹내장성 시야결손(glaucomatous defect of the visual field)이나 주변시야협소 등을 초래한다.

glaucomatous optic nerve atrophy, 녹내장성 시신경위축

itching, 가려움
foreign body sensation, 이물감
blindness, 시각상실, 실명
nyctalopia(night blindness), 밤소경증, 야맹증
chemosis, 결막부종
conjunctivitis, 결막염
conjunctival reflex, 결막반사
conjunctival hypermia, 결막충혈
subconjunctival hemorrhage, 결막하출혈
hordeolum(stye), 다래끼, 맥립종
keratitis, 각막염
parenchymatous keratitis, 각막실질염
keratohelcosis(corneal ulcer), 각막궤양
corneal abscess, 각막고름, 각막농양
corneal erosion, 각막미란, 각막까짐
corneal opacity, 각막혼탁
corneal reflex, 각막반사
corneal degeneration, 각막변성증
corneal edema, 각막부종
corneal dystrophy, 각막이영양증
corneal laceration, 각막열상

3) Therapeutic and operative terms

cataract aspiration, 백내장 흡인법
cataract operation, 백내장수술
glaucoma operation, 녹내장수술
keratocentesis(puncture of cornea), 각막천자
keratoplasty(corneal graft), 각막성형술, 각막이식
keratomy, 각막절개술
enucleation of bulb, 안구적출

sclerectomy(excision of sclera), 공막절제술

sclerograft, 공막이식술

blepharectomy, 눈꺼풀부분절제술, 안검부분절제술, 안검절제술

blepharoplasty, 눈꺼풀성형술, 안검성형술

blepharorrhaphy, 눈꺼풀봉합술, 안검봉합술

dacryocystectomy, 눈물주머니제거술, 누낭제거술, 누낭절거술

dacryocystorhinostomy, 눈물주머니코안연결술, 누낭비강연결술, 누낭비강문합술

dacryoadenectomy, 눈물샘절제술, 누선절제술

visual acuity test, 시력검사

visual field test, 시야검사

optical iridectomy, 광학적 홍채절제술

4) Radiology

orbit PA axial projection

orbit parietoacanthial projection(modified waters)

optic foramen

 parieto orbital oblique projection(Rhese's position)

 orbito parietal oblique projection(Rhese's position)

 orbito parietal oblique projection(Alexander's position)

dacryocystography, 눈물주머니조영술, 누낭조영술

ophthalmography, 눈촬영술, 안저조영술

3 Ear

1) Anatomy and physiology

external ear, 바깥귀, 외이

 이개(귓바퀴, auricle)와 바깥귀길(외이도 : external accustic meatus, EAM)로 구성되며 소리를 모아 고막으로 전달한다.

middle ear, 가운데귀, 중이

고막(tympanic membrane)과 고실(tympanic cavity)로 구성되며 소리의 진동을 적당한 강도로 변화시켜 내이에 전달한다.

auditory ossicles, 귓속뼈, 이소골, 청소골

고막의 진동을 내이에 전달하는 기능을 하며 외측에 망치뼈(추골 : malleus), 중간에 모루뼈(침골 : incus), 내측에 등자뼈(등골 : stapes)의 순으로 관절을 이루고 있다.

manubrium of malleus, 망치뼈자루, 추골병

base of stapes, 등자뼈바닥, 등골저

auditory tube(Eustachian tube), 귀관, 이관

고실과 인두의 비부 사이를 연결하는 관

oval window(vestibular window), 안뜰창, 난원창, 전정창

mastoid process, 꼭지돌기, 유돌기, 유양돌기

mastoid air cell, 꼭지벌집, 유돌벌집, 유돌봉소

inner ear, 속귀, 내이

내이는 뼈미로(골미로, bony labyrinth)와 막미로(막성미로, membranous labyrinth)로 구성된다.

bony labyrinth, 뼈미로, 골미로

반고리관(반규관 : semicircular canals), 안뜰(전정 : vestibule), 달팽이(미로 : cochlea)로 구성된다.

cochlear window(round window), 둥근창, 달팽이창, 와우창

nervous vestibularis, 안뜰신경, 전정신경

auditory nerve, 속귀신경, 청각신경, 달팽이 신경

internal acoustic meatus(IAM), 속귀길, 내이도

2) Symptomatic and disease terms

otalgia(earache, otodynia), 귀통증, 귀아픔, 이통

tinnitus, 귀울림, 이명

dizziness, 어지럼, 현기증, 어지러움증

macrotia(enlargement of pinnae), 큰귀증, 대이증

microtia(small pinnae), 작은귀증, 소이증

external otitis(otitis externa), 외이도염, 바깥귀길염

middle otitis(otitis media), 중이염, 가운데귀염

중이염에는 급성중이염(acute otitis media : AOM), 장액성중이염(serous otitis media : SOM), 만성중이염(chronic otitis media : COM) 등이 있다.

otitis media purulenta chronica(OMPC), 만성화농성중이염

mastoiditis, 꼭지돌기염, 유양돌기염

myringitis, 고막염

perforation of eardrum, 고막천공

labyrinthitis(inflammation of labyrinth), 미로염, 내이염

acoustic neuroma, 속귀신경집종, 청신경종

deafness(anacusis, surditas), 귀먹음, 난청, 귀머거리

deafmutism(hearing mutism), 농아, 청아

hard of hearing, 난청

hearing impairment, 청각장애

3) Therapeutic and operative terms

puncture of tympanic membrane, 고막천자

myringectomy(myringodectomy), 고막절제술

myringotomy(tympanotomy), 고막절개술

myringoplasty, 고막성형술

myringolysis, 고막박리술

tympanomastoid suture, 고실유양돌기 봉합

tympanoplasty, 고실 성형술

otoplasty(reconstruction of auricle), 귀성형술, 이성형술

mastoideocentesis, 꼭지돌기천자술, 유양돌기 천자술

mastoidectomy, 꼭지돌기절제술, 유양돌기 절제술

mastoidotomy, 꼭지돌기절제술, 유양돌기 절개술

4) Radiology

mastoid process

axiolateral position, part angulation method

axiolateral position, Law's method

AP tangential position, modified Hickey's method

AP tangential projection

posterior profile position, Stenver's method

mastoid and petrous portion

axiolateral : Henschen, Lysholm, Schuller's method

13

Endocrine System

내분비는 도관(duct)이 없는 조직에서 생성된물질이 혈관으로 분비되는 현상을 말하며 내분비물이 혈액의 흐름을 따라 조직에서 작용하는 물질을 호르몬(hormone)이라 한다.

※ Word roots of endocrine system

word root	meaning	우리말	example
gono−	seed, semen	생식, 정액	gonocyte
Kal−	potassium	칼슘	Kalium
mito−	threadlike	실모양, 사, 사상	mitosis
myxo−	mucus	점액	myxoma
natr−	sodium	나트리움	natrium
oxy−	oxygen	산소	oxyhemoglobin
toxico−	poison	독, 중독	toxicosis
crino−	secrete	분비	crinogenic
endo−	within	내의	endocrine

cortico-	cortex	겉질, 피질	corticosuprarenoma
glyco-(gluco)	sugar	당분	glycosuria
thymo-	thymus	가슴샘, 흉선	thymoma
somato-	body, trunk	신체, 구간	somatotype
galacto-	milk	우유, 유즙	galactosemia
gyneco-(gyn)	female	여성	gynecography
andro-	male	남성	androgen

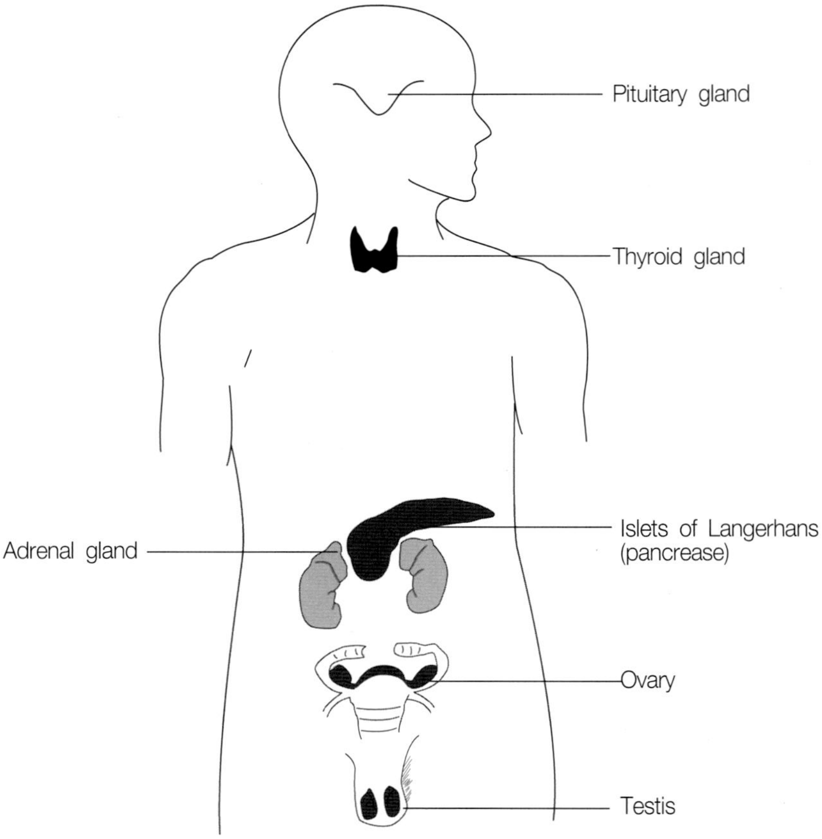

그림 13-1 Endocrine gland

1 Anatomy and Physiology

exocrine gland, 외분비샘, 외분비선

특정조직에서 생성된 물질이 도관(duct)을 통해 신체 밖으로 분비되거나 소화관이나 세뇨관으로 분비되는 현상이며 땀샘, 젖샘, 소화선 등이 있다.

endocrine gland, 내분비샘, 내분비선, 무도관선

도관(duct)없이 혈액 속으로 분비물을 분비하며 영향을 받는기관을 표적기관(target organ)이라 한다. 내분비선에는 뇌하수체(pituitary gland), 솔방울샘(송과체 : pineal body), 갑상샘(thyroid gland), 부갑상샘(parathyroid), 가슴샘(흉선 : thymus), 부신(suprarenal gland), 이자(췌장 : pancrease), 고환(정소 : testis), 난소(ovary) 등이 있다.

ductless glands, 무도관선

hormone, 호르몬

내분비선으로부터 분비되는 물질을 말하며 아미노산 유도체로 된 호르몬, 단백질호르몬(peptide, protein hormone), 지방호르몬(steroid hormone) 등이 있다.

internal secretion, 내분비

내분비선에서 일어나는 호르몬의 분비

pituitary gland(hypophysis), 뇌하수체, 하수체

시상하부로부터 뇌하수체 깔대기목(누두경 : infundibular stalk)에 의해 매달려 있으며 전엽(anterior lobe), 중간엽(intermediate lobe), 후엽(posterior lobe)으로 구분한다.

샘자극 호르몬(glandtropic hormone)인 갑상샘자극 호르몬(thyroid stimulation hormone TSH), 성선자극 호르몬(gonatropic hormone) 등과 효과기 호르몬(effector hormone)인 성장호르몬(growth hormone) 등을 분비한다.

pineal body, 솔방울샘, 송과체

사이뇌(간뇌)의 제3뇌실 후방에 위치하며 생식선의 조기 발육을 억제시키는 호르몬을 분비한다.

thyroid gland, 갑상샘, 갑상선

후두아래에 위치하는 나비모양의 내분비선으로서 thyroxine 등의 호르몬을 분비한다.

parathyroid gland, 부갑상샘, 부갑상선, 상피소체

갑상샘 후면의 네모서리에 위치하는 작은 선으로서 갑상샘과는 관계없는 독립된 내분비기관이다. 부갑상샘 호르몬(parathyroid hormone : PTH)은 생명유지에 필수적이며 부갑상

샘이 결손되거나 기능이 저하되면 테타니(tetany)를 일으킨다.

thymus, 가슴샘, 흉선

복장뼈(흉골) 후방의 심막 전방에 위치하는 림프성 기관으로서 가슴샘 의존 림프구(thymusdependent lymphocyte T cell)의 생산을 담당한다.

adrenal gland(suprarenal body), 부신, 콩팥위샘, 신상체

좌우 콩팥(신장)의 상단에 위치하며 겉질(피질 : cortex)과 속질(수질 : medulla)로 구성된다. 속질에서는 epinephrine과 norepinephrine이 분비되고 겉질에서는 glucocorticoid 등이 분비된다.

pancrease, 이자, 췌장

후복막 장기로서 머리(head), 몸통(body), 꼬리(tail)로 구분하며 소화선으로서 이자액(췌액)을 분비하는 외분비부와 호르몬을 분비하는 내분비부로 구분된다. 내분비부는 Langerhan's island로 불리우는 작은 세포로 산재하며 α-cell에서는 glucagon을, β-cell에서는 insulin을 분비한다.

testis, 고환, 정소

고환의 내분비기능은 사이질세포(간질세포 : interstitial cell)에서 담당하며 뇌하수체에서 분비되는 사이질세포자극 호르몬(interstitial cell simulating hormone)에 의해 testosterone을 분비한다.

ovary, 난소

난소의 내분비기능은 난포(ovarian follicles)에 의해 이루어지며 estrogen과 progesterone을 분비한다.

2 Symptomatic and Disease Terms

goiter(enlargement of thyroid gland), 갑상샘종, 갑상선종, 갑상선종대

hypothyroidism(hypothyreosis), 갑상샘기능저하증

갑상샘 기능부전이라고도 하며 피로, 체중증가, 부종 등이 나타나고 갑상샘기능검사상 혈청 T_4(tetraiodothyronine) 및 T_3(triiodothyronine) 치가 감소되는 것이 특징이다.

hyperthyroidism(Basedows disease), 갑상샘기능항진증

갑상샘 호르몬의 과잉분비로 인해 갑상샘 중독(thyrotoxic)을 일으킨 상태이며 발한, 체중

감소, 빈맥(tachycardia), 진전(tremor), 신경과민 등의 증상을 보인다.

thyrotoxic ophthalmopathy, 갑상샘 기능항진성 안병변

갑상선 기능항진으로 인한 안구돌출(exophthalmos)을 말한다.

anaplastic carcinoma of thyroid, 갑상샘 미분화암

thyroid disease, 갑상샘질환, 갑상선병

thyroid adenoma, 갑상샘종, 갑상선 선종

medullary carcinoma of thyroid, 갑상샘속질암, 갑상선 수질암

malignant lymphoma of thyroid, 갑상샘 악성림프종

thyroid carcinoma(thyroid gland cancer), 갑상샘암

thyroiditis, 갑상샘염

papillary adenocarcinoma of thyroid, 갑상샘 유두암

thyroid stimulating hormone deficiency, 갑상샘 자극 호르몬 결손증

thyrotoxic myopathy, 갑상샘 중독성 근병증

thyrotoxic periodic paralysis, 갑상샘 중독성 주기적 마비

thyroid diverticulum, 갑상샘곁주머니, 갑상선게실증

thyroid heart disease, 갑상샘 심장병

thyroid psychosis, 갑상샘 정신병

thyroid tumor, 갑상샘 종양

hypopara thyroidism, 부갑상샘 기능저하증

상피소체 기능저하증이라고도 하며 근육의 경련성 경직이 일어나고 강축증(tetany)이 발생한다.

hyperparathyroidism, 부갑상샘 기능항진증

고칼슘혈증(hypercalcemia)을 유발하며 요칼슘의 증가로 인해 신결석이 발생할 수 있다.

parathyroid adenoma, 부갑상샘종, 부갑상선 선종

parathyroid tumor, 부갑상샘 종양

adrenal feminizing tumor, 부신여성화 종양

adrenalitis(adrenitis, hypernephritis), 부신염

adrenal tumor, 부신종양

adrenocortical insufficiency, 부신겉질기능 부전증, 부신부전

adrenocortical adenoma(adrenal cortical adenoma), 부신겉질선종

adrenal cortex hyperfunction, 부신겉질기능 항진증

adrenal cortex hypofunction, 부신겉질기능 저하증

adrenal gland syndrome, 부신증후군

adrenal hemorrhage, 부신출혈

adrenal hypertension, 부신성고혈압

adrenal tuberculosis, 부신결핵증

Cushing's disease(pituitary basophilic adenoma), 쿠싱병

뇌하수체 전엽의 부신겉질자극호르몬(adrenocorticotropic hormone : ACTH) 생산과잉으로 인한 증상으로서 만성적인 코티솔(cortisol) 과잉증을 유발한다.

Cushing's syndrome, 쿠싱증후군

코티솔(cortisol) 과잉으로 인한 몸통의 비만(central obesity), 달모양의 얼굴(moon face), 고혈압, 당뇨, 성기능 부전, 다모증(pilosis), 뼈엉성증(골다공증 : osteoporosis) 등을 말하며 얼굴의 경우 쿠싱얼굴(cushingoid facies)을 나타낸다.

aldosteronism(overproductivity of aldosterone), 알도스테론증

adrenal virilism, 부신성 남성화

부신겉질의 androgen 과다 분비로 인한 무월경, 여드름, 다모증 등을 말한다.

Addison's disease(hypofunction of adrenal cortex), 에디슨병

Addisonism이라고도 하며 부신겉질기능 장해로 인한 빈혈, 저혈압, 설사, 소화장애 등을 말한다.

diabetes mellitus(DM), 당뇨병

당뇨병은 이자(췌장 : pancrease)의 랑게르한스섬(Langerhan's island)에 있는 B세포에서 분비되는 인슐린(insulin)의 분비부족으로 일어나는 대사성 질환(metabolic disorder)으로서 당뇨(glycosuria), 다음(polydipsia), 다뇨(polyuria), 과혈당증(hyperglycemia) 등의 증상을 나타낸다.

hyperinsulinism, 인슐린 과잉증

hypopituitarism(dyspituitarism), 뇌하수체기능저하증

hyperpituitarism(hyperfunction of pituitary), 뇌하수체기능 항진증

pituitary adenoma, 뇌하수체샘종, 뇌하수체선종, 하수체선종

pituitary carcinoma, 뇌하수체암

pituitary tumor, 뇌하수체종양

pituitary dwarfism(pituitary nanism), 뇌하수체성 난장이

pituitary amenorrhea, 뇌하수체성 무월경

pituitary adrenocortical insufficiency, 뇌하수체성 부신겉질기능 저하증
pituitary adiposity, 뇌하수체성 비만
pituitary diabetes insipidus, 뇌하수체성 요붕증
giantism, 거인증, 거대증
acromegaly, 말단비대증, 말단거대증
dwarfism, 난쟁이증, 소인증, 왜소증
hirsutism, 남성형털과다증, 남성형다모증, 다모증
exophthalmos, 눈알돌출증, 안구돌출증
progeria(premature senility), 유전조로증, 조로증

3) Therapeutic and operative terms

thyroidectomy, 갑상샘절제술, 갑상선 절제술
thyroid ablation, 갑상샘제거술, 갑상선 제거술
parathyroidectomy, 부갑상샘절제술, 부갑상선 절제술
adrenalectomy(suprarenalectomy), 부신 절제술
thymectomy, 가슴샘절제술, 흉선절제술
pituitary stalk section, 뇌하수체목 절단술
hypophysectomy, 뇌하수체 적출술
thyroid hormone injection, 갑상샘 호르몬 투여법

4) Radiology

regulation of thyroid function, 갑상샘 기능조절
in vivo function study, 체내검사
in vitro function study, 체외검사, 시험관검사
thyroid uptake test, 갑상샘 섭취율검사
radioiodine uptake test, 방사선 옥소(요오드) 섭취율 검사
urinary excretion of radioiodine, 요배설 검사
T_3-suppression test, T_3억제 시험
thyroid scan, 갑상샘 스켄

thyroid scintigraphy, 갑상샘 신티그래피
TSH stimulation test, 갑상샘 자극호르몬 시험
parathyroid scintigraphy, 부갑상샘 신티그래피
adrenal scintigraphy, 부신 신티그래피

14

Angiography and Interventional Radiology

X선이 발견된 직후에는 방사선 진단이 매우 단순하여 생체 나의 구조물인 bone, fluid, gas 등의 자연적인 농도차이에 의해서 진단하였으나 조영제의 개발과 첨단 의료장비의 개발로 조영촬영이 시작되었고 뒤이어 혈관 조영술과 중재적 방사선 시술이 임상적으로 활발히 시행되고 있다.

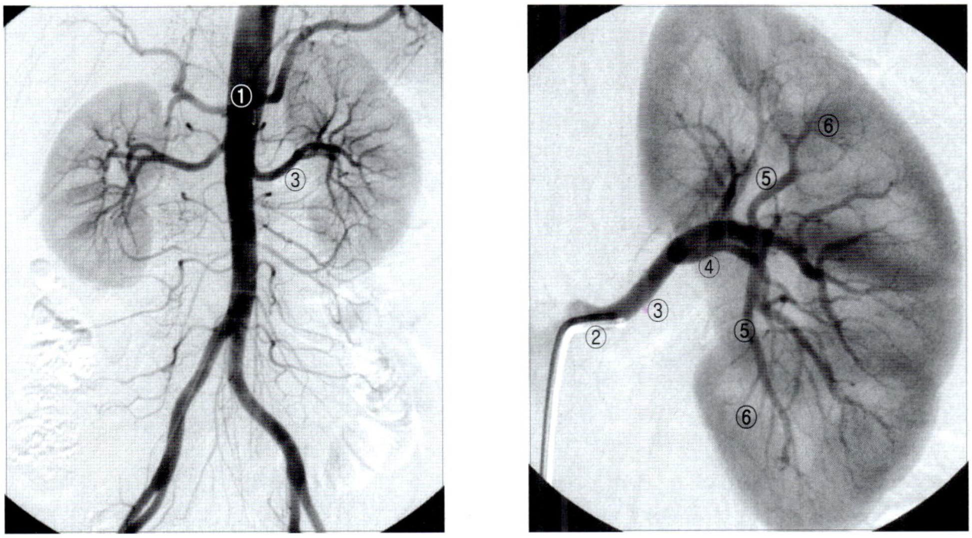

(a) (b)

그림 14-1 Abdominal & Selective renal angiography

① 배대동맥(복부대동맥) 내의 pig-tail 카테터(pig-tail catheter in abdominal aorta)
② 왼콩팥동맥 기시부의 cobra 카테터 선단(Cobra catheter tip of Lt. renal artery outflow tract)
③ 왼콩팥동맥(Lt. renal artery)
④ 엽동맥(lobar arteries)
⑤ 엽간동맥(interlobar artery)
⑥ 활꼴동맥(궁상동맥:arcuate artery)

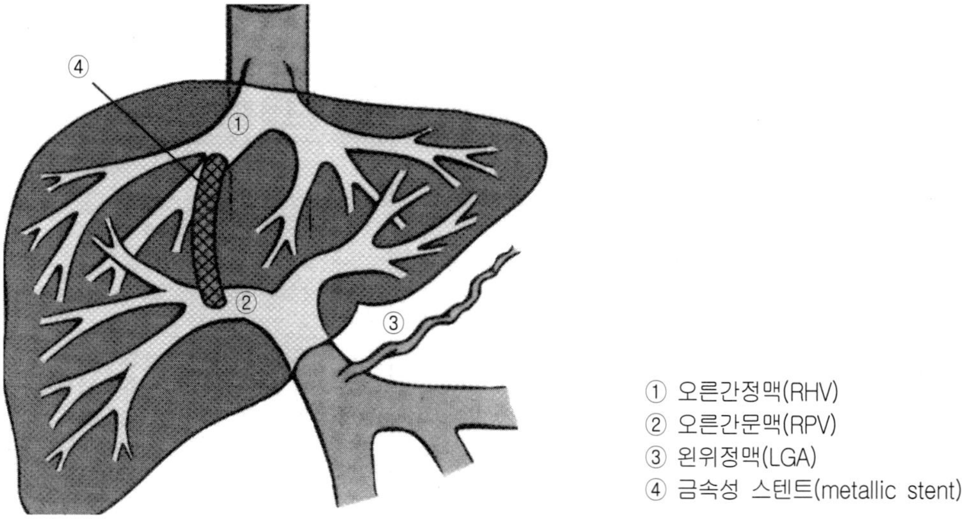

그림 14-2 TIPS

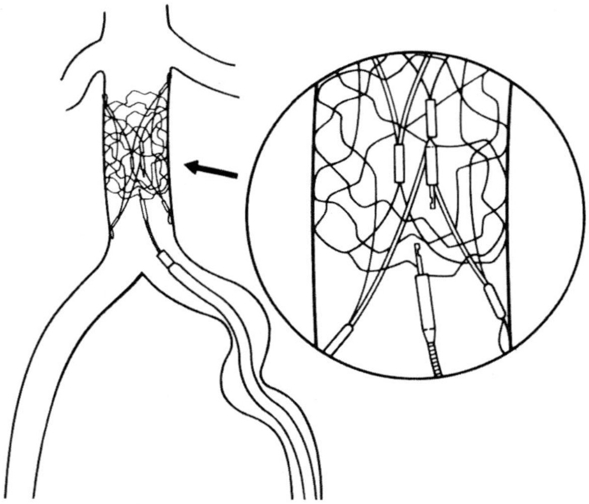

그림 14-3 IVC filter

1 General Technique

Seldinger technique(Seldinger method)

혈관 촬영을 위해 특수한 needle을 사용하여 혈관 내에 도관(catheter)을 삽입하는 방법으로서 catheterization이라고도 한다.

Seldinger needle(puncture needle)

1950년 Seldinger씨가 고안해낸 혈관 조영술용 특수 주사침으로서 혈관을 천자(puncture)하여 안내철심과 도관을 삽입할 수 있다.

angiographic catheter

목적혈관에 조영제를 주입하기 위한 도관으로서 검사부위나 목적에 따라 카테터 끝의 모양이 다르고 재질이나 직경들이 다양하며 다음과 같이 되어 사용된다.

NIH, pigtail catheter …… 심장, 큰정맥

pigtail catheter …… 배대동맥(복부대동맥), 대동맥활(대동맥궁)

RH, RC catheter …… 복강동맥

RH, cobra catheter …… 위창자간막동맥(상장간막동맥)

Judkin's catheter …… 심장동맥(관상동맥)

RDC, Cobra catheter …… 콩팥동맥(신동맥)

N, HN, JB catheter …… 뇌혈관

Simmons I catheter …… 아래창자간막동맥(하장간막동맥)

drainage catheter

체액이나 기타 비정상적인 체내의 내용물을 체외로 배출시키기 위한 카테터

dilatation balloon catheter

중재적 시술에 사용되는 확장용 풍선카테타로서 혈관이 좁아 지거나 협착된 경우 확장풍선을 이용하여 치료한다.

guide wire

catheter를 선택하고자하는 혈관까지 쉽게 이동시킬 수 있도록 고안된 안내철심

introduce kids

introduce kids는 sheath, dilator, short guide wire 등으로 이루어진다.

image intensifier tube(I. I tube)

영상 증배관

biplane radiography

2방향 동시촬영

film changer

필름교환장치는 고속 연속촬영에 필수적이며 cassette changer, serial film changer, puck film changer, roll film changer 등이 있으며 최근 DSA장치의 보급으로 사용이 감소하고 있다.

AOT changer

serial film changer

supply magazine

필름공급 매거진으로서 촬영되지 않은 필름이 담겨 있다.

receive magazine

촬영된 필름이 담겨지는 수급매거진

auto feeder

X선 필름의 자동이송장치

hand injection

조영제 수동주입방법

autoinjector(contrast media autoinjector)

조영제 자동주입장치로서 정량의 조영제를 정확한 시간에 주입할 수 있다.

bolus injection

순간주사(일시주사)로서 CT촬영이나 혈관조영술시에 이용된다.

cine film

심장혈관(관상동맥) 촬영시 사용되는 Roll film

cine film projector

cine film(영화필름) 영사기

puncture

혈관조영술을 시행하기 위한 혈관의 천자를 말하며 필요에 따라 다음과 같은 혈관들이 이용된다.

femoral artery puncture

femoral vein puncture

axillary artery puncture

axillary vein puncuture

brachial artery puncture

brachial vein puncture

external superficial vein puncture

direct punture(splenic vein, common carotid a.)

subtraction technique

반전기법으로서 negative상을 positive상으로 만든다.

base film

조영제가 주입되기 전의 필름

subtraction film

유제가 편면도포된 필름으로서 base film을 반전시킨다.

DSA(digital subtraction angiography)

계수적감산혈관조영술을 말하며 반전기법을 컴퓨터 장치로 digital화하는 방법이며 다음과 같은 방법이 있다.

continuous image mode(CI mode)

serial mode

TID mode(time interval differencing)

mask film

조영제가 목적부위에 도달하기 전에 촬영된 영상을 digital신호로 바뀌어 주기억장치에 입력시키는데 이때 얻어지는 것이 mask image이다.

angiography film

조영제가 주입된 영상으로서 mask image와 대수적으로 감산되어 subtraction film이 된다.

IV DSA(intra venous digital subtraction angiography)

정맥을 통한 조영제 주입에 의한 DSA

IA DSA(intra arterial digital subtraction angiography)

동맥을 통한 조영제 주입에 의한 DSA

selective angiography

선택적 혈관조영술

PACS

picture archiving and communication system

conventional angiography

DSA에 의한 혈관조영술이 아닌 일반 혈관조영술

embolic agent

출혈부위나 신생물(neoplasm)에 의한 혈관의 차단이나 혈류감소를 위해 사용되는 물질을 색전물질이라 하고 다음과 같다.

1. Absorbable materials
   a. Autologous blood clot
   b. Modified autologous
   c. Oxycel(oxydized cellulose)

d. Gel foam

2. Nonabsorbable materials

a. Particulate agents ;

-Autologous fat or muscle

-Ivalon(poly vinyl alcohol)

-Silastic sphere/steel balls

-ferromagnetic microsphere

-acrylic sphere

-methylmethacrylate sphere

b. Injectable(fluid) agents ;

-IBCA

-IBCA modification(tissue glue)

-Silicone rubber

-Ethibloc(amino acid occlusion gel)

-Angiostat(bovine dermal collagen)

c. Sclerosing agents ;

-Absolute ethanol

-Boiling contrast media

-Sodium morrhuate(Varicocid)

-Sotradecol

d. Nonparticulate agents ;

-Stainless steel coil

-Platinum coil

-Silk streamer

-Plastic brush

-Detachable balloon

-Laminaria

e. Electrocoagulation(endovascular diathermy)

Interventional study device

Dilatation balloon catheter

Detachable balloon catheter

Vascular obstructing device

Matalic stent(Z-stent, wall stent, spiral stent)

Coil

Filter(Mobin Uddin : M-U filter, Gnuther filter, Kimary Greenfield : K-G filter, Bird's net filter)

Chiba needle

Stone basket

Abscess drainage set

2 Angiocardiography and Pulmonary Angiography

right ventriculography

오른심실 조영술

left ventriculography

왼심실 조영술

4 chamber study

심장의 4개 chamber를 모두 검사하는 것

longaxial oblique study

왼심실과 대동맥판막(subaortic valve) 아래 부위를 잘 보기 위한 검사

elongated RAO study

왼심실을 잘 보기 위한 검사

sit up study

허파동맥(폐동맥 : main pulmonary a.)과 폐동맥 분지부를 잘 보기 위한 검사

coronary angiography

심장동맥조영술, 관상동맥 조영술

right coronary angiography

오른심장동맥조영술, 우관상동맥 조영술

left coronary angiography

왼심장동맥조영술, 좌관상동맥 조영술

pulmonary angiography

폐혈관 조영술

3 Cerebral Angiography

뇌혈관 조영방법에는 catheter cerebral angiography, direct carotid artery puncture angiography, direct vertebral artery puncture angiography, retrograde brachial angiography, arch aortography 등이 있다.

TFCA(transfemoral cerebral angiography)

  경고동맥 뇌혈관 조영술

internal carotid arteriography ICA

  속목동맥조영술, 내경동맥 조영술

internal carotid arteriography arterial phase

  속목동맥조영술(내경동맥 조영술) 동맥상

internal carotid arteriography capillary phase

  속목동맥조영술(내경동맥 조영술) 모세혈관상

internal carotid arteriography venous phase

  속목동맥조영술(내경동맥 조영술) 정맥상

vertebral arteriography VAG

  척추동맥조영술, 추골동맥 조영술

vertebral arteriography arterial phase

  척추동맥조영술(추골동맥 조영술) 동맥상

vertebral arteriography capillary phase

  척추동맥조영술(추골동맥 조영술) 모세혈관상

vertebral arteriography venous phase

  척추동맥조영술(추골동맥 조영술) 정맥상

4 vessel study

  좌우 온목동맥(총경동맥 : Lt. Rt. common carotid artery)과 좌우 척추동맥(추골동맥 : Lt. Rt. vertebral artery)에 대한 혈관조영술

external carotid arteriography : ECA

  바깥목동맥조영술, 외경동맥 조영술

arch aortography

  대동맥활조영술, 대동맥궁 조영술

thoracic aortography

  가슴대동맥조영술, 흉부대동맥 조영술

4 Abdominal Arteriography

abdominal aortography
　　배대동맥조영술, 복부대동맥조영술

celiac arteriography
　　복강동맥조영술

hepatic arteriography(selective hepatic arteriography)
　　간동맥 조영술, 선택적 간동맥 조영술

splenic arteriography(selective splenic arteriography)
　　지라동맥조영술, 비동맥 조영술, 선택적 비동맥조영술

gastric arteriography(selective gastric arteriography)
　　위동맥조영술, 선택적 위동맥 조영술

superior mesentric arteriography : SMA
　　위창자간막조영술, 상장간막동맥조영술

inferior mesentric arteriography : IMA
　　아래창자간막조영술, 하장간막동맥조영술

renal arteriography(Lt. Rt renal arteriography)
　　콩팥동맥조영술, 신동맥 조영술, 좌·우 신동맥 조영술

5 Abdominal Venography(phlebography)

superior, inferior venacavography
　　상·하 대정맥 조영술

splenoportography
　　비문맥 조영술에는 direct splenic puncture, transhepatic splenoportography, arterial portography(SMA, celiac arteriography) 등이 있다.

hepatic venography
　　간정맥 조영술

renal venography
　　콩팥정맥조영술, 신정맥 조영술

azygos venography(hemiazygos venography)
　　홀정맥조영술, 기정맥 조영술, 반기정맥 조영술

6 Extremity Arteriography and Phlebography

upper extremity arteriography

팔동맥조영술, 상지동맥 조영술

lower extermity arteriography

다리동맥조영술, 하지동맥 조영술

upper extremity phlebography

팔정맥조영술, 상지정맥 조영술

lower extremity phlebography

다리정맥조영술, 하지정맥 조영술

7 Lymphography

lymphangiography

림프관 조영술

lymphadenography

림프절 조영술

8 Interventional Radiology

percutaneous transluminal angioplasty : PTA

피부경유혈관성형술, 경피적 혈관성형술

percutaneous transluminal coronary angioplasty : PTCA

피부경유심장혈관성형술, 경피적 관상동맥성형술

percutaneous transluminal renal artery angioplasty : PTRA

피부경유콩팥동맥성형술, 경피적 신동맥성형술

percutaneous transluminal pulmonary valvular angioplasty : PTPVA

피부경유허파동맥성형술, 경피적 폐동맥판성형술

stent insertion

스텐트 설치술

self expandable stent

자가 팽창성 스텐트에는 Gianturco-Rosch stent(Z-stent), wall stent, spiral stent, nitinol strecker stent 등이 있다.

balloon expandable stent

풍선 팽창성 스텐트

thermal memory stent

온도기억 형상합금 스텐트

percutaneous transluminal coronary stent insertion

피부경유심장동맥스텐트설치술, 경피적 관상동맥 스텐트설치술

transjugular intrahepatic portosystemic shunt : TIPS

경목정맥 간문맥간정맥 단락술

percutaneous transluminal common bile duct stent insertion

피부경유온쓸개관스텐트설치술, 경피적 총담관 스텐트 설치술

esophageal stent insertion

식도 스텐트 설치술

ureter stent insertion

요관 스텐트 설치술

percutaneous transluminal recanalization : PTR

피부경유심장동맥혈전용해술, 경피적 관상동맥 혈전용하술

percutaneous transluminal renal artery recanlization : PTRR

피부경유콩팥동맥혈전용해술, 경피적 신동맥 혈전용해술

transcatheter artery embolization : TAE

색전술은 색전물질을 이용하여 혈류의 양을 증가시킨다.

transcatheter hepatic artery embolization therapy

간동맥 색전술

transcatheter renal artery embolization theraphy

콩팥동맥색전술, 신동맥 색전술

transcatheter cerebral artery embolization therapy

뇌동맥 색전술

IVC filter insertion

아래대정맥필터설치술, 하대정맥 필터설치술

foreign body extraction

혈관내 이물제거술

aorto stent graft insertion

대동맥 스텐트 그라프트 설치술

percutaneous transhepatic biliary drainage : PTBD

피부간경유쓸개즙배액술, 경피경간 담즙배액술

endoscopic nasobiliary drainage : ENBD

내시경적코쓸개길배액술, 내시경적비담도배액술, 내시경적 경비적 담즙배액술

endoscopic retrograde biliary drainage : ERBD

내시경적역행성쓸개즙배액술, 내시경적 역행성 담즙배액술

endoscopic sphincterotomy : EST

내시경적조임근절개술, 내시경적 유두괄약근 절개술

lithotripsy

쇄석술

돌깸술

electrohydraulic lithotripsy EHL

전기수압식 쇄석술

stone removal

결석제거술

extracorporeal shock wave lithotripsy ESWL

체외충격파쇄석술

endoscopic pancreatic duct sphincterotomy EPST

내시경적이자관조임근절개술, 내시경적 췌관괄약근 절개술.

ERCP manometry of sphincter of Oddi

ERCP를 이용한 Oddi 괄약근 운동측정

percutoneous nephrostomy PCN

내시경적콩팥창냄술, 경피적신루조성술, 경피적 신루설치술

dilatation for esophageal stricture

식도 협착 확장술

dilatation for bronchial stricture

기관지 확장술

needle aspiration biopsy

피부경유흡인생검술, 경피적 흡인생검술

15

Computed Tomography(CT)

Accumulator

연산장치 내에 있는 누산기로서 사측연산, 논리연산 등의 결과를 기억하는 장치

Acquisition

피사체를 횡단주사(scan)하여 진단정보를 획득하는 과정

Acquisition matrix

영상을 만드는 256×256 또는 512×512 화소배열과 같이 화소의 수를 결정한다.

ADC(analog to digital converter)

AD변환기라고 하며 CT에서 얻어진 일반의 연속적인 값을 갖는 analog정보(전기적 정보)를 컴퓨터가 인식할 수 있도록 숫자형태의 디지탈(digital)정보로 변환시켜주는 장치

Afterglow

Scintillation crystal의 불필요한 에너지로서 X선 photon에 의해 짧은 시간 동안 섬광을 유지하는 상태이다. 이에 대한 해결방법으로서 raw data값은 이 효과를 보상하기 위해 재계산(recalculate)을 시행해야 한다.

Algorithm

일정한 계산의 기준을 정하기 위한 일련의 규칙 또는 최대공약수를 구하기 위한 호제법(互除法) 등을 말하며 각종 digital radiography의 영상을 재구성할 때 이용된다. Algorithm의 방법에는 연립방정식법, 축차조사법, 중첩적분법, Fourier 변환법 등이 있다.

Analog(Analogue)

연속적인 값을 갖는 정보 또는 양의 크기가 연속적으로 표시되는 정보

Analog image

디지탈(digital)화되지 않은 영상

Aperture

CT장치에서는 gantry의 원형 공간을 뜻하며 이곳에 환자가 위치하게 되는데 이를 gantry aperture라 하고 검출기의 표면에서 X선이 지나는 부분을 detector aperture라 한다.

Aperture grid

제4세대 scanner의 detector array 전체에 부착된 것으로서 각각의 검출기 구경을 부분적으로 shield하는 역할을 한다. 이는 공간 분해능을 향상시킨다.

Array processor(AP)

다수의 배열 data를 고속으로 연산처리하기 위한 장치로서 CT에서는 많은 양의 피사체 data를 유용한 형태의 data로 빠르게 변화시켜 준다.

Artifact

영상에 나타나는 생체정보 이외의 2차적 장해음영으로서 피검체의 움직임이나 이물질 또는 장치의 결함에 의해 발생한다.

Attenuation

X선 beam의 강도나 beam속의 광자의 숫자가 줄어드는 것을 말하며 물체와의 상호작용에 의해 발생한다. 감약은 X선에 의한 진단정보 획득인자 중의 하나이다.

Back projection

역투영법의 영상재구성 방법 중의 하나로서 영상구성은 data 수집단계에서 matrix로 가는 모든 감약정보의 projection back에 의해 얻어지며 투영 data의 값을 역으로 투영하여 모든 방향에서 겹쳐지게 하는 방법을 말한다.

Beam

콜리메이션 된 방사선속을 말하며 선원에서 방사된 광자가 통과하는 공간의 영역으로서 이 경계는 collimator로 제어된다.

Beam hardening

다색방사선(polychromatic beam)은 흡수체를 통과할 때 여과작용을 하므로 평균에너지가 증가하여 선감약계수가 변화되는데 이를 선속의 경화라고 한다.

원형의 균등한 물체를 투과하는 X선의 경우 두꺼운 부위를 투과한 X선이 더욱 경화된다.

Blood-brain barrier(BBB)

혈액뇌관문 또는 혈뇌장벽이라고도 하며 혈액과 뇌의 neuron 사이에 있는 조직성 장벽을 말하는데 정상의 신경조직은 BBB에 의해 독성물질이나 화학물질이 투과되지 못하나 종양 등의 병변에 의해 BBB가 파괴되면 손상된 부분에 이물질 등이 흡수된다. 이러한 기전을 이용해서 조영증강 효과를 얻는 것이다.

BMD(bone mineral densitometry)

골밀도 측정

Bone window

높은 window level과 넓은 window width로 영상을 기록하여 뼈 부분만을 잘 보기 위한 bone setting

Bowtie filter

선속의 경화현상에 따른 보정방법의 하나로 채택되는 나비넥타이 모양의 filter

Calibration

이미 알고 있는 표준량에 대해서 측정기의 response를 정하는 것으로 CT에서는 FOV 내부의 균일성의 극대화 그리고 CT number의 정밀도를 높이기 위해 시행되는 과정이다.

Calibration은 공기 또는 물의 밀도와 같은 시험피사체를 다양한 방법으로 scan하여 교정한다.

Collimator

콜리메이션은 X선 beam을 제한하여 적절한 X선 beam을 만들기 위한 것으로서 긴 길이의 콜리메타가 필요하다. CT에서의 slice thickness도 이것으로 조절된다.

Contrast resolution

대조도 분해능은 인접한 물체가 어느 정도의 흡수차이까지 식별이 가능한가를 나타내는 양으로 나타내는 것이며 대상물의 감약계수치에 큰 차이가 있는 경우를 high contrastresolution, 차이가 적은 경우를 low contrast resolution이라 한다.

Contrast resolution의 측정은 density가 주변과 비슷하고 contrast가 낮으며 크기가 큰 물체를 얼마나 잘 볼 수 있느냐로 결정된다.

CPU(central processing unit)

중앙연산처리 장치로서 주기억장치, 연산장치, 제어장치 등이 있다.

CR(computed radiography)

기존의 film/screen system 대신에 imaging plate(IP)를 이용하여 IP에 입력된 정보를

laser beam으로 주사하여 영상화하는 장치

CRT(cathode ray tube)

음극선을 사용한 진공관이며 일반적으로 브라운관을 말한다. CRT는 음극에서 전자를 방출하고 전자렌즈로 가속한 다음 형광면에 충돌시켜 휘점을 발생시키는 원리이다.

CTF(contrast transfer function)

대조도 응답함수로서 하나의 영상에 있어서 대조도를 측정할 때 사용하며 CT에서 화질측정방법의 하나이다.

CT guided biopsy

CT에 의한 조직의 생검을 말하며 관심영역에 대한 puncture needle의 깊이나 각도에 대한 정보는 CRT에 나타나므로 인지해 가면서 시행한다.

DAC(digital to analog converter)

DA 변환기를 말하며 digital 정보를 analog 정보로 변환하여 CRT에 display하거나 film에 기록한다.

Data acquisition system(DAS)

모든 검출기로부터 raw data signal을 얻는 구성요소들의 집합체, 즉 검출기로부터 주어지는 전기신호를 AD변환시켜 컴퓨터로 보내지는 과정을 말한다.

Detector

검출기 unit소자를 말하며 X선을 받아들여 그 응답으로 전기 또는 빛의 신호를 내는 소자이다. 검출기의 목적은 피사체를 투과한 X선의 측정에 의해 정보를 획득하는데 있다.

Detector aperture

검출기 표면의 기하학적인 넓이로 X선에 반응하는 부분이다.

Detector array

전체적인 detector의 결합체로서 detector 간의 물질도 포함된다.

Detector channel

하나의 detector에 연결된 구성소자들의 연속을 말한다.

Display device

전시장치로서 재구성된 영상의 재현을 위해 사용되며 대조도의 조정, CT번호, 회색계조도, 환자정보, 단면의 위치 등을 표시한다.

Dual window

CT영상을 서로 다른 level과 width로 두 개의 window를 사용하여 display하는 방법을 말하며 dual window를 사용하면 흉부사진에서 폐, 종격동, 흉벽 등에 알맞은 setting으로 동시에 display된다.

Dynamic range

각각의 detector channel이 받은 X선 강도에 대해 비례적이고 정확한 신호를 발생시킬 수 있는 수용 범위

Dynamic scanning

Table의 이동 또는 이동없이 빠른 sequence로 scan하는 것이며 scan과 data처리를 빠르게 하므로서 환자 처리능력을 증대시킨다.

Dynode

광전자 증배관에 있어서 전자를 증배하기 위해 양극, 음극 이외에 부가되는 전극

Effective detector aperture

X선이 검출기로 향하면서 피사체를 통과할 때 피사체 중앙부분에서 발생되는 X선 beam의 폭을 말한다.

Electron gun

열전자를 가느다란 beam에 접속시키고 일정한 속도를 부여하는 가속관에 공급하는 열전자원으로서 전자총이라 한다. 제5세대 CT장치에서의 X선 source이다.

Electronic noise

영상의 잡음 중에서 data acquisition system에서의 전기소자와 전기적 간섭에 의해 생기는 잡음

Filtration

좋은 영상을 얻는데 불필요한 장파장(저에너지)의 X선을 흡수하여 피폭선량을 줄이고 균등한 경화에 의해 에너지분포를 일정하게 하는 것이며 이때 사용되는 물질을 여과물질이라 한다(평균에너지의 증가).

Floppy disk

컴퓨터의 외부 기억 자기 매체로서 비교적 적은 양의 data를 저장하며 필름 모양의 원반에 기록면이 동심원상에 있다.

Focal spot

X선관의 anode에서 X선이 방출되는 부분을 말하며 focal spot size는 spatial resolution에 영향을 주며 초점의 크기는 대개 관용량에 따라 정해진다.

Format camera

한 장의 필림에 여러 개의 영상을 기록시킬 수 있는 카메라이며 보통 4~9개의 영상을 1매의 필림에 기록한다.

Fourier transformation

퓨리에 변환이라 하는데 이는 Fourier 이론을 근간으로한 것으로 Fourier 해석이란 일정한 신호나 자료를 삼각함수의 급수로 표현할 수 있다는 이론이다.

CT에서는 화상 재구성법의 하나로 이용하며 이는 역투영하여 얻어진 상을 Fourier 변환하여 주파수 특성을 보정한 후 재구성한다.

Full scan

피사체를 360° 회전하여 얻은 영상

Gantry

영상탐지 system에서 X선관, filter, collimator, detector 등을 수용하고 있는 CT scanner의 본체

Generation

CT장치의 개발단계 및 장치특성에 따라 세대별 구분을 한 것이며 현재 제5세대까지 개발되었고 제3세대의 변형장치인 나선형(spiral) CT 장비가 있다.

Gray scale

주사(scan)를 통해 얻어진 CT number는 이에 상응한 밝기의 정도로 지정되는데 상단에는 +1000 하단에는 -1000으로 흰색과 검은색의 비율로 16~32단계의 회색계조도로 나타낼 수 있다.

Half scan

X선관이 gantry aperture 주위를 180° 정도 회전하여 얻은 data

Hard copy

기계적인 출력정보를 눈으로 볼 수 있는 필림이나 폴라로이드에 CT image를 기록하는 것

Hard disk

여러 개의 자성 평판을 가진 자성의 저장매체로서 비교적 많은 전산화된 정보를 저장할 수 있으며 처리속도가 빠르다.

Helical

Spiral CT 참조

Hilight detector

CT의 검출기로 사용되는 희귀 무기재료로서 X선을 가시광선으로 변화시키는 효율 등이기존의 검출기보다 우수하다. Hilight의 사용으로 thinslice section 등이 가능하여 보다 많은 진단정보를 얻을 수 있다.

Hounsfield unit(CT number)

H.U란 조직의 흡수차이(감약차이)에 의해서 물을 0, 뼈를 +1000, 공기를 −1000으로 수치화 해 놓은 것으로서 대부분의 CT장치에서 공통단위로 쓰인다.

HRCT(high resolution computed tomography)

CT장비의 기술적 발전으로 화소의 크기를 1 mm 이하로 줄이고 단면의 두께도 1~2 mm로 얇게하여 영상을 얻는 방법으로서 고해상 전산화단층촬영이라 한다. 주로 폐의 간질성병변이나 이비인후과 영역에서 사용된다.

Incremented dynamic scanning(IDS)

역동적 스켄의 한 방법이며 scan 사이사이에 table을 이동하는 방식이며 이는 특정부위에 대한 조영제 주입촬영시 좋은 효과를 가져온다.

Interscan delay

역동적 scan 또는 rapid−sequence scan에서 하나의 scan이 끝난 후 다음 scan이 시작될 때까지 걸리는 시간

KVp(kilovolt peak)

X선관에 부하되는 전압의 peak치로서 이 peak값은 발생되는 photon의 최대 keV값을 결정한다.

Linear attenuation coefficient

균질의 X선 beam이 동일한 피사체를 통과할 때 이의 감약은 지수법칙에 따르며 계수(μ)에 관계되는 데 이를 선감약계수라 한다.

Linearity

선흡수감약계수에 대한 CT number의 다양성

Light beam indicator

CT장치에서 환자의 위치잡이를 위해 gantry 내에 장착한 광선속지시기를 말한다. 이로서 위치잡이의 신속성과 정확성이 보장된다.

LSF(line spread function)

영상의 unsharpness를 나타내는 것으로서 하나의 선이나 선형태의 틈(gap)이 있는 경우 이를 재현시킬 수 있는 능력을 말하며 화질측정의 한 가지이다.

Lung window

공기를 함유하고 있는 부위로 넓은 window width와 (-)쪽의 window level을 설정한 air setting

Magnetic tape

얇은 프라스틱 표면에 자성물질을 도포한 것으로 컴퓨터의 외부기억장치에 이용되며 비교적 자료의 검색기간이 길다.

Matrix

화소(pixel)가 가로와 세로로 나열된 상태이며 전형적인 matrix size는 256×256 또는 512×512이다.

Metrizamide CT

CT assisted myelography로서 일반적으로 myelography 시행 후 연속적인 검사로 시행하며 지주막하강 내에 조영제 주입후 1시간~수시간에 걸쳐 시간별로 검사한다.

MA(milli-ampere)

X선관 filament를 흐르는 전류의 측정치로서 단위시간에 방출하는 X선광자의 양(量)을 결정하며 mA가 크면 많은 전자가 발생한다.

MAS(milli-ampere-scond)

일회의 주사(scan) 시 X선관의 출력을 의미하며 X선관의 filament를 흐르는 전류의 값에 조사(exposure)되는 시간을 곱한 값

MIP(maximum intensity projection)

CT에 의한 혈관조영술기법의 하나로서 겹쳐진 많은 횡단면 영상을 최고강도 화소들만 조합한 후 재구성하는 방법으로서 비교적 작은 혈관들도 잘 나타난다.

Monochromatic X-ray beam

단일에너지 광자만으로 이루어진 X선 beam을 말한다(단색 X선).

MTF(modulation transfer function)

변조변형 함수곡선을 의미하며 수평축에 spatial frequency, 수직축에 modulation transfer value를 기입한 후 나타낸 곡선이다.

MTF곡선은 각각의 spatial frequency를 image에서 얼마나 잘 표현하는가를 나타내며 MTF의 값은 1보다 적다.

Multiformat camera

Format camera

Network

컴퓨터가 data를 공유할 수 있도록 구축된 system이며 console에서 image를 전기적으로 전송할 수 있다.

Noise

동일한 물질의 주사시에 영상을 구성하는 점과 점 사이에 CT number가 변동되는 것을 말하며 주요 원인은 검출된 광자의 수, 단면의 두께, algorithm방법, 산란선 등이다.

Nutation

X선관이 원형의 회전운동을 할 때 detector ring이 원 밖으로 나오는 장치에서의 흔들림을 말한다.

Overall dose efficiency

환자에게 일정량의 피폭을 가했을 때 얻어지는 image quality로서 dose efficiency를 가장 잘 나타낼 수 있다.

Overscan

X선관 회전이 360° 이상 회전하여 얻은 영상으로서 360°에 fan beam의 각도를 더한 값이다.

Partial volume effect(phenomenon)

밀도차가 큰 조직들이 하나의 slice에 같은 pixel 위치에 있는 경우 그들의 pixel값들의 평균값으로 계산되는 경우로서 이는 CT영상에서 pixel size×slice thickness가 영상 재구성의 최소단위이므로 그 용적 내에서 CT number의 차이가 있어도 CT mumber는 평균치가 되는 것이며 이로서 경계가 왜곡되거나 흡수차이가 있어도 미소한 경우 나타나지 않는 artifact로 나타난다.

Pencil beam

Translate/rotate with single detector방식(제1세대)의 주사(scan)에 이용되는 X선 beam의 형태

Penumbra

피사체의 진음영 주위에 일어나는 부분적인 가음영을 반음영이라 한다.

Performance evaluation

장치의 성능평가를 의미하는 공간분해능, 정밀도, 직선성, artifact, 피폭선량 등이 평가된다.

Phantom

방사선의 방어와 진단에 있어서 그 계열의 평가나 측정을 목적으로 사용되는 유사물체로서 전리방사선의 감약이나 산란에 대해서 인체조직과 비슷한 밀도, 실효원자번호 등을 지닌 물질로 만든다.

Pixel

Digital 영상배열의 최소요소로서 화소(element)라 하며 이는 3차원의 조직밀도 voxel을 2차원의 display matrix로 나타낸다.

Priority reconstruction

영상의 재구성에 있어서 어느 slice를 먼저 재구성하는가를 선택할 수 있는 CT의 software

PSF(point spread function)

CT화질 측정방법의 하나로서 하나의 점이 실제의 점으로 영상화되지 못하면 불선예도로 표현되며 이는 공간분해능에 영향을 준다.

QA(quality assurance)

CT 등 진단장비의 성능을 유지하기 위한 정기점검이나 제조회사의 권고사항에 대한 이행 여부 확인 그리고 성능검사 및 이를 평가하는 것을 말한다.

QC(quality control)

CT 등 진단장비의 성능시험을 일상적, 정기적으로 시행하며 기기의 보수나 성능을 파악한다. QC는 QA를 위한 기술적 방법이다.

Raw data

피사체의 주사 때 얻어지는 모든 정보에 대한 검출기의 응답값으로 이 data들은 역투영등의 과정을 거쳐 image화 된다.

Ray sum

투과강도의 측정량을 말한다.

Reconstructed FOV

실제로 재구성이 이루어지고 CRT에 display되는 FOV로서 이는 scan FOV보다 작은 field가 될 수도 있으며 display FOV라고도 한다.

Reconstruction algorithm

Raw data로부터 영상을 구성할 때 채택되는 수학적 방법

Reformatting(reformation)

본래의 slice series를 사용하여 인체의 단면을 재형성하는 것이며 이는 reconstruction과 구별된다.

sagittal reformation, coronal reformation 등이 있다.

Sampling artifact

적은 양의 sample 수집으로 발생되는 artifact

Scanned FOV

재구성을 위해 raw data가 수집되는 FOV

Scanogram

X선관은 고정시키고 환자를 gantry 안쪽으로 이동시켜 얻는 image로서 ROI에 대한 위치잡이로 사용된다.

Scout view, pilot scan, surview, topogram, scanoscope, radiographic mode, localizer image 등으로도 불리운다.

Scatter

검출기에 도달하는 유용한 정보는 물질과의 상호작용 없이 바로 투과한 X선이며 산란선은 상호작용에 의해 X선 photon의 진행 방향이 바뀐 것을 말하며 진단정보로의 이용이 불가능하다.

SNR(signal to noise)

정상의 신호와 불규칙적으로 가중된 신호(잡음)로 구성된 신호에 대한 상대적인 비, 즉 noise 정도에 비교한 image 정보를 위한 신호세기의 비율을 말한다.

Soft tissue detail

잡음을 없애고 영상을 약간 smooth하게 조정하여 low spatial frequency의 연부조직을 강조하는 image reconstruction technique의 일종이다.

Spatial resolution

공간영역에서의 영상평가이며 물체에 대해 system이 그것을 얼마나 재현해 낼 수 있는가

의 능력을 말하며 MTF의 graph로서 나타낸다.

SSD(shaded surface display)

CT density에 대한 어떤 역치(threshold) 값을 지정하여 그 범위 내에 있는 pixel만 일정한 값으로 바꾸고 범위 밖의 pixel을 제거시킨 후 imaginary light source로부터 빛을 가하여 삼차원적(3D) 영상으로 만드는 방법

three dimensional imaging(3D)

3차원적 영상기법

two dimensional imaging(2D)

2차원적 영상기법

Voxel

CT재구성 영상의 기본적 단위로서 화소(pixel)의 크기에 slice를 곱한 것, 즉 화소가 용적(volume)을 갖는 것을 말한다.

Window level(W.L)

Window 표시의 하나로서 영상 data의 window폭의 중간 값

Window width(W.W)

전체 gray scale로 display되는 CT값의 범위

Window setting

window의 폭과 level을 상황에 따라 적절히 조절하는 과정

16

Magnetic Resonance Imaging(MRI)

Acquisition

자기공명영상 신호를 획득하고 저장하는 과정

Acquisition matrix

영상을 구성하는 256×256, 512×512 화소 배열의 크기와 같이 최대화소의 수를 결정하며 digital 영상에서는 화소가 그물 모양으로 배열된다.

Acquisition time(scan time)

자기공명영상의 신호획득시간으로서 TR×AVG(NEX)×phase encoding(matrix No.)으로 정의된다.

ADC

analog to digital converter

Aliasing(aliasing artifact)

FOV 밖의 영역이 영상반대쪽으로 영상화되는 현상으로서 wrap around artifact로 설명되며 주로 위상부호화 방향으로 발생한다.

Amplitude modulation(AM)

반송파의 진폭을 변조파의 진폭에 따라 변화시키는 것으로서 진폭변조라 한다.

Analog

연속적인 값(양의 크기)을 갖는 정보로서 의료영상의 정보처리에는 analog보다는 digital

양을 사용한다.

Angiography(MR angiography MRA)

자기공명 영상기법의 하나로서 TOF기법과 PC기법에 의해 얻어지는 혈관조영술을 말한다.

Antenna

전자기파를 송수신하는 장치

Array processor

고속연산처리를 위한 장치로서 다수의 배열 정보를 고속처리한다.

Artifact

영상에 나타나는 생체정보이외의 2차적인 장해음영으로서 다양한 형태의 물리적 현상이나 타난다.

Averaging(NAV, NEX, NSA)

최적의 SN 비를 얻기 위한 신호의 n번 가산을 말한다.

Axial(transverse axial)

인체를 상, 하로 나눈 단면(section)을 말한다.

BO(F : rBo)

외부자장의 세기를 나타내는 기호로서 주자장(main magnetic field) 또는 정자장(static field)로 표현되며 단위는 T(Tesla)이다.

Back projection

영상재구성에 사용되는 수학적 기법으로서 2D, 3D 영상을 재구성한다.

Bandwidth

수신기에 수신된 주파수 대역폭, 즉 주파수 부호화축에 발생된 주파수의 범위로서 5 kHz ~100 kHz까지의 범위를 갖는다.

BBB(blood brain barrier)

혈뇌장벽(혈액뇌관문)으로서 중추신경계의 조영증강 작용의 기전을 말한다.

Black boundary artifact(out of phase artifact)

지방(fat)과 물 사이 또는 근육과 지방 사이에 신호가 소실(signal void)되는 현상

Brownian motion

액체나 기체 내에서 미립자가 매체의 미립자와 충돌하여 일으키는 불규칙한 운동

Central line

K공간 (K-Space)의 가운데 선을 말하며 위상부호화 경사자장의 기울기가 약하게 입력된다.

Central processing unit(CPU)

주기억장치, 연산장치, 제어장치의 3부분으로 구성된 컴퓨터의 harware 부분

Chemical shift

Lamor 주파수의 이동을 의미하며 지방의 양자(proton)는 물의 양자보다 약 3.5 ppm 정도 낮은 주파수에서 공명한다.

CHESS(chemical shift selective) pulse

화학적 이동(chemical shift) 효과를 이용하여 지방이나 물만을 선택적으로 영상화하는 기법으로서 물을 억제시키거나 지방을 억제시켜 영상을 얻으며 주파수 선택 여기라 한다.

Cine-MRI(cine imaging)

multi slice의 심전도 동기(ECG-gated) imaging을 고속으로 (1~32 flame/s) 반복 표현하는 영상기법

CNR(C/N, contrast to noise ratio)

대조잡음비

Coherence(phase coherence, in phase)

90° pulse를 인가한 직후에는 net magnetization이 XY 평면상에 360° 회전하게 되는데 이 때 원자핵들은 회전속도와 위상이 모두 같아 coherence상태가 된다.

Contrast

인접한 구조물에서의 신호강도 차이에 대한 대비를 나타내는 것으로서 자기공명영상의 parameter에 의해 조절된다.

Contrast agent(contrast medium)

국소조직의 이완시간을 변화시켜 신호를 증강시키는데 사용하는 물질

Contrast enhancement(CE)

목적하는 특정 부위에 대한 조영효과를 높이는 방법으로서 조영제가 사용된다.

Contrast resolution

근접한 국소조직을 어느 정도까지 구별하여 영상화 할 수 있는가에 대한 대조해상도

Cross-talk(cross excitation)

multiple slice 영상기법에서 절편사이의 RF 간섭으로 인한 영상의 왜곡으로서 선택 절편과 함께 주변 절편의 신호가 수집되어 생기는 인공물

Cryogen

질소나 액체 헬륨과 같은 초전도 상태를 유지시키기 위해 사용되는 냉매

DAC

digital to analog converter

Dephasing

in-phase 상태의 원자핵들이 위상응집상태를 상실한 것으로서 탈위상이라 하며 신호의 급격한 감쇄를 가져온다.

Dewar

질소나 액체헬륨 같은 냉매를 보관하는 용기

Diamagnetic material

자력선에 약하게 반발하는 물질로서 수은, 구리 등이 있다.

Diffusion(diffusion weighted image)

분자농도가 높은 쪽에서 낮은 쪽으로 물질분자가 이동하는 현상을 이용한 영상기법으로서 강력한 경사자장이 요구된다. 확산강조영상은 현재 급성뇌경색 등에 응용된다.

Digital image processing

숫자로 정량화된 정보를 재구성하여 영상처리하는 디지탈 영상처리

Dipole(electric dipole)

크기가 같고 부호가 반대인 2개의 양전하가 미세한 거리를 두고 분리되어 존재하는 것을 쌍극자라고 하며 자기 모멘트를 가진 것을 자기 쌍극자라 한다.

Dotarem

화학명 Gd-DOTA(gadoterate meglumine)의 MRI용 조영제

DTPA

Diethylenetriamine pentaacetic acid

ECG(electrocardiogram) gated image

심전도 파형과 동기하여 데이터를 수집하는 심전도 동기 MRI

Echo

자유유도감쇄(free induction decay) 후에 얻어지는 자기공명 영상신호(MR signal)

EPI(echo planar imaging)

고속으로 경사자장을 진동시켜 1회의 PF pulse로 spin을 흥분시켜 image를 얻는 초고속

영상기법

Echo time(TE, time echo)

90° RF pulse 에서 에코신호(echo signal)까지의 시간으로서 영상의 특성화에 관여하는 MRI 부가인자이다.

Eddy currents

gradient 전력공급에서 전류의 pulse가 그친뒤에 남아있는 바람직하지 않은 자기(magnetic) gradient이며 이로서 자기공명영상에 인공돋을 발생시킬 수 있다.

Electric dipole

전기적 쌍극자

Electromagnet

전자석으로서 철심에 코일을 감고 전류를 통하면 자기유도에 의한 강력한 자석이 된다.

Electromagnetic wave

전자기파

Electron(e^-)

음으로 하전된 소립자(입자)로서 음전자라고도 한다.

Equilibrium(rest) magnetization

평형자화

Even echo rephasing

짝수에코 재위상화

Excitation(excitation pulse)

여기(여기펄스, 흥분펄스)

Faraday's low

파라데이법칙(전자유도현상)

Fast imaging technique

신속영상화 기법

Fat suppression

지방소거(억제)기법

FID(free induction decay)

NMR 현상의 이완(relaxation)과정에서 원자핵들이 dephasing 될수록 방출되는 신호가 급격히 감소하는데 이를 자유유도감쇄라 한다.

Field of view(FOV)

영상화 과정에서 관심영역이 나타나는 구역의 크기로서 FOV가 작으면 해상력은 증가하나 SNR은 감소된다.

Field strength

자장의 세기(강도)를 말하며 저자장, 중자장, 고자장 등으로 구분한다.

FLAIR(fluid attenuated inversion recovery)

뇌척수액(CSF)의 신호를 억제시키는 기법

FLASH

fast low angle shot imaging

Flip angle

거시적인 자화 백터가 정자장방향과 이루는 각도를 말하며 gradient echo 기법에서 사용된다.

Flow related enhancement(FRE)

MR angio기법의 TOF 방식에 이론적 근거가 되는 현상으로서 정지되어 있는 proton에 비해 이동(흐름)하는 proton이 보다 많은 signal을 내는 유속신호 증강효과

Fourier transform (FT)

대부분의 영상기법에서 채택되고 있는 수학적 처리과정으로서 시간적 개념으로 입력된 정보는 후리어 변환을 통해 상함수(주파수영역)와 위상으로 표현된다.

Frequency encoding

주파수부호화과정

Functional imaging

기능영상이란 대뇌피질의 고유한 기능변화를 영상화하는 것으로 EPI기법이 응용된다.

Gd-DTPA

gadolinum-DTPA, gadolinum-DOTA

Gauss(G)

자속밀도의 단위로서 1 T(tesla)는 10,000 gauss(G)이다.

Gradient coil

자기공명영상장치에서 원하는 경사자장을 생성시키기 위한 코일로서 X-gradient, Y-gradient, Z-gradient로 구성된다.

Gradient echo(GE)

spin echo(SE)에서 사용되는 90° pulse와 180° pulse를 사용하지 않고 TR과 TE를 짧게 하여 fast scan할 수 있는 기법으로 flip angle이 사용된다.

Gradient pulse amplifier

경사자장 신호증폭기

GRASS

gradient refocused acquisition in the steady state

Gyromagnetic ratio

입자 또는 입자계의 각 운동에 대한 자기 모멘트의 비를 말하며 γ로 표시한다($F = \gamma Bo$)

Half Fourier imaging

one sided image reconstruction

High velocity signal loss(signal void)

빠른 흐름신호망실 효과

Homogeneity coefficient

주자장의 균일성의 정도를 나타내는 지표

Hydrogen density(^{1}H)

수소밀도(프로톤 밀도)

Image reconstruction time

영상재구성시간으로서 signal 획득 후 영상이 화면에 나타나기까지의 시간

Inhomogeneity

균일성의 상실 상태로서 불균일성을 나타낸다.

Interslice gap

cross talk artifact를 줄이기 위한 slice thickness 간의 간격으로서 약 10~20% 정도의 gap을 둔다.

Inversion recovery(IR)

inversion recovery pulse sequence를 말하며 180° pulse와 90° pulse를 반복적으로 사용한다.

Inversion time(TI)

IR pulse sequence에서 180° pulse와 90° pulse 사이의 시간

K-space

영상을 만들 수 있는 raw data의 집합을 의미하며 위치정보와 대조도 정보를 함께 가지고 있다.

Lamor frequency

자기공명이유도 되는 주파수로서 Lamor 방정식에서 F=rBo로 표현되며 수소원자핵(양자)에서는 F = 42.6 MHz/T이다.

Lattice(lattice relaxation)

이완(relaxation) 과정에서 T_2 이완을 거친 후 원자핵들은 자장방향으로 재배열하는데 이때 spine들은 주위물질(lattice)에 에너지를 전달한다.

Long TR

TR이 2,000 msec 이상의 경우를 말하며 T_2WI에 이용된다.

Longitudinal relaxation

T_2 이완 후 평형상태로 되돌아가는 과정으로서 T_1이완(T_1 relaxation)이라고 한다.

Magnetic moment

전하를 가지고 있는 입자가 자전(spin)하게 되면 주변에 자장이 형성되는데 이를 자기모멘트라하며 수소는 인체 내에 풍부하며 큰 자기모멘트를 지닌다.

Magnetic resonance

공명이란 어떤 물체가 자신의 고유한 진동주파수와 비슷한 주파수를 가진 전자기파(RF)에 노출되었을 때 나타나는 현상으로서 자화상태에 있는 원자핵에 RF를 발사하면 핵들이 고주파 에너지를 흡수하여 높은 에너지 상태로 여기(excite)된다.

MRI(magnetic resonance imaging)

자기공명영상

MR signal(magnetic resonance signal)

자기공명영상신호

MRS(magnetic resonance spectroscopy)

자기공명 분광법으로서 고자장 하에서 특정한 원자를 여기시키는 주파수를 발사하면 신호가 나오게 되는데 이 신호를 주파수 별로 분석하여 정보를 얻는다.

Magnetic domain

원자들의 자기 모멘트 방향이 한쪽 방향으로 정렬된 국소영영을 자기구역이라 한다.

Magnetic shielding

균일한 자장을 유지하기 위한 차폐방법으로서 내, 외부로 부터의 자장을 차단하며 magnet 주위를 철판으로 감싼다.

Magnetic susceptibility

물질이 자화되는 능력으로서 자화율(자기감수성)로 나타내고 자기감수성은 강자성체가 크다.

Magnetization

자성체의 분극에 의해 생긴 단위체적당 자기모멘트로서 물질의 자기극성화를 말한다.

Magnetization transfer image(MTI)

자화전이 영상기법

Magnetization transfer rate(MTR)

자화전이율

Magnevist

화학명 Gd-DTPA(gadopentetate dimeglumine)의 MRI용 조영제

Maximum intensity projection(MIP)

MR angio에 사용되는 기법의 하나이며 최대강도투영법이라 한다.

Net magnetization vector(NMV)

핵자기모멘트의 합으로서 순자화 백터라고 한다.

Number of signal averaging(NSA)

number of excitation(NEX)으로서 신호가산평균을 의미하며 같은 signal data를 반복하는 것이다.

Omniscan

화학명 Gd-DTPA-BMA(gadodiamide)의 MRI용 조영제

Paradoxical enhancement

역설적 신호증강 효과로서 flow-related enhancement(유속신호증강)와 같은 개념

Paramagnetic

자력선에 약하게 이끌리는 상자성 물질로서 Gd 등이 있다.

Partial volume effect

절편의 변연에서 발생되는 artifact의 일종으로서 부분용적 효과라고 한다.

Perfusion

관류란 모세혈관의 미세한 순환을 의미하며 최근 IVIM(intra voxel incoherent motion) imaging 기법에 의해 영상화 한다.

Permanent magnet

거대한 지남철같은 영구자석

Phase contrast technique(PC)

신호의 위상(phase)을 이용한 MRA 기법

Phase encoding

위상의 부호화로서 위치정보를 알아내는 방법이며 위상부호화 경사자장(phase encoding gradient GP)을 이용한다.

Pixel(picture element, picture cell)

화소를 의미하며 digital 영상배열의 최소요소이다.

POMP(phase offset multiplanar)

신속영상화기법(rapid imaging)의 하나로서 한번의 RF에 의해 두개의 절편이 여기 되는 것

Precession

원자핵이 자장에 노출되면 일정한 기울기를 가지고 회전하게 되는데 이를 세차운동이라 한다.

Presaturation (presaturation pulse)

영상화 과정에서 특정부분에 대한 신호를 없애기 위한 pulse를 말한다.

Proton

모든 원자핵의 기본적 성분을 구성하는 소립자로서 전하는 +이며 양자, 양성자, 프로톤 등으로 불리운다.

Proton density weighted image(PDWI)

프로톤 밀도강조영상

Pulse sequence

spin을 흥분시키고 MR signal을 얻기 위해 발사되는 RF pulse로서 SE, GE, IR 등이 있다.

Quenching

전류가 통하는 코일에서 초전도성을 상실하는 것으로서 상전도로 변화되는 현상

Radiofrequency (radiofrequency pulse RF)

MRI에 사용되는 라디오주파는 5~200 MHz가 사용된다.

Radiofrequency shield

RF의 차폐에는 알미늄이나 동판이 사용된다.

RF coil

RF pulse를 송신하고 MR signal을 수신하는 코일

Raw data

RF pulse를 인가하고 난 후 phase encoding gradient크기를 단계별로 변화시키면 여러 위치 정보를 포함하고 있는 스켄데이터(생 데이터, 조 데이터)를 얻게 되는데 이를 raw data라하며 이는 K-space에 집합된다.

Receiver coil

MR signal을 포착해내는 수신용 coil

Refocusing(rephasing)

SE 방법에서 90° pulse에 의해 생긴 FID signal을 180° pulse로 반전시켜 dephasing된 spin들이 같은 위상(in-phase)으로 되돌아오게 하여 신호를 받는 것을 재초점화(재위상)라 한다.

Relaxation(relaxation time)

고주파 pulse를 받은 원자핵들은 평균자화가 자장방향이 90° 인 XY평면에 퍼지게 되고 이때 고주파 pulse를 끊게되면 원자핵들이 원래상태인 Z방향으로 돌아가게 되는데 이를 이완이라 한다.

Repetition time(TR)

pulse sequence에서 90° pulse와 다음 90° pulse까지의 시간으로서 조직의 수소원자핵이 에너지를 흡수하는 시간이다.

Resistive magnet

상온에서 금속코일에 전류를 통과시켜 자장을 만드는 자석으로서 상전도형 자석이라 한다.

Sampling

analog signal을 digital 값으로 변화시키는 과정을 시료채취(표본추출)라 한다.

Saturation recovery (SR)

포화회복법

Short TR

TR이 500 ms 보다 작은 경우로서 T_1WI에 이용된다.

Shimming(shim coil)

주자장의 불균일성을 보상하여 균일한 자장을 형성시키기 위한 자장보정코일

Signal to noise ratio(SNR, S/N ratio)

신호량(S)과 잡음량(N)의 상대적인 비(ratio)를 말하며 신호 대 잡음비로 나타낸다.

Signal void

신호(signal)가 없는 조직이나 기관을 말하며 무신호(signal void)로 표현한다.

Slice gap

절편과 절편사이에 10~20% 정도 간격을 두고 scan하는 것

Slice thckness

영상화 하고자하는 관심부위와 단면두께로서 절편두께를 말하며 얇은 절편은 해상력을 증가시키나 SNR은 저하된다.

Spin

원자핵이 자기모멘트를 가지는 것

Spin echo(SE)

spin echo pulse sequence

Spin-lattice relaxation

T_1 relaxation

Spin-spin relaxation

T_2 relaxation

STIR(short TI inversion recovery)

지방소거기법으로서 반전시간은 150~170 ms 정도이다.

Superconductive magnet

냉매를 사용하여 코일의 온도를 절대온도 이하로 낮추어 전기저항을 없앤 것으로서 초전도형자석이라 하며 강력한 자장을 만들 수 있다.

Surface coil

표면검출기는 관심영역 밖의 감도가 저하되는 코일로서 검출기로부터 인접한 영역은 감도가 좋고 떨어진 곳은 무신호(signal void)에 가까운 영상으로 처리된다.

T_1 weighted image (T_1WI)

T_1 강조영상이라 하며 TR과 TE를 짧게 하여 얻은 영상으로서 해부학적 관찰에 중요한 영상이다.

T_2 weighted image(T_2WI)

T_2 강조영상이라 하며 TR과 TE를 모두 길게 하여 얻은 영상으로서 병리학적 진단에 필수적인 영상이다.

T_2* weighted image(T_2*WI)

T_2 star 강조영상이라 하며 GE기법에 의한 T_2 강조영상으로서 carciac imaging, MRA, dynamic study, spine 등에 이용된다.

TE(time echo, echo time)

spin echo에서 90° pulse에서 echo signal까지의 시간이며 조직이 흡수한 에너지를 방출하는 시간으로 설명된다.

Tesla(T)

테슬라는 자속밀도의 SI 단위이다.

Thermal equilibrium

열평형상태란 외부자장에 대한 spin의 상대적 배열로서 전체적인 magnetic moment의 변화가 없는 상태를 말하며 이때 magnetic moment의 vector의 합을 net magnetization이라 한다.

Three dimensional imaging(3D)

3차원적 영상화기법으로서 volume 전체의 조직에 균일한 자장을 인가하여 동일한 R.F로 영상화하며 MRA, spine, knee joint 등에 응용된다.

TI(inversion time)

IR pulse sequence에서 180° pulse에서 90° pulse까지의 시간을 반전시간이라 하며 TI에 의해서 영상의 대조도가 결정된다.

TOF(time of flight effect)

증폭이동효과로서 MRA에 응용된다.

Transverse relaxation

T_2 relaxation(횡이완, T_2이완)

Two dimensional imaging(2D)

2차원적 영상화기법으로서 공간적인 위치정보의 획득

Vector

크기와 방향이 있는 양으로서 화살표로 표현하며 화살의 방향이 vector 방향을 나타내고 그 길이는 vector의 크기에 비례한다.

Voxel(volume element)

화소(pixel) 크기에 slice를 곱한 것으로서 pixel이 용적을 갖는 것

Wash out effect

유속신호 감소효과

Zeugmatography

자기공명영상은 자장과 RF의 결합에 의한 영상기법이란 의미가 있는 MRI의 다른 명칭

Zebra stripe artifact

MR artifact로서 gradient power supply의 불안정성으로 발생한다.

17

Medical Terminology for Radiological Technologist

#1.

1. Confirmed Case 확진 환자
   Suspected Case 의심 환자
   Patient Zero 첫번째 환자를 뜻함
2. AI Avian Influenza 조류독감
   SFTS Severe Fever with Thrombocytopenia Syndrome 중증 열성 혈소판 증후군
   ASF African Swine Fever 아프리카 돼지 열병
   NTD Neglected Tropical Disease 소외 열대질환
   MIS-C Multisystem Inflammatory Syndrome in Children 소아 다기관 염증증후군
3. SARS Severe Acute Respiratory Syndrome 중증 급성 호흡기증후군
4. MERS Middle East Respiratory Syndrome 중동호흡기증후군
5. KORS Korea Respiratory Syndrome 한국호흡기증후군
6. KF Korea Filter KF 80, 84, 94, 98 98%까지 미세먼지 방지 마스크 AD

#1

1. v/m 전자파에 대한 WHO 게임 질병화 코드 작업
2. ADHD Attention Deficit Hyperactivity Disorder 주의력 결핍 및 과잉 행동장애에서 행동발달장애로 개명
3. PTSD Post Traumatic Stress Disorder 심적 외상후의 스트레스 증후군
4. MSG Mono-Sodium Glutamate 글루타민산 나트륨
5. HUS Hemolytic Uremic Syndrome 용혈성 요독 증후군
6. SMA Spinal Muscular Atrophy 척수성 근위축증
7. DBS Deep Brain Stimulation 뇌 심부자극
8. IS Isolation Room 음압 병실 고립병실
9. HEPA Highly Efficient Particulate Air Filter

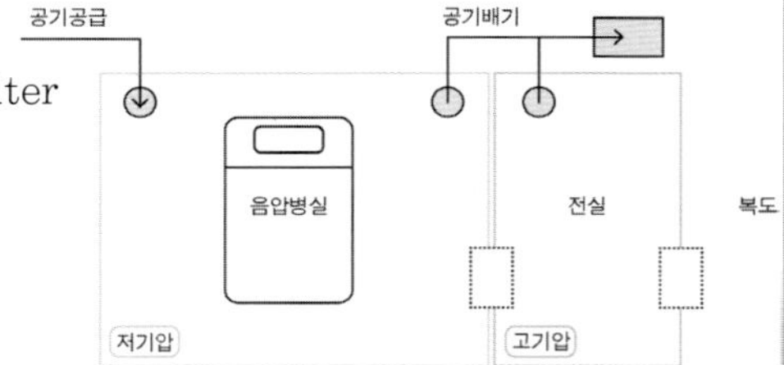

#1

1. HIVD Herniation of Intervertebral Disc 추간 원판 탈출 HNP
2. KTP Kidney Transplantation 신장 이식술
3. AVN Avascular Necrosis 무혈성 괴사
4. UTI Urinary Tract Infection 요로 감염
5. URI Upper Respiratory Infection 상기도 감염
6. Vertigo 현기증
7. WNL Within Normal Limits 정상범위 내
8. AOM Acute Otitis Media 급성 중이염
9. DVP Deep Vein Thrombosis 심부 정맥 혈전증 일명 장거리 비행 증후군
10. LC Liver Cirrhosis 간경화

    HCC Hepato-Cellular Carcinoma 간세포암 간세포 모양의 악성종양

    Hemangioma 혈관종

#1

1. HIVD Herniation of Intervertebral Disc 추간 원판 탈출 HNP
2. KTP Kidney Transplantation 신장 이식술
3. AVN Avascular Necrosis 무혈성 괴사
4. UTI Urinary Tract Infection 요로 감염
5. URI Upper Respiratory Infection 상기도 감염
6. Vertigo 현기증
7. WNL Within Normal Limits 정상범위 내
8. AOM Acute Otitis Media 급성 중이염
9. DVP Deep Vein Thrombosis 심부 정맥 혈전증 일명 장거리 비행 증후군
10. LC Liver Cirrhosis 간경화
    HCC Hepato-Cellular Carcinoma 간세포암 간세포 모양의 악성종양
    Hemangioma 혈관종

#2

1. P/S Pupil Size 동공사이즈 Insomnia 불면증
2. Hiccup 딸꾹질
3. TF Trans-Fusion 수혈 Blood Donation 헌혈
4. Ascites 복수
5. Sputum 객담 Hemoptysis 객혈 Hematemesis 토혈
6. Jaundice 황달
7. Contraception 피임 Hyperemesis 입덧
8. Amnesia 건망증
9. ADHD Attention Deficit Hyperactivity Disorder 고잉성 행동장애
   OCD Obsessive Compulsive Disorder 강박장애
   FOMO Fear of Missing Out
10. Dactylogram 지문
11. Sprain 염좌
12. Stem Cell 줄기세포
13. CPA Costo-Phrenic Angle
14. Sedation 진정상태로
15. VDT Visual Display Terminal syndrome 거북 목 증후군

#2

1. ESRD End Stage Renal Disease 말기 신 질환
2. MRSA Methicillin Resistant Staphylococcus Aureus 매티실린 내성 황색포도구균
3. Arrhythmia 부정맥
4. EVD External Ventricular Drain CSF Cerebrospinal Fluid
5. Ankylosing Spondylitis 강직성 척추염
6. AVN Avascular Necrosis 무혈성 괴사
7. NEMA National Electrical Manufacturers Association 미국 전기공업회 표준
8. DICOM Digital Imaging Communication of Medicine
9. CAD Computer Aided Detection Dx 컴퓨터 지원진단 시스템
10. RAID Redundant Array of Independent Disks 저장소 용량 및 저렴한 비용을 제공하는 디스크 시스템
11. NAS Network Attached Storage

#3

1. AN Associate Nurse 간호보조사
2. RN NP Nurse Practitioner
3. KONOS Korean Network for Organ Sharing 국립장기이식관리센터
4. EMR Electronic Medical Record 전자의무기록 전자차트
5. LASER Light Amplification by Simulated Emission of Radiation 레이저
6. H/V Hemovac 수술부위의 과다한 삼출물을 음압의 원리에 의해 배액하기 위한 플라스틱 주머니
7. B/I Bladder Irrigation 방광세척 BE
8. ABR Absolute Bed Rest 절대안정
9. A/N/V/D/C(+/−/+/−/+) Anorexia식욕감퇴 Nausea오심 Vomiting구토 Diarrhea설사 Constipation변비
10. H/M/H Hematuria Melena Hematochezia 혈뇨 흑색변 혈변

#3

1. LMP Last Menstrual Period 최종 월경기
2. NFSD Normal Full-Term Spontaneous Delivery 정상 만기 자연분만
3. PRN Whenever Necessary 필요할 때 마다
4. Dextrocardia 우심증
5. Bed Sore 욕창
6. Adhesion 유착
7. ABN Abortion 유산 낙태
8. ABGA Arterial Blood Gas Analysis 동맥혈액가스분소
9. ESWL Extracorporeal Shock Wave Lithotripsy 체외충격파 쇄석술
10. S/O Stitches Out 실밥 푸는 것 Suture 봉합
11. Paramedic 응급구조사
12. Dwarfism 왜소증

#4

1. CPCR Cardio-Pulmonary-Cerebral Resuscitation 심폐소생술 BLUE or RED ?
2. DNR Do Not Resuscitate 심폐소생술 금지 POA Power of Attorney 의사결정 위임장
3. Intubation 삽관법 응급 상황 시 호흡 가능한 숨길을 확보하는 방법
4. Tracheostomy 기관절개술 기도를 확보하기 위해 기관지를 목 밖으로 여는 행위
5. CABG Coronary Artery Bypass Graft 관상동맥 우회로이식술 막힌 관상동맥을 우회하는 혈관이식수술
6. TKRA Total Knee Replacement Arthroplasty 전 슬관절 성형술 THRA and TSRA
7. TAH Total Abdominal Hysterectomy 자궁 적출술
8. GFS Gastro-Fibroscopy 위내시경
9. CBC Complete Blood Cell count 혈구 검사 감염 빈혈 등을 체크함
10. VDRL Venereal Disease Research Laboratory 검사

#4

1. AOM Acute Otitis Media 급성 중이염
2. BPH Benign Prostatic Hypertrophy 양성 전립선 비대증
3. PID Pelvic Inflammatory Disease 골반염 골반 내 염증성 질환
4. AIDS Acquired Immunode Deficiency Syndrome 에이즈 후천성면역결핍증은 HIV와 비교
5. IBS Irritable Bowel Syndrome 과민성 대장 증상
6. Inguinal Hernia 서혜부 탈장 사타구니로 장이 빠져나오는 병
7. TLE Temporal Lobe Epilepsy 뇌전증 측두엽 간질
8. Sepsis 패혈증 혈액 속에 균이 자라는 상태
9. FUO Fever Unknown Origin 불명열 MUO
10. Dementia 치매 Depression 우울

#5

*민원24시에서 본인의 예방접종 확인 후 미 접종 시 접종 하세요
(아기수첩가능, 예방접종한 것이 확실한데 기록에 없다면 항체 검사 후 검사서류제출)

순번	검사항목	검사기한
1	TDAP Tetanus Diphtheria Pertussis 파상풍/디프테리아/백일해	
2	MMR Measles Mumps Rubella 홍역/유행성이하선염/풍진	
3	Varicella Vaccine 수두대상포진	
4	B형 간염	
5	BCG 결핵(결핵균)검사	

실습 및 연수생 예방접종 및 결핵검진 확인서

환자와 직접 대면하는 모든 실습생 및 연수생은 아래의 항목을 빠짐없이 기록한 뒤 진료의의 확인을 받아 제출하여 주십시오

▶ 해당하는 체크박스에 체크 표시하여 주시고 접종일을 확인할 수 있는 경우에는 접종일도 기입하여 주십시오

▶ 진료의의 확인이 어려운 경우 검사결과지 등 관련 증명서를 제출할 수 있습니다.

성명		생년월일	
소속		연락처	

홍역 / 유행성이하선염 / 풍진 1967년 이후 출생자에 한하여 2회 MMR 예방접종력 또는 각각의 개별 예방접종력 또는 항체검사 양성 결과를 기술하여 주십시오. (1967년 이전 출생자는 면역이 있는 것으로 간주) □ 1967년 이전 출생자	□ **2회 MMR 예방접종 완료** □1차 (년 월) □2차 (년 월) 또는 □ **각각의 개별 예방접종 완료** • Measles Vaccine □1차 (년 월) □2차 (년 월) • Mumps Vaccine □1차 (년 월) □2차 (년 월) • Rubella Vaccine □1차 (년 월) 접종일 : 또는 □ **항체검사(IgG) 양성** • 홍역 항체검사일: 결과 값: • 유행성이하선염 항체검사일: 결과 값: • 풍진 항체검사일: 결과 값:
수두 수두기왕력 또는 항체검사 양성 결과 또는 2회 수두 예방접종력을 기술하여 주십시오.	□ **수두 기왕력 있음** 또는 □ **항체검사(IgG) 양성** 검사일: 결과 값:

<table>
<tr><td></td><td>또는

□ 2회 수두 예방접종 완료
□1차 (　　　년　　　월) □2차 (　　　년　　　월)</td></tr>
<tr><td>B형간염

3회 B형 간염 예방접종력 또는 항체 검사 양성 결과를 기술하여 주십시오.</td><td>□ 3회 B형 간염 예방접종 완료
□1차 (　　　년　　　월) □2차 (　　　년　　　월)
□3차 (　　　년　　　월)

또는

□ 항체검사　양성
검사일:　　　　　　　　　결과 값:</td></tr>
<tr><td rowspan="2">결핵

최근 6개월 이내의 투베르쿨린 (결핵) 피부 반응검사 혹은 인터페론 감마 분비 검사(잠복결핵 검사)와 함께 최근 6개월 이내의
흉부 X선 검사 결과를 기술하여 주십시오</td><td>□ 투베르쿨린 (결핵) 피부 반응검사
검사일:
결과:　　　　mm,　　판독:　□ 음성　□ 양성

또는

□ 인터페론 감마 분비 검사 (잠복결핵 검사)
검사일 :
결과 : □　음성　□ 양성</td></tr>
<tr><td>□ 흉부 X선 검사 (최근 6개월 이내)
검사일:
결과:</td></tr>
<tr><td colspan="2">* 투베르쿨린 (결핵) 피부 반응검사 혹은 인터페론 감마 분비 검사 (잠복결핵 검사) 양성 또는 흉부 x선 검사에 이상이 있는 경우 결핵 설문지를 작성하여 주십시오.</td></tr>
</table>

위와 같이 예방접종 및 결핵검진 사실을 증명합니다.
발 행 일 :　　　년　　　월　　　일
발급기관 :　　　　연락처 :
진 료 의 :　　　　　　　(인)

#5

예방접종 및 결핵검진 확인서 관련 Q & A

Q1: MMR 등 예방접종은 분명 했는데 했던 기록을 찾기 어렵습니다. 기억나는대로 쓰면 되나요? 새로 예방접종을 하거나 항체검사를 하려고 하니 비용이 너무 많이 듭니다.

A1: 예방접종력을 정확하게 확인하기 어려운 경우 추가 예방접종 혹은 항체검사를 통하여 면역력 여부를 제시하여야 합니다.
(가까운 내과에 가시면 항체검사 및 예방접종이 됩니다. 단, 보건소는 B형간염과 결핵검사만 가능합니다.)

Q2: MMR 등 예방접종 기록을 어디서 조회할 수 있나요?

A2: 질병관리본부 예방접종도우미 사이트 https://nip.cdc.go.kr 에 접속하여 회원가입을 하면 예방접종등록사업을 시작한 2002년 이후 보건소와 예방접종기록 전산등록 의료기관에서 전산 등록한 본인의 예방접종기록에 대하여 확인이 가능합니다.

Q3: 1967년 이전 출생자인데 홍역/유행성이하선염/풍진에 대한 MMR 예방접종 혹은 항체검사 결과 자료를 제출해야 하나요?

A3: 1967년 이전 출생자는 홍역에 대한 면역이 있는 것으로 간주하며, 홍역/유행성이하선염/풍진에 대한 MMR 예방접종 혹은 항체검사 결과 자료를 제출하지 않아도 됩니다.

Q4: B형간염 예방접종 3회 완료해도 항체가 안 생기면 연수가 불가능한가요?

A4: B형간염 예방접종 후 항체가 생기지 않는다고 해서 연수를 제한하지는 않습니다. 다만, 성인 예방접종가이드에 따르면 3회 접종 후 1-2개월 후 항체검사를 시행하여 음성이면 3회 재접종을 시행하고, 재접종 1-2개월 후 항체검사에도 음성이면 재접종이 불필요합니다.

Q5: 예방접종기록을 아기수첩으로 제출 가능한가요?

A5: 네 가능합니다.

Q6: 의사가 본 양식에 사인해주지 않는다고 하는데, 검사결과지로 제출 가능한가요?

A6: 네 가능합니다.

#5

Q7: 예방접종 하는 항목들에 대해서 1차 접종만 완료한 경우 실습 혹은 연수가 가능합니까?

A7: 원칙적으로 예방접종을 스케줄대로 완료한 후 실습을 할 수 있습니다. 그러나 불가피하게 실습 일정을 조정하기 어렵다면 1차 접종 후 실습은 시작하되, 예정된 접종 스케줄대로 예방접종을 완료하시면 됩니다.

Q8. 수두 예방접종을 13세 이전에 시행한 경우에도 2회 접종을 완료해야 하나요?

A8: 13세 이전 수두 예방접종력이 있다면 수두에 대한 면역이 있는 것으로 판단합니다. 다만 면역이 없는 성인의 경우 예방접종 시 4-8주 간격으로 2회 접종을 완료하여야 합니다.

Q9: 흉부 X선은 1년 이내 검사결과가 있는데 또 해야하나요? 방사선에 또 노출되어야 해서 꺼려집니다.

A9: 흉부 x선 검사는 활동성 결핵 여부를 확인하기 위한 것으로 전문가의 의견에 따라 최근 6개월 이내의 결과를 제출하도록 권고하고 있습니다. 실습학생 등 매년 건강검진을 받는 분들도 최근 6개월 이내의 검진 결과를 제출하여 주시기 바랍니다.

Q10: 잠복결핵 검사는 꼭 시행해야 하나요?

A10: 신생아, 면역저하자 등 고위험군 환자와의 접촉이 빈번한 의료기관의 특성 및 의료인에서의 결핵발생이 미치는 파급력을 고려하여 본원에서 실습하고자 하는 모든 실습생은 투베르쿨린 (결핵) 피부 반응검사 혹은 인터페론 감마 분비 검사 (IGRA)를 시행하고 6개월 이내의 검사 결과를 제출해야 합니다.

Q11: 잠복결핵 양성이면 실습이 제한되나요?

A11: 잠복결핵 양성인 경우 실습이 제한되지는 않습니다. 다만 활동성 결핵이 의심되거나 진단 받은 경우 적절한 치료 이후 전염력이 없음이 확인될 때까지 실습이 제한됩니다.

예방접종력 기록과 기억이 없는 경우는 가까운 내과에 가셔서 각각의 항체검사를 받으셔야하고 항체검사 결과 항체가 없음 이면 각각 해당 예방접종을 하고 오셔야 합니다.(기록첨부제출)

#5

1. Order 치료, 진단을 위해 약사, 간호사, 영양사 등에게 내리는 의사의 명령 Request ?
2. Transfer 전문분야가 다를 때 다른 과로 환자를 이동시키는 것
3. Conference 집담회 보고회 Mortality Conference 사망환자 사례발표회
4. Permission 어떤 진단과정이나 수술을 할 때 환자의 동의를 얻는 것
5. Hx History 병력, 어떻게 아파서 어떻게 병원에 왔는지에 대한 구두기록
6. PHx Past History 과거병력 FHx Family History 가족력 SHx Social History 사회력
7. Systemic Review 문진
8. Rx prescription 처방
9. Chart 의무기록
10. Sx Symptom 증상
11. Bx Biopsy 생검
12. Px Pneumothorax 기흉

#6

1. Penicillin 항생제 일종
2. CM Contrast Media 조영제
3. B/I Bladder Irrigation 방광세척
4. Pain Control 통증조절
5. Addiction_Poisoning 중독 Tolerance 중독 내성과 Withdrawal Symptoms 금단증상 Substance Dependence 약물의존
6. AA Aplastic Anemia 재생불량성 빈혈
7. ABR Absolute Bed Rest 절대안정
8. A/N/V/D/C(+/−/+/−/+) Anorexia식욕감퇴 Nausea오심 Vomiting구토 Diarrhea설사 Constipation변비
9. H/M/H Hematuria Melena Hematochezia 혈뇨 흑색변 혈변

#6

1. Phlegm 객담 가래
2. HBV Hepatitis B Virus B형 간염바이러스
3. Hemorrhoids 치질
4. NPO Not Per Oral 금식 B/R Bed Rest 안정
5. R/O Rule Out 의심되는
6. B/T Body Temperature 체온 B/W Body Weight 몸무게 DOB Date of Birth 생일
7. BP Blood Pressure 혈압
8. Hour Urine 시간당 소변
9. CVP Central Vein Pressure 중심 정맥 압력
10. Systolic Pressure 수축기 혈압 심장 수축 시 혈관에 미치는 압력
11. EEG Electroencephalography 뇌파 EKG
12. LMP Last Menstrual Period 최종 월경기
13. 3D ABVS Automated Breast Volume Scanner
14. Invenia ABUS Automated Breast UltraSound
15. NFSD Normal Full-Term Spontaneous Delivery 정상 만기 자연분만
16. NSVD Normal Spontaneous Vaginal Delivery 정상 질 자연분만
17. IVF In Vitro Fertilization 시험관 아기시술

#6

1. Bovie 전기적으로 지혈이나 조직을 자르는데 사용하는 수술도구 Mess ?
2. Dressing 상처나 외상부위를 소독하는 행위
3. IV Intravenous 정맥주사
4. IV Side 혈관주사에 첨가함
5. IA Intra-Arterial 동맥주사
6. IM Intra-Muscular 근육주사
7. IP Intra-Peritoneal 복강 내주사

#6

1. C-line Central Line 중심(정맥)관 혈액이나 수액을 다량으로 주려는 목적으로 환자의 몸에 연결
   카테터의 끝은 우심방에 위치한다 항암제 영양제 정맥주사 등
2. Levin Tube 위에 넣는 고무관
3. Chest Tube 흉관 가슴에 꽂아 액체나 기체를 배출시키는 관
4. Air-Way 기도유지기 입 안에 넣어 숨길을 확보하는 기구
5. Ventilator 인공호흡기
6. Retractor 복부수술 시 사용되는 견인기의 일종
7. Suction 흡입기 액체를 빨아들이는 수술기구
8. Defibrillation 제세동기 심장의 불규칙 박동을 제거하는 전기 충격 장치

#6

1. LOC Loss of Consciousness 의식불명상태
2. DOA Death on Arrival 도착당시사망
3. Table Death 수술대 위에서 사망함
4. PRN Whenever Necessary 필요할 때 마다
5. EOD Every Other Day 이틀마다
6. Trauma 외상
7. Dextrocardia 우심증
8. N/V Nausea and Vomitting 구역질 구토
9. TA Traffic Accident 교통사고

#7

1. URI Upper Respiratory Infection 상기도 감염
   감기 독감 폐렴등 세가지 병명은 오한 고열 기침 구토 비슷한 증상 동반

2. Tamiflu 5일치 약을 먹거나 or IV로 한번에 접종하는 형태
   독감 인플루엔자 바이러스에 의해서 매년 정기접종을 하는 것이 좋다
   3가 a형 2개+b형 1개
   4가 a형 2개+b형 2개

3. Pneumonia 폐렴
4. TPR Temperature Pulse Respiration 체온 맥박 호흡

#8

1. DIC Disseminated Intravascular Coagulation Syndrome 파종성 혈관내 응고 증후군
2. LGS Leaky샌다 Gut장 Syndrome 리키컷 신드롬 장누수증후군
3. IBS 과민성 대장 증후군
4. Crohn's Disease 만성염증성 장 질환
5. Miles OP 장루수술 곧창자와 항문등 광범위한 절제시술
6. Carcinoma of the Ampulla of Vater 바터 팽대부암
7. Whipples OP 췌장암 발생시 췌장머리부분 수술 _돌CHD),쓸개주머니 (GB)
8. ESRD End Stage Renal Disease 말기신질환
9. FAP Familiar Adenomatous Polyposis 가족성 용종증

#8

법정감염병지정 6가지

1. MRSA Methicillin Resistant Staphylococcus Aureus 매티실린 내성황색포도상구균
2. VRE Vancomycin Resistant Enterococci 반코마이신 내성장구균
3. VRSA Vancomycin Resistant Staphylococcus Aureus 반코마이신 내성황색포도상구균
4. MRPA Multiple Resistant Pseudomonas Aeruginosa 다재내성 녹농균
5. Multiple Drug Resistant Acinetobacter Baumannii 다재내성 아시네토박터균
6. CRE Carbapenem Resistant Enterobacteriacae 카르바페넴 내성 장내세균
7. Meningococcus 수막염균
8. Streptococcus 연쇄상구균
9. Hemophillus Influenza 박테리아의 일종
10. CDI Clostridium Difficile Infection 클로스트리디움

#8

Nurse chart

1. Admitted 입원
2. V/S Vital Sign 활력징후
3. C/L Concious Level 의식정도
4. P/S Pupil Size 동공사이즈
5. L/R Light Reflex 반사작용
6. HA Headache 두통
7. LSX Lasix 이뇨제
8. Hiccup 딸꾹질
9. EVD External Ventricular Drain
10. CSF Cerebro-Spinal Fluid
11. Bradycardia 서맥
12. TF Trans-Fusion 수혈 Blood Donation 헌혈
13. Urticaria 두드러기
14. Ascites 복수
15. Oozing 새어나오는 것
16. Cold sweating 식은땀
17. Sputum 객담
18. Bx biopsy 생검

#8

1. Cytology 세포병리
2. AST Anti Sensitive Test 과민반응검사
3. I/O Intake/Output 섭취/배설
4. Jaundice 황달
5. Hemophilia 혈우병
6. Myopia 근시
7. Astigmatism 난시
8. Hyperopia 원시
9. Athletes Foot 무좀
10. Somnambulism 몽유병 수면 보행증
11. Amnio Centesis 양수천자
12. Mydriasis 동공산대
13. Mastodynia 유방통
14. PPH Post Partum Hemorrhage
15. Sterilization 살균
16. Hyperhidrosis 다한증
17. Amnesia 건망증
18. Autism 자폐증

#8

1. Mumps 볼거리
2. Measles 홍역
3. Mutation 돌연변이
4. Aphonia 실성
5. Rabies 광견병
6. Dementia 치매
7. Poliomyelitis 소아마비
8. Dactylogram 지문
8. Orchitis 고환염
9. Hyperemesis 입덧
10. Empyema 축농증
11. Spontaneous Labor 자연분만
12. Induced labor 유도분만
13. A.A Artificial Abortion 인공유산
14. S.A Spontaneous Abortion 자연유산
15. Meconium 태변
16. Dysphemia 말 더듬

#8

1. CPA Costo-Phrenic Angle
2. Spondyloysis 척추분리증
3. Spondylo-Listhesis 척추전위증
4. Ankylosing Spondylitis 강직성 척추염
5. Phantom Pain 골육종으로 사지절단이후나, 인공관절에 의한 환상통증을 말한다
6. CRPS Complex Regional Pain Syndrome 복합부위통증증후군 Phantom Pain이 발전되면 증후군으로 발전
7. BMI Body Mass Index 신체 질량 지수 몸무게(Kg) ; (신장 × 신장)
   산출 값 18.5 저체중 18.5~23 정상 23~25 과체중 30이상은 고도비만
8. ALIF Anterior Lumbar Interbody Fusion 전방 척추체 유합술
9. PLIF Posterior Lumbar Interbody Fusion 후방 척추체 유합술
10. Ligament 관절의 운동범위를 제한시키는 구조
11. Fracture Cortical Bone의 연속성이 파괴된 상태
12. Calcification Soft Tissue 내의 비정상적인 Bone의 음영

#8

1. ACR American College of Radiology 미국방사선 영상의학회를 기준으로 해서
2. NEMA National Electrical Manufacturers Association 표준이 탄생
3. DICOM Digital Imaging Communication of Medicine
4. OCS Order Communication System
5. HIS Hospital Information System
6. RIS Radiology Information System
7. AAPM American Association of Physicist in Medicine
8. HL7 Health Level 7 국립표준연구ANSI가 인증한 의료정보 교환 표준규약

#8

1. Thermography 열진단법
2. QUS Quantitative Ultrasound 정량적 초음파검사법
3. SPA Single Photon Absorptiometry 단일광자흡수측정법
4. DEXA Dual Energy X-ray Absorptiometry 이중에너지방사선측정법
5. DEQ CT Dual Energy Quantitative CT 이중에너지정량전산화단층법
6. SSD Shaded Surface Display
7. VRT Volume Rendering Technique
8. MIP Maximum Intensity Projection
9. Min IP 최소 강조
10. Stomach and Colon Virtual 가상 내시경 시행
11. MPR Multi-Planner Reformat

#9

1. CFU Colony Forming Unit 세균을 세는 단위 1ml당 100만
2. Sedation 진정상태로
3. DNA Deoxyribo Nucleic Acid
4. RNA Ribo Nucleic Acid
5. COPD Chronic Obstructive Pulmonary Disease 만성폐색성폐질환
6. Facet Joint Therapy Root or Ganglion Block of Spinal Nerve Plexus
7. C With
8. S Without
9. Cerebral Palsy 뇌성마비
10. LT Liver Transplantation
11. ALARA As Low as Reasonably Achievable
12. CDC Centers for Disease Control and Prevention 미국질병통제예방센터
13. EVD Ebola Virus Disease
14. EHF Ebloa Hemorrhagic Fever
15. AED Automated External Defibrillator 자동제세동기
16. Confirmed Case 확진환자
17. Suspected Case 의심환자

#9

1. SFTS Severe Fever with Thrombocytopenia Syndrome 중증 열성 혈소판 증후군 진드기
2. ASF African Swine Fever 아프리카 돼지 열병
3. ADHD Attention Deficit Hyperactivity Disorder 주의력 결핍 및 과잉 행동장애
4. PTSD Post Traumatic Stress Disorder 심적 외상후의 스트레스 증후군
5. COVID19 2019-nCovid 2019년에 중국 우한에서 발병 2020년 ~ 2022년 대유행
6. Kaletra and Prezista HIV 치료제
7. Remdesivir Ebola Virus 치료제
8. Chloroquine Malaria 치료제
9. Sovaldi Hepatitis C Virus 치료제
10. Avigan 독감치료제

#9

1. Syncope 실신 Structural Heart Disease and Ischemic Heart Disease로 LV Dysfunction이 흔한 노인환자에선 Ventricular Arrhythmias가 Syncope의 원인
2. Hyperlipidemia 고지혈증
   혈중 Total Cholesterol이나 Triglyceride의 증가를 의미하지만, 엄길하게는 지단백의 대사 이상에 의해 발생하는 Dyslipidemia 이상 지질혈증
3. Vitiligo 백반증
4. Conjunctivitis 결막염
5. Hordeolum 다래끼
6. Impaired Hearing 청력장애
7. Hearing Leakage 난청
8. Tinnitus 이명, 귀울림
9. Migraine 편두통
10. Hoarseness 쉰소리
11. Sore Throat 인후통 목앓이
12. Acne Vulgaris 여드름
13. Alopecia Areata 원형 탈모증
14. Atopic Dermatitis 아토피 피부염
15. Psoriasis 만성피부질환 건선
16. JAMA Dermatology 미국 의사협회 저널 피부과학
17. Scabies 옴
18. Urticaria 두드러기

#9

1. Gonococcal Urethritis 임균성 요도염
2. Mutation 돌연변이
3. Incontinence 요실금
4. Plantar Fasciitis 족저 근막염
5. HPV Human Papilloma Virus 인유두종 바이러스
6. DC Discontinue 중지
7. COPD Chronic Obstructive Pulmonary Disease 만성폐쇄성폐질환
8. CSR Central Supply Room 중앙공급실
9. DI Drug Intoxication 약물 중독
10. ROM Range of Motion 관절운동범위
11. Sx Symptom 증상
12. V/O Verbal Order 구두지시
13. CBC Complete Blood Count 일반 혈액검사
14. S/G Skin Graft 피부이식
15. B/G Bone Graft 골이식
16. D/L Dislocation 탈구
17. OA Ost Eomyelitis 골수염
18. DA Degenerative Arthritis 퇴행성 관절염
19. Laminectomy 추궁절제술
20. Heart Burn 가슴앓이
21. LFT: Liver Function Test 간기능검사
22. Pao_2 Alveolar Oxygen Pressure 폐포산소압
23. $PaCo_2$ Partial Pressure Co2 탄산가스분압
24. V-P shunt Ventriculo-Peritoneal Shunt 뇌실복막 문합
25. Hemostasis 지혈

#9

1. Post-operative recovery room 수술 후 회복실
2. Suction 흡인
3. Biopsy 생검
4. Aspiration
5. Peritoneal Irrigation 복막세척
6. C/S Cesarean Section 제왕절개술
7. CRL Crown Rump Length 아기크기
8. EDD Expected Date of Delivery 예정일
9. FHR Fetal Heart Rate 태아 심박동수
10. EBW Estimated Body Weight 아기 예상 체중
11. AF Amniotic Fluid 양수
12. BPD Biparietal Diameter 아기의 머리 직경
13. HC Head Circumference 아기의 머리 둘레
14. AC Abdominal Circumference 아기의 배 둘레
15. FL Femur Length 넙다리 뼈 길이
16. D and C Dilatation and Curettage 소파술
17. IUFD Intra-Uterine Fetal Death 자궁내 태아사망
18. Osteogenesis 골형성 과정
19. Menopause 폐경

#9

1. Foley Catheter 요도를 통해 방광에 삽입하여 소변량을 지속적으로 재도록 하는 뇨관
2. Hopeless Discharge 가망없는 퇴원
3. Escharotomy 가피절개술 화상입은 가피를 절개하는 치료
4. Weaning 호흡기를 제거하고 자발적인 호흡을 하도록하는 것
5. Mental Status 의식수준상태
6. Coma 혼수상태
7. Semi-Coma 반혼수 상태
8. Irrigation 수술부위를 세척하는 행위
9. E-Box Emergency Kit 응급상황에 대처할 수 있는 약품 그리고 기구를 모아 놓는 의료장비
10. Loading 수액을 빠른 속도로 주입하는 것
11. Otoscope 이경 귀 검사할 때 쓰는 기구
12. Ophtalmoscope 안저 검사기구 망막을 들여 다 보는 기구
13. Speculum 질경 자궁경부검사용 기구
14. Levin Tube 비위관, 코를 통해 위에 삽입하여 위장의 내용물을 배출시키는 튜브
15. L-Tube 비위관, 코를 통해 위에 넣는 튜브
16. Marfan Syndrome 신체를 구성하는 탄력섬유가 약해지는 유전성 질환의 일종 대동맥박리증의 한 원인이됨
17. Borderline 정상과 비정상의 경계
18. Dehydration 탈수
19. Tenderness 압통
20. Enema 관장
21. Colyte 장세척제
22. VDA Vigorous Diagnostic Approach 급성위출혈 때 내시경으로 출혈부위 확인 및 지혈을 시도하는 치료방법
23. Specimen 적출된 장기
24. POD Post-Operative Date 수술 후 몇일째

#10

1. Palpitation 두근거림 심장병으로 인한 증상
2. Murmur 심장 또는 혈관에 기인한 짧은 주기의 소리 잡음
3. Incision 절개
4. Antigen 항원
5. Hemostasis 지혈
6. Hiccough 딸꾹질
7. Asphyxia 질식
8. Epistaxis 코피 비 출혈
9. Rhinitis 비염
10. Sputum 가래
11. Wheeze 천명 쌕쌕거림
12. URI
13. Common cold 감기
14. Mastication 저작 씹기
15. Swallowing 연하 삼키기
16. Peristalsis 연동 꿈틀 운동
17. Feces 대변

#10

1. Halitosis 구취 입냄새
2. Bruxism 이갈이
3. Tenesmus 뒤무직 대변보고나서 또 대변 보고싶은 느낌
4. Anastomosis 문합 연결
5. Diuresis 이뇨 소변양이 증가
6. Dysuria 배뇨통
7. Ectopic Pregnancy 자궁 외 임신
8. Placenta Previa 전치태반
9. Pseudocyesis 거짓임신
10. Migraine 편두통
11. Dementia
12. Alzheimers Disease
13. Parkinsons Disease
14. Cerebral Concussion 뇌진탕
15. Cerebral Contusion 뇌 타박상
16. Scurvy 괴혈병 출혈과 뼈의 변형
17. Rickets 구루병 뼈 연화증이 생김
18. Amputation
19. Bone graft

#10

1. Acne 여드름
2. Albinism 백색증_선천적인 멜라닌결핍
3. Vitiligo 백반증_멜라닌 색소가 없어져 흰색반점으로 보임
4. Eczema 습진
5. Tinea Pedis 무좀
6. Gangrene 괴저_혈액공급이 되지않아 조직이 죽는 현상
7. Psoriasis 건선
8. Urticaria 담마진
9. Wheal 두드러기
10. Shingles 헤르페스 대상포진 수두균에 의해서 신경에 침착해 있어 상시로 발현
11. Leprosy 나병
12. Keloid
13. Wart 사마귀 HPV
14. Vertigo 현기증
15. Dizziness 어지럼
16. Astigmatism 난시
17. Amblyopia 약시
18. Diplopia 복시
19. Myopia 근시
20. Hyperopia 원시
21. Presbyopia 노안
22. Strabismus 사시
23. Immunity 면역
24. Vaccination 예방접종

#10

1. Antigen 항원
2. Antibody 항체
3. Disorder 장애 Panic Disorder 공황장애
4. Amnesia 기억상실
5. Illusion 착각
6. Hypnosis 최면
7. Mania 조급증
8. Acrophobia 고소공포증
9. Claustrophobia 폐쇄 공포증
10. Bulimia 폭식증
11. Schizophrenia 정신분열증
12. Grandiose Delusion 과대망상
13. Drug Abuse 약물남용
14. Drug Overdose 약물과다투여
15. Hypnotic 수면, 최면
16. Prognosis 예후
    Preventive Healthcare 예방의학
17. MSI Micro Satellite Instability 대장암 환자가 면역요법에 잘 반응을 보여주는 지표

#10

Admission Note 입원 초진기록

C.C Chief Complain 환자가 불편함을 호소하는 증상
Hematemesis on Set 20??-05-18 21:00

PI Present Illness 현재병력
상기 45세 여환 HTN, Hypothyroidism, Alcoholic LC, R/O Hepatorenal Syndrome로 본원 OPD로 f/u 중인분으로 내원 전일 9시부터 금일 오전까지 3회, 한번에 Vomitting 할때마다 다량의 Hematemesis가 있었다고 하며, 어제 저녁 Melena가 있어 금일 ER로 내원함.
환자 Dizziness심하여 머리를 못 들겠다고 하며, Dyspnea를 호소함.
Icteric Sclerae 황달강막 Icteric Skin Color 황달 피부색 확인됨.

PHx Past History 과거병력
DM/HTN/Tbc/Hepatitis(−/+/−/−)

SHx Social History 사회력
Smoking/Alcohol (−/−) 3년 전까지 일주일에 5회 가량 1회 소주 1~2병 정도 마셨다고함.

#10

ROS Review of System 체계별 문진
1. General
   Fever/Chilling 오한/Dizziness (−/−/+)
   General Weakness 전신쇠약/Fatigue (−/−)
   Generalized Edema/Weight Change (−/−)
   Headache/Poor Oral Intake (+/−)
2. Respiratory
   Cough/Sputum/Rhinorrhea/Dyspnea (−/−/−/+)
   Sore Throat 인후염
3. Cadio−Vascular
   Chest Pain/Palpitation 두근거림 (−/−)
   Cyanosis/Chest Tightness 가슴 뻐근함 (−/−)
4. G−I Tract
   Anorexia/Nausea/Vomiting (−/−/−)
   Diarrhea/Constipation (−/−)
   Abdominal Pain/Hematemesis/Melena (−/+/+)
5. Genito−Urinary
   Dysuria 배뇨곤란/Frequency/Nocturia 야뇨/Hematuria (−/−/−/−)
   Urgency 절박뇨/Incontinence/Residual Urine Sensation 잔뇨감 (−/−/−)
6. Ext.
   Grossly Free 대체로 자유로움/No Pitting Edema 함요 부종 없음

#10

ROS Review of System 체계별 문진
1. General
   Fever/Chilling 오한/Dizziness (−/−/+)
   General Weakness 전신쇠약/Fatigue (−/−)
   Generalized Edema/Weight Change (−/−)
   Headache/Poor Oral Intake (+/−)
2. Respiratory
   Cough/Sputum/Rhinorrhea/Dyspnea (−/−/−/+)
   Sore Throat 인후염
3. Cadio−Vascular
   Chest Pain/Palpitation 두근거림 (−/−)
   Cyanosis/Chest Tightness 가슴 뻐근함 (−/−)
4. G−I Tract
   Anorexia/Nausea/Vomiting (−/−/−)
   Diarrhea/Constipation (−/−)
   Abdominal Pain/Hematemesis/Melena (−/+/+)
5. Genito−Urinary
   Dysuria 배뇨곤란/Frequency/Nocturia 야뇨/Hematuria (−/−/−/−)
   Urgency 절박뇨/Incontinence/Residual Urine Sensation 잔뇨감 (−/−/−)
6. Ext.
   Grossly Free 대체로 자유로움/No Pitting Edema 함요 부종 없음

#10

General

V/S 156/115/128/18/36.5 혈압 맥박 호흡 체온

M/S

AVPU Scale, Alert 언어반응 등급 명료
G/A Acute Ill−Looking Apperance 급성으로 아파 보이는 모양
H&N Normo−Cephaly 머리모양 정상
No Neck Vein Engorgement 경정맥 울혈 없음
No Carotid Bruit 경동맥 잡음 없음
No Cervical Lymphadenopathy 경부 림프절병증 없음
ENT PI/TE(−/−) 인후 발적 편도비대 없음
Eyes lsocoria with Puplilary Light Reflex (++/++) 동공크기 동일하고 동공 빛 반사 있음
Chest Regular Heart Beat without Murmur 심장잡음이 없는 규칙적인 심박동
Clear Breath Sound without Crackle 수포음이 없는 깨끗한 호흡음
Abdomen Soft
Organomegaly(−) 장기비대 없음
Tenderness/Rebound Tenderness (−/−) 압통 반사통 없음
Extremity Pretibial Pitting Edema (−/−) 경골 앞 함요 부종 없음
Skin Icteric Skin Color 황달 피부색

#11

1위) Pneumonoultramicroscopicsilicovolcanoconiosis 진폐증 폐진증 규폐증 45글자
Pneumono 폐
Ultra 강력한
Microscopic 미세한
Silico 규소
Volcano 화산
Coniosis 먼지로 인한 병

2위) Hippopotomonstrosesquippedaliophobia 공포증 36글자

3위) Supercalifragilisticexpialidocious 영어의 감탄사가 똘똘 뭉쳐진 합성어 34글자

#11

환자 확인에 대하여

1. 환자 정보지 삽입은 한 건 촬영 시마다 즉시 한다.
2. 복수의 환자를 촬영한 후 환자 정보지를 삽입하는 행위는 하지 않는다.
3. CR 에 IP 등록 시 카세트 1 개씩 환자 정보지를 뽑아 등록한다.
4. 환자 정보지에 혼선이 있는 경우 추측하여 처리하지 않는다.
5. 익숙한 환자라도 촬영 지침에 따라 촬영한다.
6. 응급촬영 시 사후에라도 꼭 환자 확인을 한다.
7. 처방 Match 시 PACS 실에 정확하게 요청한다.
8. PACS 서비스가 필요한 경우 즉시 처리한다.

#11

Line Disconnect

1. E-tube Endotracheal
2. T-tube Tracheostomy
3. L-tube Levin
4. C line Central
5. PICC Peripherally Inserted Central Catheters
6. Chest Tube
7. Foley- Catheter
8. ECMO Extracorporeal Embrance Oxygenation

#12

의학에서는 기침이나 재채기를 할 때 공중으로 배출되는 지름 5 μm 이상인 체액의 입자를 '비말'이라고 부른다.

기침이나 재채기로 배출되는 5 μm 이상의 체액 입자는 대개 수분으로 이루어져 있어 오래 떠 있을 수가 없기 때문에 배출된 후 1~2 m 정도 비산되다가 초당 30~60 cm 속도로 낙하한다.

감염병 질환자나 보유자가 기침이나 재채기를 할 때 배출되는 비말 속에 박테리아, 인플루엔자, 바이러스 등의 감염원 병원체가 포함되어 다른 사람에게 전염되는 것을 '비말감염(Droplet Infection)'이라고 한다.

병원체가 포함된 비말의 수분이 말라서 지름 5 μm 미만의 가벼운 입자가 된 것을 '비말핵(Droplet Nuclei)'이라고 하는데, 이 경우는 무겁지 않아 공기중에서 부유하면서 떠다니게 되며 넓게는 약 48 m까지도 이동이 가능하다.

이럴 경우를 통해 전염되는 것을 '공기감염(Airborne Infection)'이라고 한다.

부록

English Conversation In Hospital

들어오세요. Come in please.

혼자 오셨습니까? Did you come alone?

보호자는 어디 있습니까? Where is your guardian?

친구도 함께 오세요. Your friend come with in.

이리 앉으세요. Sit down please, Take a seat please.

어디가 아프십니까? What's the matter?

어떻게 오셨습니까? What can I do for you?

무엇을 도와 드릴까요? How may I help you?

언제부터 아프십니까? Since when have you been sick?

얼마나 되셨습니까? How long have you been sick?

언제부터 더 심해졌습니까? When did your pain get worse?

잠은 잘 주무십니까? Have you been sleeping well?

열이 납니까? Do you have a fever?

기침이나 가래가 있습니까? Do you have a cough or phlegm?

목이 아픕니까? Do you have a sore throat?

식사는 잘 하십니까? Do you have any problem eating?

병원에 가신적이 있습니까? Have you gone to any other hospital?

병명을 알고 계십니까? Do you have any health problems?

약을 먹고 있습니까? Are you an any medicine?

Have you been taking any medicine?

어떤 치료를 받고 있습니까? What kind of treatment did you have(get)?

일어 서 보세요. Would you stand up please?

이쪽으로 누우세요. Lie down here.

배에 힘을 주세요. Tighter your stomach muscles.

배에 힘을 빼세요. Relax.

여기가 아픕니까? Do you feel any pain here?, Dose it hurt here?

입을 크게 벌리세요. Open your mouth wide please.

숨을 크게 쉬세요. Exhale.

숨을 들이 쉬세요. Breathe in.

숨을 내쉬세요. Breathe out.

아~! 해보세요. Say Ah!

팔을 움직여보세요. Try to move your arm.

다리를 들어보세요. Try to lift your leg.

허리를 펴보세요. Stretch your back., Sit up straight.

어떻게 다쳤습니까? How did you hurt yourself?

다시 말 해 보세요. Please say that again.

잘 들립니까? Can you heat well?

약이나 음식에 부작용이 난 적이 있습니까? Did you have any allerge to drug or food?

약을 드릴까요? Do you want a medicine?,

Would you like me to prescrtibe something?

약은 필요 없습니다. You don't need medicine. You don't need to take anything.

걱정하지 마십시요. Don't worry.

잘(곧) 나을 것입니다. You will get better soon. your symptoms will improve.

이것을 지키십시요. Don't forget to do this.

이 병은 매우 위험합니다. This disease is very serious.

다른 병원에 가보십시요. Consult an other physician.

정밀 검사가 필요합니다. We'll have to take a few more tests.

지금은 잘 모르겠습니다. I don't know at this moment.

며칠 더 관찰해 보십니다. Let's watch it for a few days.

다시 상의 합시다. Let's talk again.

잠깐만 기다리세요. Wait a minute.

밖에서 기다리십시요. Would you wait outside.

다 되었습니다. That is all for now today., We're done.

다음 주에 만납시다. See you next week.

방사선과에서!

상의를 모두 벗고 가운으로 갈아 입으세요.

Take off your jacket all change this gown.

테이블에 올라가 누우세요. Sit up on the table and lie down.

테이블에 올라가 엎드리세요.

Sit up on the table and lie on your stomach.

숨을 크게 들이마시고 꼭 참으세요.

Take a deep breath and hold it !

오른쪽을 아래로 누우세요. Lie on your right side.

오른쪽을 아래로 45도 돌아 누우세요.

Lie on your right side at a 45 degree angle.

숨을 모두 내쉬고 꼭 참으세요.

Exhale and hold it!., Let out your breath and hold it.

숨을 참으세요. Hold it your breath.

검사가 모두 끝났습니다. We are done.

결과는 진찰하신 곳에서 알 수 있습니다.

The doctor will notify you of the test result.

You'll be notified of the test result in the doctor's office.

※자료출처 http://soback.kornet.nm.kr/%7Eansrn 01/RADHOME/HOSPCONV. HTM 98-05-28

참고문헌

김영산, 의학용어, 대학서림 1993

김귀영 외, 의학용어, 수문사, 1994

백영한, 의학용어, 정문사, 1993

보건교육 연구회, 의학영어, 대학서림, 1991

차봉석 외, 의학용어, 정문각, 1997

민순, 의학용어, 청구문화사, 1994

이승미, 현대의학용어, 대학서림, 1997

청구문화사 편집부, 방사선 용어사전, 청구문화사, 1994

대한의학협회, 의학용어집, 대한의학협회, 1992

허준, 방사선 용어사전, 신광출판사, 1993

권이혁, 영한의학사전, 신광출판사, 1984

김병수, 의학용어집, 일중사, 1991

최명애 외, 생리학, 현문사, 1994

김정진, 생리학, 고문사, 1996

최현, 인체해부생리학, 수문사, 1983

한갑수, 인체해부학, 고문사, 1981

김덕훈 외, 인체해부학, 정문각, 1995

대한방사선의학회, 대한방사선의학회지 제30권, 대한방사선의학회, 1994

시사영어사, 영한대사전, 시사영어사, 1993

신태양사편집부, 원색최신의료백과사전, 신태양사, 1994

한대희 외, 뇌종양, 대학서림, 1991

박성옥 외, 최심 임상핵의학기술학, 보문서원, 1992

김함겸 외, 영상진단학, 대학서림, 1997

김영일외, 의료영상정보학, 대학서림, 2020

김영근 외, CT영상학, 청구문회사, 1997

이중달, 진단세포학, 대학서림, 1986

간호보건연구회, 병리학, 대학서림, 1991

한만청, 진단방사선과학, 일조각, 1995

허준 외, 영상해부학, 대학서림, 1994

진료영상연구회, 진료영상학, 대학서림, 1996

Anne M. R. Agur, Grant's Atlas of Anatomy(ninth), Williams & Wilkins, 1991Frank H. Netter, M. D, The CIBA Collection of Medical Illustration, CIBA, 1979Kenneth L. Bontrager, M. A., R. T(R), Text book of Radiographic Positioning and Related Anatomy(third), Mosby Year Book, 1993

Daniel Vanel, MRI of the Body, Springer Verlag, 1989Philip W. Ballinger, M. S., R. T(R), Merrill's Atlas of Radiographic Positions and Radiologic Procedures, Mosby, 1982

Steven B. Dowd, Ed. D, R. T. (R), Encyclopedia of Radiographic Positioning, W. B. Saunders Company, 1996

Jamie Weir. Peter H. Abrahams, An Imaging Atlas of Human Anatomy, Wolfe, 1994Carolyn Kaut, R. T., MRI Workbook for Technologist, Raven Press New York, 1992Murray L. Barr, The Human Nervous System, J. B. Lippincott Co., 1992Bharat Raval, Normal Anatomy for Multiplanar Imaging, Williams & Wilkins, 1992Mary E. Kinn, Medical Terminology Review Challenge, Delmar Publishers Inc., 1994

Wilfrido Castaneda-Zuniga, Interventional Radiology, Williams & Wilkins, 1994John Ball, Chexney's Radiographic Imaging, Blasckwell Science, 1995Robert k. Zeman, Helical/Spiral CT, Mc Graw Hill, Inc., 1995David Sutton, Radiology and Imaging for Medical Students, Churchill Livingstone, 1994

알기쉽게 풀이한 의학용어 (지제근외, 아카데미아, 2022)

Radiographic Imaging (조평곤외, 대학서림, 2020)

Radiation Threapy (김연래외, 대학서림, 2022)

Radiographic Positions and Radiologic Procedures (Philip W. Ballinger, Mosby, 1986)

아산병원 영상의학과

삼성서울병원 영상의학과

서울대학교병원 영상의학과

디지털의료영상 평가기법 (민정환외, 대학서림, 2022)

방사선사를 위한
의 학 용 어

ISBN : 978-89-6940-301-8 93510
정가 25,000원

2010년 2월 25일 개정 2판 발행
2023년 2월 20일 개정 3판 발행

저 자 **민정환 · 김함겸**

펴낸이 **윤진영**

펴낸곳 **도서출판 대학서림**

주소 (03076) 서울시 종로구 혜화로 2길 8
전화 (02) 744-2811, 763-1220
FAX (02) 744-1210
등록번호 저1-88호

저자와의 협의에 의해 인지를 생략합니다.